Dipl. oec. troph. Maria Hufnagl

Gewürzmedizin des Ayurveda

Die Heilkraft der Gewürze nutzen

Kurkuma, Kardamom & Co. – über 100 Rezepte
aus der ayurvedischen Apotheke

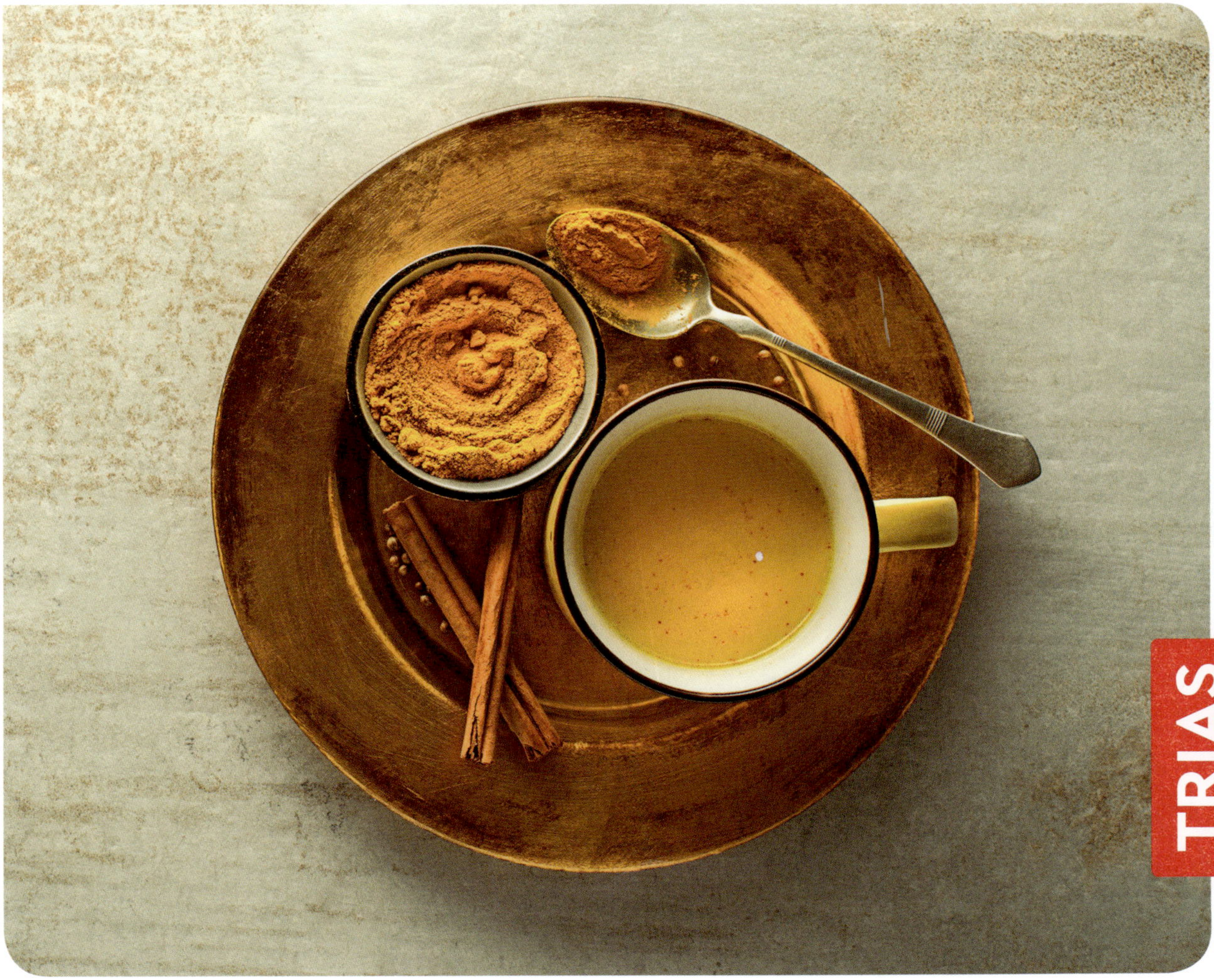

TRIAS

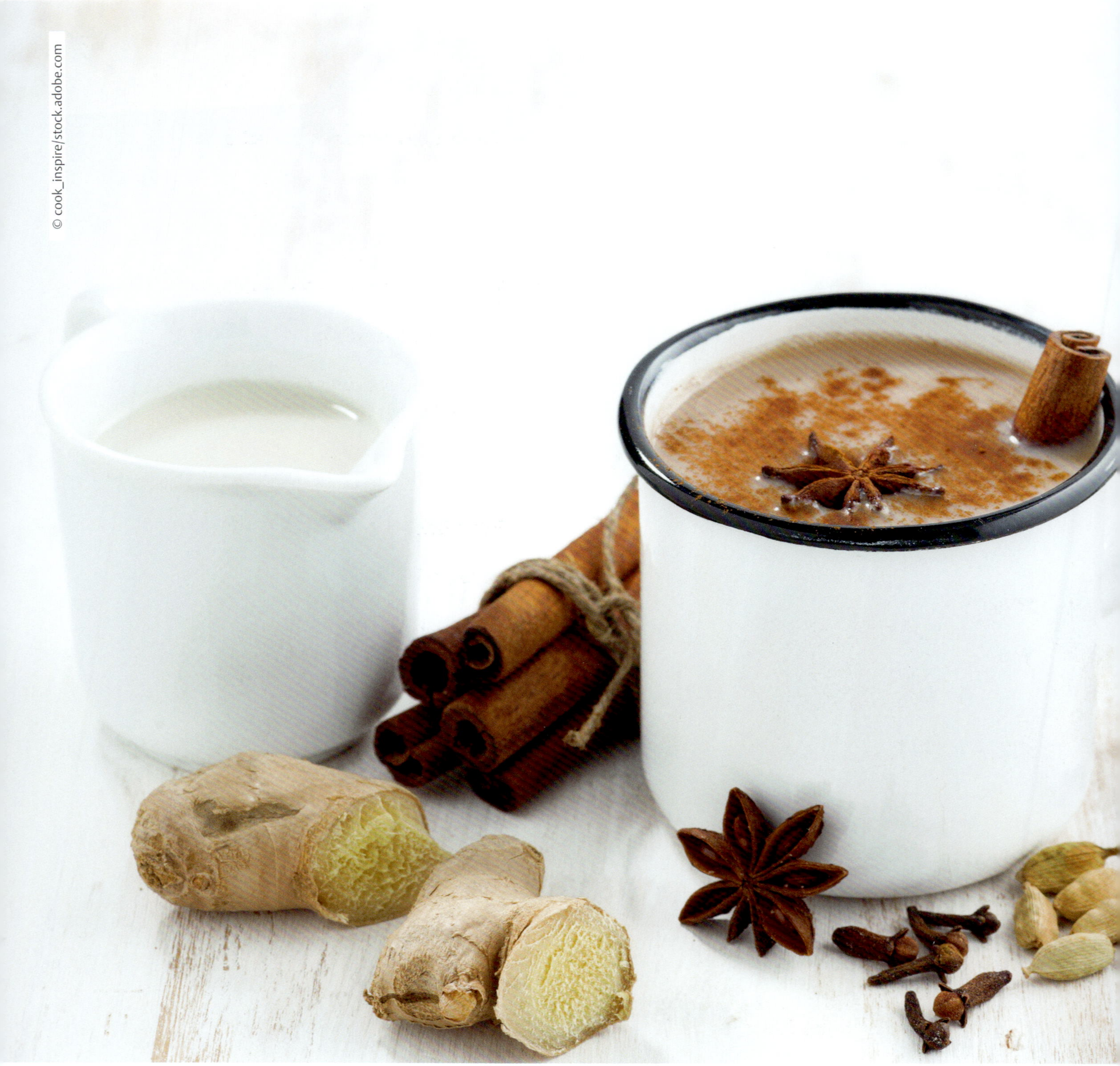

Hufnagl

Gewürzmedizin
des Ayurveda

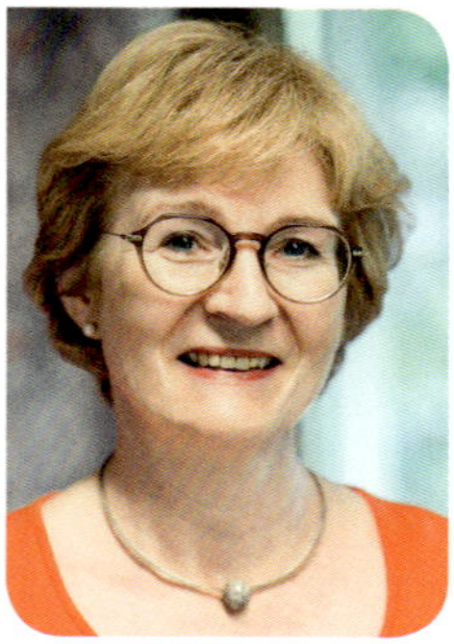

Maria Hufnagl ist Diplom-Öcotrophologin und Ayurveda-Ernährungstherapeutin mit eigener Praxis in Möglingen in der Nähe von Stuttgart. Gewürze und Kräuter sind ihre große Leidenschaft. In ihren Ernährungscoachings verbindet sie die westliche Ernährungslehre mit der traditionellen indischen Medizin. Sie erstellt individuelle Ernährungspläne mit angepassten Gewürzmischungen und zeigt in ihren ayurvedischen Koch-Workshops, wie Essen zur Medizin wird. Als Dozentin gibt sie ihr Wissen in Vorträgen, Online-Kursen und Ausbildungen weiter und bloggt Rezepte und Gesundheitstipps rund um die ayurvedische Ernährung unter www.ayurveda-ernaehrung.com und www.hufnagl.de.

» Das Rezept zum Coverfoto finden Sie auf S. 132.

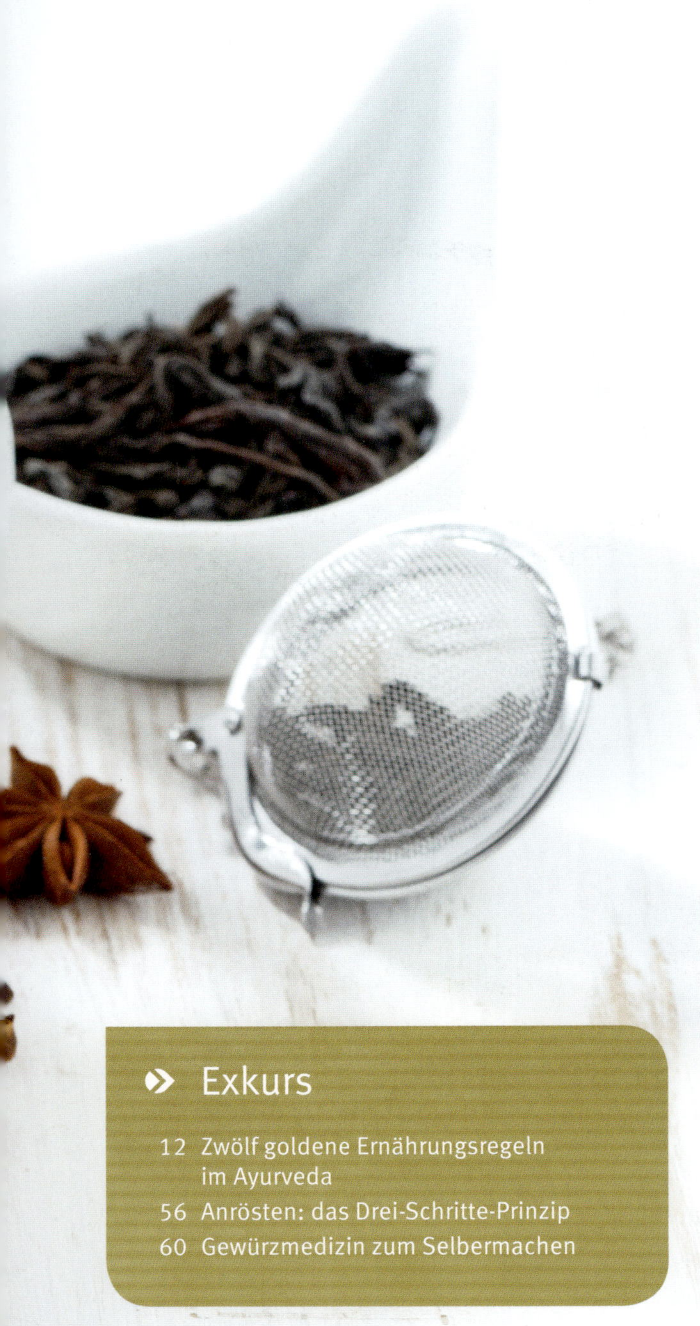

Exkurs

Chai (ayurvedischer Gewürztee), Seite 134.

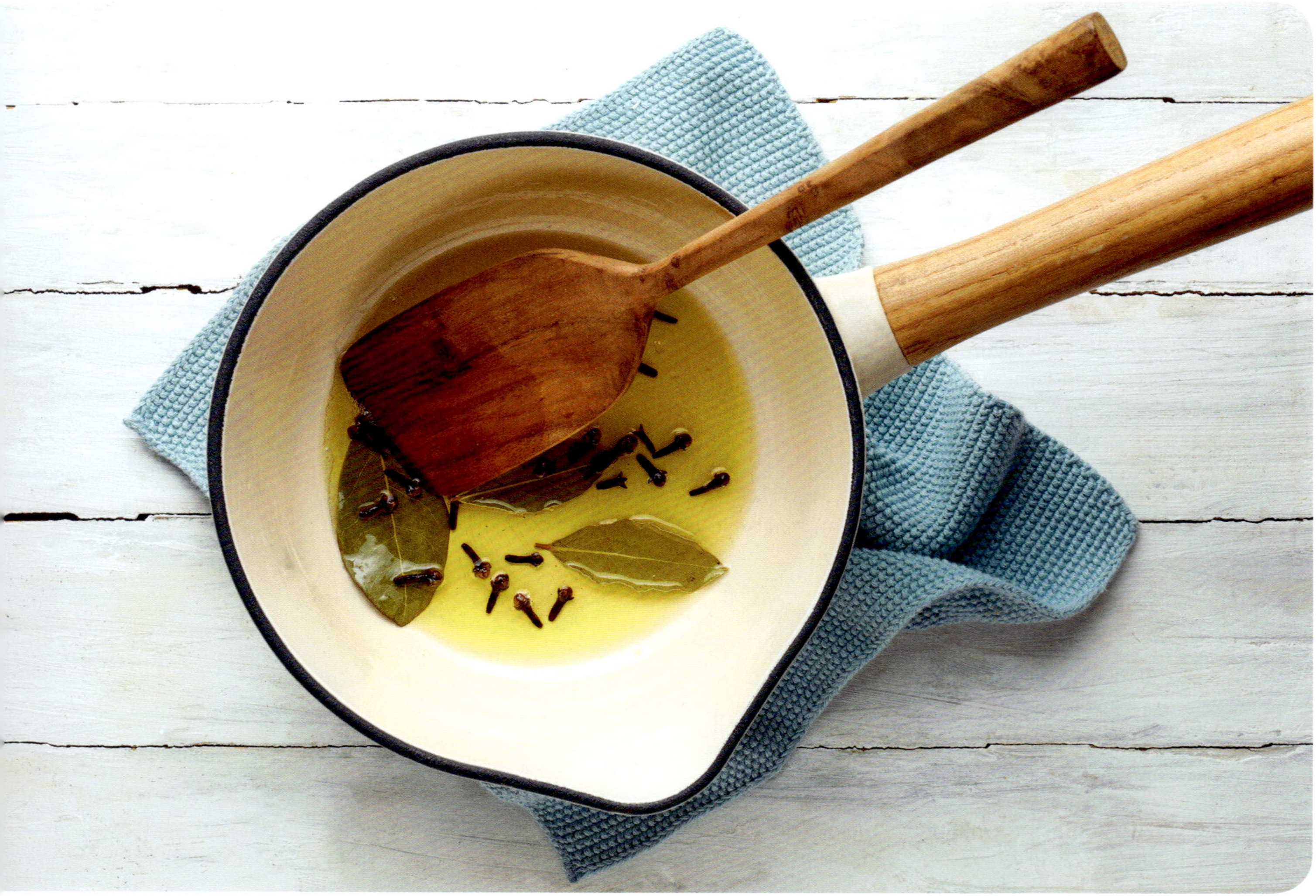

Meine ayurvedische Heilküche

Stell dir vor, du wirst von Darmproblemen oder Kopfschmerzen geplagt und alle Medikamente, die du jetzt brauchst, stehen bereits in deiner Küche. Wäre das nicht fantastisch? Ich finde schon. Und es ist tatsächlich so: Deine »Hausapotheke« findest du im Gewürzregal. Ich möchte dir in diesem Buch zeigen, wie du durch die heilende Wirkung von Gewürzen Beschwerden lindern und deine Gesundheit unterstützen kannst.

Im Ayurveda, der traditionellen indischen Heilkunde, gelten Gewürze als Medizin. Das Kochen mit Gewürzen ist ein alchemistischer Akt: Aus wohlschmeckenden Speisen werden Heilspeisen. Ich bin immer wieder fasziniert, wie bereits kleinste Mengen einer Gewürzzutat eine angenehm wohltuende Wirkung auf unser Wohlbefinden ausüben. In unseren Gewürzen sind hochpotente Inhaltsstoffe, welche Schmerzen, Entzündungen oder Anspannungen lindern können. Sie stärken unsere Verdauung und sorgen für ein wohliges Bauchgefühl. Und das Beste: Die kleinen Samen, Blätter und Früchte verführen unsere Sinne bereits bei der Zubereitung und machen unser Essen zu einem aromatischen Hochgenuss. So wird Gesundheit zum Geschmackserlebnis!

Komm mit mir auf eine spannende Reise durch das 5 000 Jahre alte Wissen des Ayurveda. Auf dieser Reise erhältst du einen Einblick in die Welt der ayurvedischen Medizin und erfährst einige Gesundheitsgeheimnisse rund um die ayurvedische Gewürzkunde. Ich zeige dir, wie sich häufige Beschwerden ayurvedisch zuordnen lassen und wie du diese durch dafür passend gewürzte Speisen oder äußere Anwendungen lindern kannst. Lass dich von neuen Gewürzkompositionen und den vielfältigen ayurvedischen Rezepten im zweiten Teil des Buches inspirieren! Mit jeder Mahlzeit hast du eine neue Gelegenheit, etwas für deine Gesundheit zu tun. Nutze sie!

Ich wünsche dir viel Spaß beim gesunden Würzen!
Maria Hufnagl

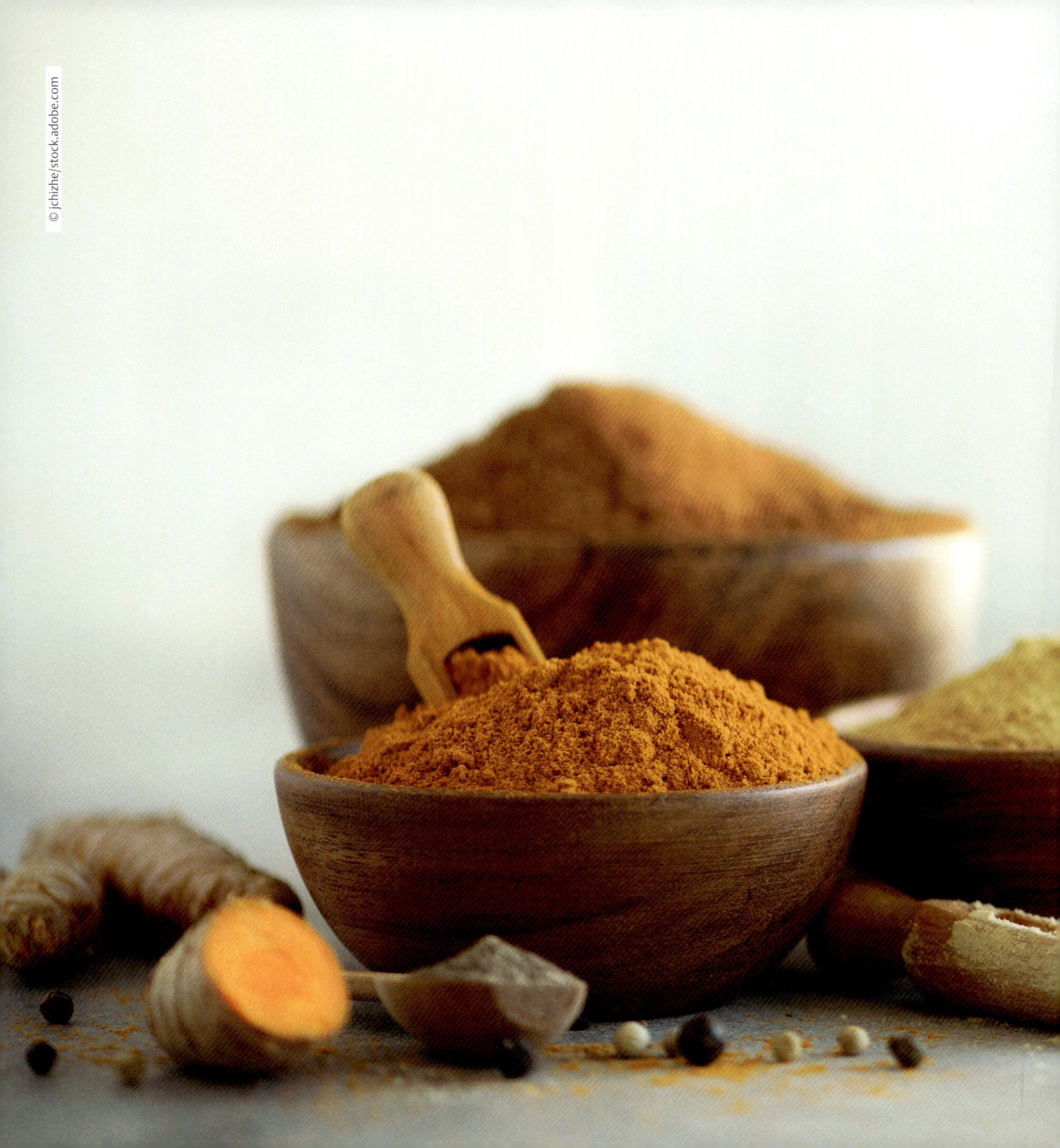

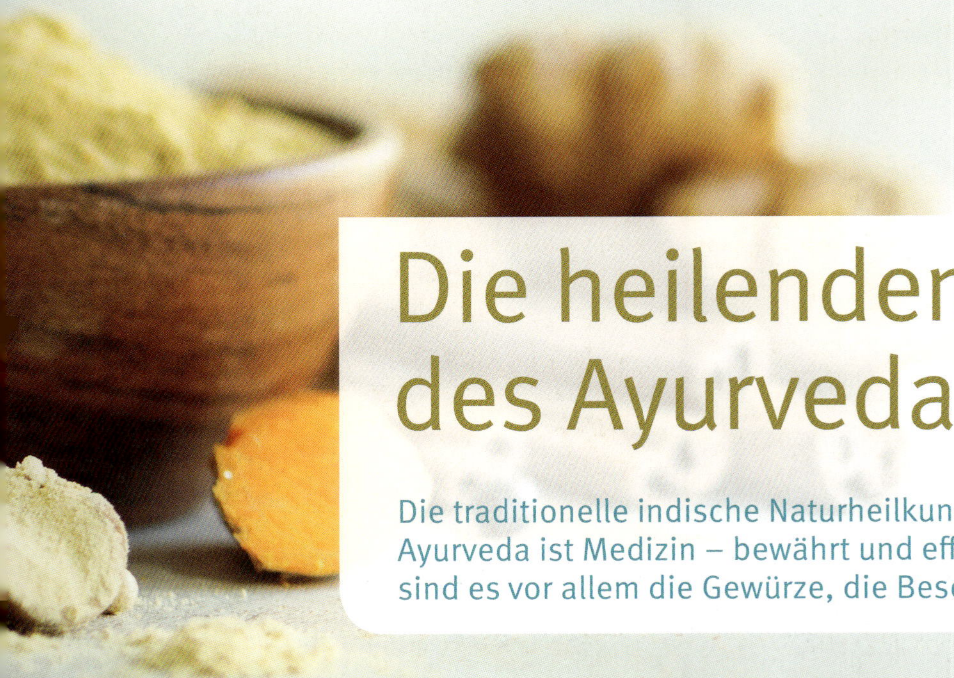

Die heilenden Gewürze des Ayurveda

Die traditionelle indische Naturheilkunde ist mehr als ein Wohlfühlprogramm: Ayurveda ist Medizin – bewährt und effektiv! In der ayurvedischen Ernährung sind es vor allem die Gewürze, die Beschwerden wirksam lindern können.

Ayurveda: die sanfte Naturmedizin

Wie können wir im Einklang mit der Natur ein gutes Leben bei bester Gesundheit führen? Der Ayurveda gibt uns Empfehlungen, die immer unsere individuelle Konstitution miteinbeziehen. Der Ernährung kommt dabei die wichtigste Rolle zu.

Ayurveda, die traditionelle indische Medizin, ist die umfangreichste und älteste Heilkunde der Menschheit. Obwohl einige seiner Gesundheitsempfehlungen bereits 5 000 Jahre alt sind, haben sie heute nach wie vor ihre Gültigkeit. Das vorrangige Ziel des Ayurveda ist, den Menschen gesund zu erhalten und ihn vor Krankheiten zu bewahren: Jeder Mensch soll bei bester Gesundheit ein hohes Alter erreichen. Doch auch manifeste Krankheiten behandelt die ayurvedische Medizin. Für Alltagsbeschwerden und viele verschiedene Zipperlein liefert sie zahlreiche probate Tipps zur Soforthilfe.

Gehen wir dem Begriff »Ayurveda« auf den Grund, erfahren wir sehr viel über das Wesen des Ayurveda. »Ayurveda« setzt sich zusammen aus den beiden Sanskrit-Wörtern »Ayus« und »Veda«. »Ayus« steht für ein langes, gesundes Leben – wobei Leben immer als Einheit von Körper, Geist und Seele gesehen wird. »Veda« heißt so viel wie tiefes Wissen. »Ayurveda« bedeutet demnach »tiefes Wissen vom langen und gesunden Leben«.

Anleitung für ein gesundes Leben

Ayurveda ist so etwas wie eine Gebrauchsanweisung für dein Leben. Dieser Leitfaden ist wie eine riesige Bibliothek, in der du zu jedem Thema des Lebens Informationen und Ratschläge findest. Egal ob du einen schlechten Schlaf hast und wissen möchtest, welche Ernährungsweise hier helfen könnte, oder ob du wissen möchtest, welche Gewürze deine Verdauung unterstützen – Ayurveda hat auf jede Frage eine passende Antwort. Diese Gebrauchsanweisung ist universell anwendbar.

» *Ayurveda ist ewig, ohne Anfang und Ende, denn die Gesetze des Lebens sind von universeller Natur und ihre Eigenschaften zeitlos.* «

Caraka Samhita

Sie gilt für Indien wie für Deutschland, denn sie liefert Hinweise für die Anwendung an warmen Orten und gibt Ratschläge für kältere Regionen. So kann Ayurveda immer individuell angepasst werden.

Jeder Mensch braucht eine andere Medizin

Pauschale Ratschläge wie zum Beispiel »Rohkost ist gesund« oder »Jeder soll einmal im Jahr fasten« liegen der traditionellen indischen Medizin fern. Vielmehr gibt sie dir wohlgemeinte Empfehlungen, welche sie in »zuträglich« und »nicht zuträglich« einteilt. Es geht also mehr um ein sanftes Angleichen oder Abwägen als um ein striktes Vorschreiben, wie du etwas zu tun hast. Dies macht die alte Heilkunst so nahbar und sympathisch.

Alle gesundheitlichen Hinweise werden stets für dich als Individuum mit deinen spezifischen Symptomen maßgeschneidert. Berücksichtigt werden ebenso die Jahreszeit, in der du dich gerade befindest, und dein aktuelles Lebensalter. So können sich Ratschläge durch Umzug, Jahreszeitenwechsel und Älterwerden durchaus einmal ändern. Hier geht es dann um ein sanftes Anpassen an die neue Situation. Mit diesem sehr individuellen Ansatz unterscheidet sich der Ayurveda in weiten Teilen vom westlichen Medizinsystem, was ihn sehr wirkungsvoll macht.

Die drei Grundprinzipien im Ayurveda

1. Alles ist eins

Wir sind ein Teil der Natur und die Natur ist ein Teil von uns. Durch diese enge Verbindung beeinflussen wir uns gegenseitig. Über die Nahrung nehmen wir Elemente aus der Natur auf, die sich auf unsere Elemente auswirken. Nahrung beeinflusst so wirkungsvoll unser inneres Milieu und unsere Gesundheit.

2. Körper-Geist-Seele-Prinzip

Gesundheit versteht sich immer ganzheitlich, sie entsteht durch Harmonie von Körper, Geist und Seele. Egal, was du isst: Jedes Essen wirkt ganzheitlich auf deine Gesundheit, auf Körper und Geist. Damit stellt Ayurveda den Menschen als Ganzes in den Mittelpunkt.

3. Jeder Mensch ist individuell

Je nach individueller Zusammensetzung der Elemente hat jede Person ihre eigene Konstitution und entwickelt jeweils unterschiedliche Symptome und Krankheitsbilder.

Der Mensch als Teil der Natur

Ayurveda ist eine Naturmedizin. Es gilt das Prinzip: Alles ist eins. Wir sind ein Teil der Natur und die Natur ist ein Teil von uns. Dieser Grundsatz basiert auf der Lehre der fünf Elemente Raum, Luft, Feuer, Erde und Wasser (Seite 14), auf der der Ayurveda fußt. Essen wir Nahrungsmittel aus der Natur, beeinflussen wir damit die Elemente in uns und auch unser inneres Milieu, also unsere eigene Natur. Wir können mit einer unpassenden Ernährung unsere Elemente aus dem Gleichgewicht bringen oder sie mit einer angepassten Ernährung wieder in Balance bringen.

Mit Ayurveda zur inneren Mitte finden

Befassen sich Menschen einige Zeit mit dem Ayurveda und befolgen seine Empfehlungen, so höre ich immer wieder folgende Aussage: »Ich fühle mich jetzt mehr in meiner Mitte und habe mehr Energie.« Der Grund dafür ist, dass eine individuell angepasste Ernährung eine große Wirkung auf unser Wohlbefinden hat.

Oftmals sind es kleine, unscheinbare Zutaten – wie zum Beispiel Gewürze –, die eine merkliche Verbesserung hervorrufen.

Zwölf goldene Ernährungsregeln im Ayurveda

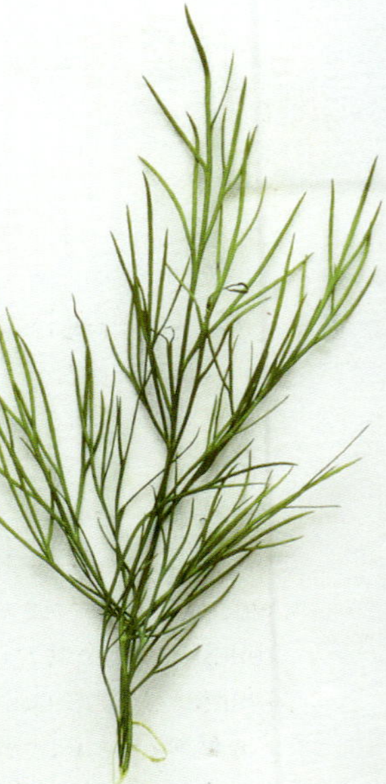

Im Ayurveda gilt Nahrung als Heilmittel. Wenn du die folgenden Empfehlungen befolgst, hilfst du deinem Körper, bei vielen Störungen wieder in Balance zu kommen.

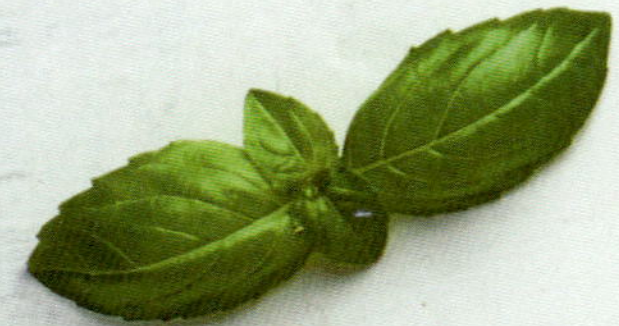

1 **Iss nur, wenn du wirklich Hunger hast!** Hunger ist der beste Motor für deine Verdauung. Er sorgt dafür, dass du deine Nahrung gründlich verstoffwechselst. Vermeide es, aus Langeweile zu essen oder weil es dir zur Gewohnheit geworden ist.

2 **Vermeide Zwischenmahlzeiten!** Lege Pausen zwischen deinen Mahlzeiten ein und warte mit der nächsten Mahlzeit, bis die vorhergehende verdaut ist. Esspausen beruhigen deinen Darm. Häufige Zwischenmahlzeiten hingegen stören die Verdauung.

3 **Bevorzuge warme Speisen, möglichst frisch gekocht!** Warme und gekochte Mahlzeiten verdaut dein Körper schneller als kalte. Er muss für warme Speisen keine Energie aufbringen, um diese zu erwärmen. Das Kochen erwärmt die Nahrung für dich und erleichtert deine Verdauung. Koche möglichst oft frisch und meide Fertiggerichte.

4 **Meide Speisen aus dem Kühlschrank und große Mengen Rohkost!** Kalte Speisen und Rohkost erfordern sehr viel Verdauungsleistung. Das kostet deinen Körper Energie, die dir dann wiederum fehlt bei alltäglichen Arbeiten. Kalte Speisen sollten zumindest Zimmertemperatur haben.

5 **Wähle saisonal und regional!** Bevorzuge Obst- und Gemüsearten, die gerade in deiner Region reif sind. Diese unterstützen dein Wohlbefinden. Ein Apfel mit Haferflocken aus der Region ist zuträglicher für deine Gesundheit als eine Ananas mit Chiasamen aus Südamerika, da regionale Zutaten deine Doshas (Seite 15) harmonisieren. Ganz nebenbei hilfst du damit auch beim Einsparen von Ressourcen.

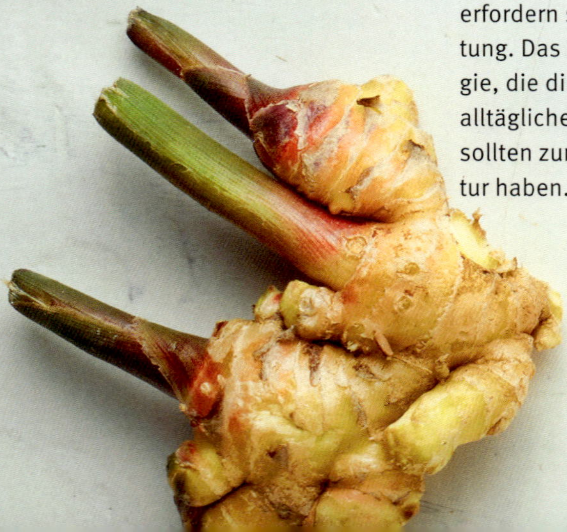

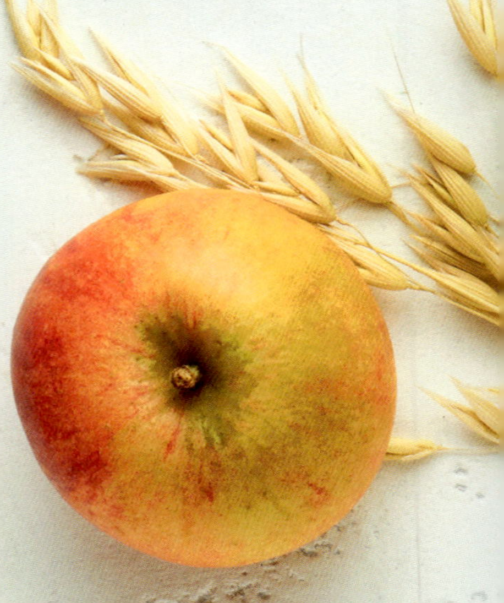

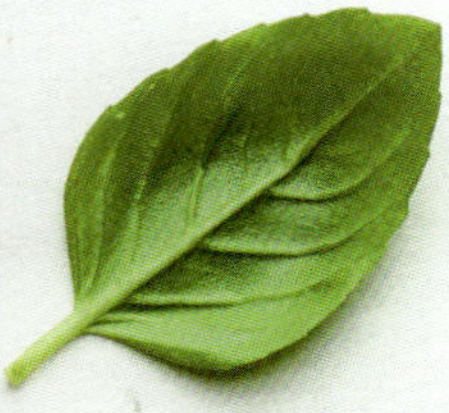

6 **Iss Milchprodukte nicht zusammen mit Früchten in einer Mahlzeit!** Kuhmilchprodukte und Obst sind laut Ayurveda »viruddha«, das heißt unvereinbar. Unser Körper kann diese Kombination schlecht verstoffwechseln. Es kommt zu unverdauten Stoffwechselrückständen (Ama) im Körper. Manche bemerken dann ein Magengrummeln. Deshalb: Milch und Früchte voneinander getrennt verzehren oder einfach Milchersatzprodukte wie Hafer- oder Sojamilch mit Obst kombinieren.

7 **Nimm um die Mittagszeit die Hauptmahlzeit ein!** Zwischen 10.00 und 14.00 Uhr ist unsere Stoffwechselleistung am höchsten. In diesem Zeitraum solltest du deine größte Mahlzeit einnehmen. Am Abend sind kleine, leichte Mahlzeiten wie Suppen deiner Gesundheit zuträglich.

8 **Genieße mit allen Sinnen und kaue gut!** Nimm dir Zeit, schon vor dem Essen deine Nahrung mit den Sinnen aufzunehmen, sie zu betrachten und sie zu riechen. Dabei werden bereits Magensäfte angeregt, die deine Verdauung unterstützen. Dann genieße dein Essen bewusst und kaue ausgiebig!

9 **Iss dein Abendessen mindestens drei Stunden vor dem Zubettgehen!** Ein frühes, leichtes Abendessen sorgt für einen guten Schlaf und schenkt dir Energie für den nächsten Tag. Überfällt dich zu später Stunde ein Verlangen nach einem kleinen Snack, dann ist eine ayurvedische Gute-Nacht-Milch (Seite 149) genau das Richtige. Sie nimmt den kleinen Hunger und enthält entspannende Gewürze.

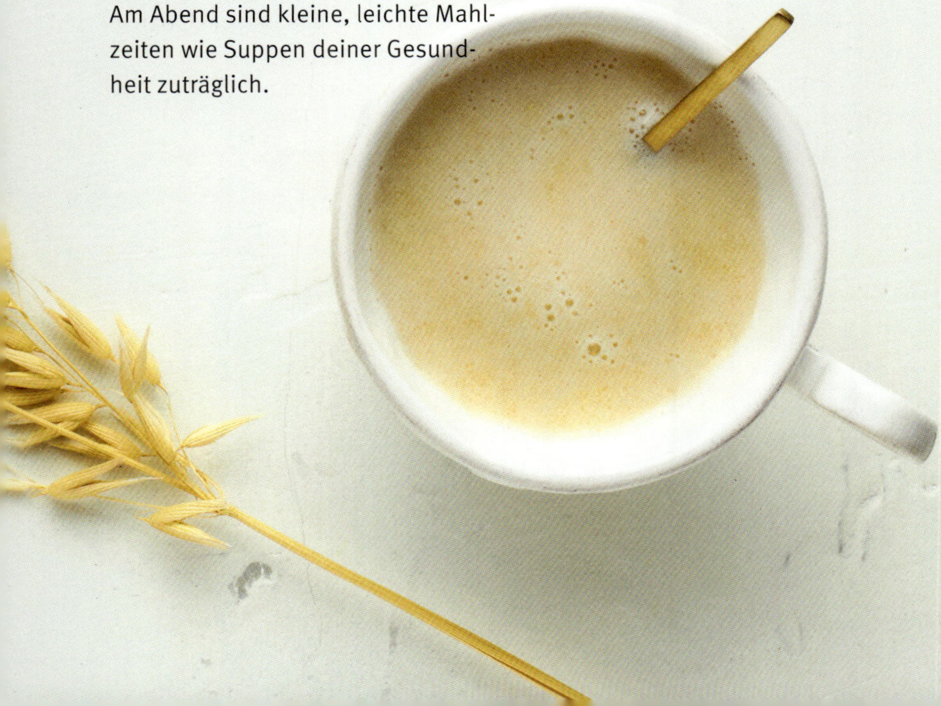

10 **Trinke möglichst zwischen den Mahlzeiten!** Meide große Trinkmengen zu den Mahlzeiten, weil diese deine Verdauungssekrete verdünnen können. Dein Körper bekommt dann weniger Nährstoffe aus der Nahrung. Besser ist es, zwischen den Mahlzeiten zu trinken. Am besten sind warme Getränke!

11 **Verwende ausreichend Gewürze und Kräuter!** Gewürze und Kräuter sind Heilmittel und unterstützen deine Verdauung. In diesem Buch bekommst du viele Tipps, wie du mit Gewürzen viel für deine Gesundheit tun kannst.

12 **Sorge für einen entspannten Alltag!** Stress stört die Verdauung massiv. Selbst qualitativ hochwertige Lebensmittel werden nicht gut verstoffwechselt, wenn du einen hektischen Alltag hast. Achte deshalb auf Entspannung – vor allem bei und nach dem Essen!

Mein Tipp: Vielleicht möchtest du eine der zwölf goldenen Regeln in deinen Alltag neu aufnehmen? Was möchtest du einmal ausprobieren? Notiere es schriftlich – dann setzt du es sicher um und wirst von einer neuen Erfahrung profitieren.

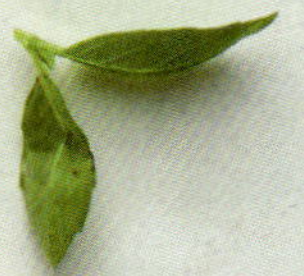

Ayurveda passt in jeden Alltag

»Das sind mir zu viele Tipps. In meinem Alltag habe ich dafür keine Zeit.« So denkst du vielleicht, wenn du zum ersten Mal von den Empfehlungen des Ayurveda hörst oder liest. Doch zeigt sich meist sehr schnell, dass du durch sehr einfache Tipps gleich merkliche Verbesserungen erzielst und dadurch Lust bekommst, mehr davon umzusetzen. Je mehr du davon nutzt, desto wohler wirst du dich fühlen.

Starte mit dem, was dich anspricht!

Ayurveda soll einfach sein und ist es auch. Wenn du in diesem Buch Tipps liest, die dich besonders ansprechen, dann probiere sie einfach für dich aus! Schritt für Schritt wirst du so »deinen Ayurveda« in den Alltag integrieren. Vielleicht sind es zu Beginn einfach ein paar neue Gewürze in deinem Küchenregal.

Ernährung – das Fundament deiner Gesundheit

»Wer richtig isst, braucht keine Medizin«, sagt der Ayurveda. Denn: Ernährung ist »Mahausadhi«, was so viel heißt wie »ein großartiges Medikament«. Damit ist einiges gesagt. Medizinstudierende lernen im Ayurveda sehr viel über Ernährung, weil sie wissen, dass ihre Therapien später vor allem dann erfolgreich sein werden, wenn ihre Patienten auf die richtige Ernährung achten. In manchen Fällen werden Medikamente sogar überflüssig, weil die passende Ernährung den Menschen wieder in sein Gleichgewicht bringt und gesunden lässt.

Der weise Ayurveda-Arzt Caraka hat vor Tausenden von Jahren in seiner sogenannten »Samhita« festgestellt, dass die richtige Ernährung über Gesundheit oder Krankheit bestimme. In seiner schriftlichen Zusammenfassung, wofür der Begriff »Samhita« steht, gibt es zahlreiche Aussagen über Ernährung, die auch hier in diesem Buch immer wieder zitiert werden. Das Werk gilt als bekanntes Nachschlagewerk für Ayurveda-Studierende.

» *Der Unterschied zwischen Gesundheit und Krankheit ergibt sich aus dem Unterschied zwischen gesunder und ungesunder Ernährung.* «

Caraka Samhita

Du bist, was du verdaust

Im Ayurveda herrscht eine große Gewissheit darüber, dass eine bewusste Auswahl der Nahrung eine wesentliche Rolle für unsere Gesundheit spielt. Es gilt das Credo: »Wir sind das, was wir essen.« Ja, der Ayurveda geht sogar einen Schritt weiter. Er sagt: »Du bist, was du verdaust.« Denn nur das, was tatsächlich nach der Verdauung unseren Zellen zur Verfügung steht, liefert uns Energie und hat eine Wirkung auf unser Wohlbefinden.

Das Ziel: Bestmögliche Verdauung

Daher wird in der traditionellen indischen Medizin alles dafür getan, dass die Verdauung so gut wie möglich funktioniert. Seit Jahrtausenden gelten im Ayurveda ein intakter Darm und eine gute Verdauungskraft als Basis für ein langes und gesundes Leben. Unvollständig Verdautes heißt »Ama« und soll möglichst vermieden werden. Denn Ama gilt als Hauptauslöser für viele Zivilisationskrankheiten. Gewürze und Kräuter können helfen, Ama zu reduzieren.

Neben individuellen Ernährungsempfehlungen liefert der Ayurveda einige allgemeine Regeln (Seite 12). Diese unterstützen die Gesundheit jeder Person, zu jeder Jahreszeit und an jedem Ort.

Die Wirkkräfte: fünf Elemente und drei Doshas

Ayurveda ist eine Naturmedizin, die auf den Naturelementen, den sogenannten »Mahabhutas«, beruht. Alles Leben, alle Lebensmittel aus der Natur bestehen aus den Elementen Raum, Luft, Feuer, Erde und Wasser. Wir Menschen sind über die Elemente im ständigen Austausch mit der Natur. Das heißt, wir beeinflussen die Natur und die Natur beeinflusst uns (siehe Grundprinzip »Alles ist eins«, Seite 11).

» *Alle körpereigenen Krankheiten entstehen ausnahmslos durch die Beeinträchtigung von Vata, Pitta und Kapha.* «
Caraka Samhita

Aus den Naturelementen formen sich drei Wirkprinzipien oder

Die drei Doshas formen sich aus den Naturelementen.

Bioenergien, die sogenannten »Doshas«: »Vata«, »Pitta« und »Kapha«. Diese Doshas sind überall und wir haben alle drei Doshas in unterschiedlicher Ausprägung in uns. Als funktionelle Einheit wirken sie in der Natur und in unserem Körper. Sie prägen unsere Statur, unser Verhalten, sie bilden unsere Konstitution. Die Doshas bereiten die Grundlage für Gesundheit und Krankheit. Sind sie im Gleichgewicht, geht es uns gut: Wir fühlen uns in Balance.

Werden die Doshas durch Einflüsse von außen, unpassendes Verhalten oder falsche Ernährung gestört, spüren wir zunächst ein Unwohlsein. In der Regel haben sich dann ein oder mehrere Doshas vermehrt. Im weiteren Verlauf können sich zunächst leichte Symptome zeigen, später können sich diese vorerst leichten Beschwerden zu manifesten Krankheiten entwickeln (Seite 16).

Das Geheimnis: Balance

Im Ayurveda lenken wir den Fokus nicht auf einzelne Symptome. Vielmehr betrachten wir den Menschen ganzheitlich. Wir schauen auf die Ursachen der Beschwerden: die aus der Balance geratenen Doshas. Daher ist ein wichtiges Ziel im Ayurveda, die Doshas immer wieder

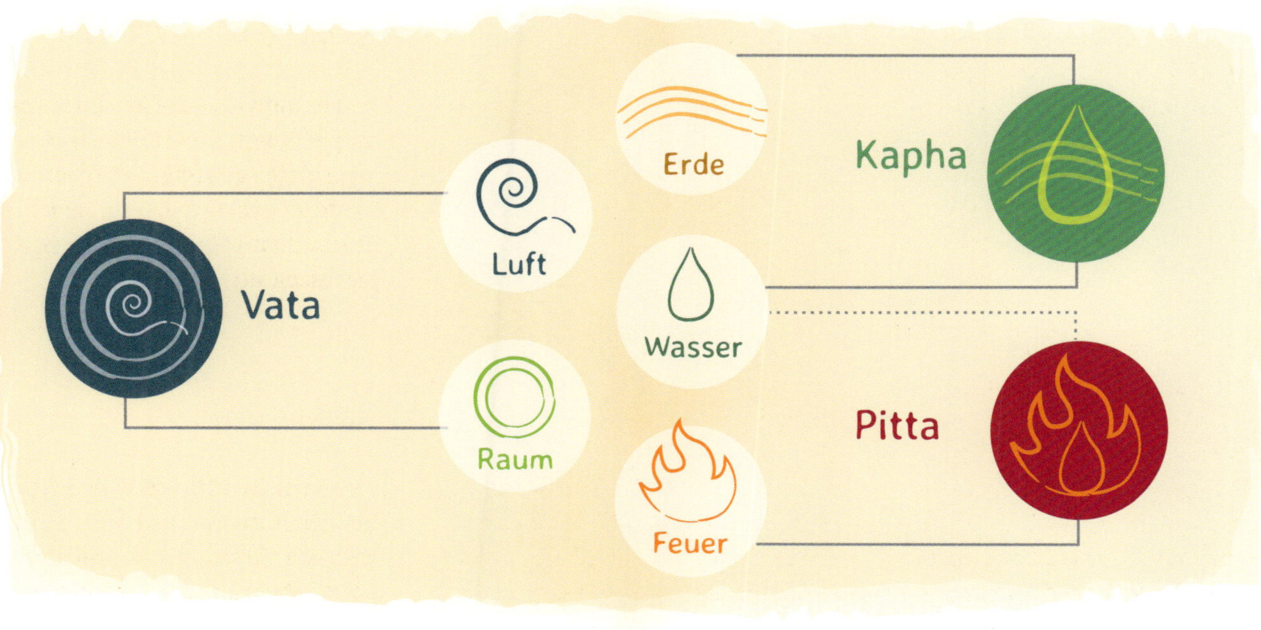

in Balance zu bringen. Dieses Konzept der Doshas macht den Ayurveda so einzigartig.

Eine einfache und natürliche Methode, das Gleichgewicht der Doshas zu bewahren, ist die Ernährung – die Auswahl der passenden Lebensmittel und Gewürze entsprechend der Dosha-Dominanz: präventiv, damit Krankheiten erst gar nicht entstehen können, therapeutisch, wenn bereits Krankheiten manifest sind.

Geringfügige Beschwerden lassen sich meist schnell mit sanften Mitteln lindern. Je früher die Dysbalance erkannt wird, desto leichter ist die Behandlung. So können leichte Blähungen schnell wieder reguliert werden. Ein manifester Reizdarm mit einer chronischen Verstopfung braucht etwas mehr Geduld und Zeit.

Konstitutionstypen

Jeder Mensch hat sein ureigenes Dosha-Profil. Wir sprechen vom »Prakriti«, der »wahren Natur« eines Menschen, oder einfach den ayurvedischen Konstitutionstypen. Damit meinen wir die Dosha-Dominanz, welche ihm seit der Zeugung zu eigen ist. Weiter hinten im Buch (Seite 156) findest du den QR-Code zu einem Dosha-Test, mit dem du deine ayurvedische Konstitution einschätzen kannst.

Dosha-Störungen

Hier im Buch beschäftigen wir uns mit den so genannten Dosha-Störungen, im Ayurveda auch »Vikriti« genannt. Dies sind Dosha-Ausprägungen, die vom Normalzustand einer Konstitution abweichen. Die Doshas erhöhen sich, sie sind insgesamt nicht mehr ausgeglichen und bringen unseren Körper und unsere Psyche aus dem Gleichgewicht. Es zeigen sich eindeutige Symptome wie zum Beispiel Blähungen, Entzündungen oder Kopfschmerzen. Wie dies im Einzelfall für jedes Dosha aussieht, zeige ich dir später (Seite 18).

Wie Krankheiten entstehen

Nachfolgend schauen wir uns einmal genauer an, wie nach dem Ayurveda Beschwerden und typische Krankheitsbilder entstehen und wie sie sich voneinander unterscheiden.

Vorsicht in Übergangsphasen!

Übergänge sind kritische Phasen für deine Doshas und bedürfen besonderer Aufmerksamkeit.
Mit Übergängen ist gemeint: ein Wechsel von Kalt zu Warm oder von Anstrengung zu Entspannung. In solchen Situationen werden deine Doshas schneller irritiert und aus der Balance gebracht als sonst – sie werden überaktiv. Falls du bereits Beschwerden hast, verspürst du wahrscheinlich in diesen Zeiten oft eine Verschlimmerung.
Sei deshalb achtsam in folgenden Situationen:

- **Im Frühjahr und Herbst, bei Jahreszeitenwechsel:** Beachte in diesen Übergangszeiten vor allem die goldenen Ernährungsregeln (Seite 12). So bleibst du leichter in deiner Mitte.
- **Nach einer Mahlzeit:** Gönne dir einige Minuten Ruhe nach dem Essen und gehe dann erst wieder einer neuen Tätigkeit nach. Dies sorgt für Ruhe im Darm und stabilisiert gleichzeitig die Doshas.
- **Morgens nach der Nachtruhe und abends vor dem Zubettgehen:** Lass dir Zeit für den Start in den Tag und die Vorbereitung auf die Nacht. So bleiben deine Doshas in der Balance und du bist gelassener im Alltag.

Die drei Doshas Vata, Pitta und Kapha sind die Hauptakteure, wenn Krankheiten entstehen. Sind sie aus der Balance geraten und erhöht, dann merken wir es auf verschiedenen Ebenen: körperlich, manchmal auch mental und oft auch emotional.

Das Anfangsstadium einer Krankheitsentwicklung ist immer gleich: Ein oder mehrere Doshas verstärken sich zunächst leicht. Dann beschleunigt sich das Anwachsen. Die Doshas werden unbeweglich und blockieren im weiteren Verlauf den gesunden Stoffwechsel im Körper-Geist-System. Wir fühlen uns nicht mehr gesund, sondern krank.

Welches Dosha steckt hinter deinen Beschwerden?

Im Allgemeinen haben die Doshas ihre spezielle Ausprägung durch die Elemente, die sie formen. Mit der Tabelle unten kannst du besser einschätzen, welches Dosha aus der Balance geraten ist und zu deinen Beschwerden geführt hat.

Es gibt Beschwerden, die für ein jeweiliges Dosha typisch sind, wie zum Beispiel in der Tabelle unten: Nervosität bei einem Vata-Überschuss. Doch es können Beschwerden oder eine Krankheit auch von mehreren Doshas beeinflusst werden.

Achte auf dein Vata! Vata (Seite 18) ist im Ayurveda das sogenannte »Königs-Dosha«. Es reagiert schneller als die anderen und wird durch unseren hektischen Alltag unbewusst erhöht.

Und Vorsicht: Das luftige und schnelle Vata kann die beiden anderen Doshas beeinflussen. Es bringt das Feuer im Pitta wie ein Blasebalg zum Brennen, das heißt, Pitta-Symptome werden durch Vata verstärkt. Ebenfalls kann Kapha durch Vata gestört werden, indem Vata das Kapha austrocknet. Deshalb ist es bei einem erhöhten Pitta oder Kapha ratsam, auch Vata in der Balance zu halten.

Die Doshas und was sie mit uns machen

Dosha	Elemente	Eigenschaften des Dosha	Typische Beschwerden und Krankheiten bei Dosha-Überschuss
Vata	Raum Luft	leicht beweglich kalt trocken	Nervosität, Zittern, Schwindel Reizdarm, Verstopfung kalte Füße und Hände trockene (Schleim-)Haut steife Gelenke, Arthrose angespannte Muskeln, Schlafstörungen
Pitta	Feuer Wasser	heiß scharf durchdringend etwas ölig	Übersäuerung, Sodbrennen Durchfall, Gastritis Migräne, Reizbarkeit, innere Hitze Entzündungen, Hautreizungen Burnout
Kapha	Wasser Erde	kalt schwer stabil ölig	träge Verdauung Antriebsschwäche, depressive Verstimmung erhöhte Blutfettwerte Neigung zu Übergewicht

Weg von der Krankheit – hin zur Gesundheit Durch einen Ausgleich der Doshas schaffen wir eine innere Harmonie, die nach und nach spürbar ist. Wie dies für jedes Dosha geht, zeige ich dir nachfolgend.

Bitte beachte, dass bei akuten und schwerwiegenden Krankheiten und Beschwerden immer eine Ärztin oder ein fachkundiger Therapeut aufgesucht werden sollte.

Vata: das Bewegungsprinzip

»Vata« heißt wörtlich übersetzt »Wind«. Erzeugt wird Vata durch die Elemente Luft und Raum. Raum ist hier als Äther oder Kosmos zu verstehen, also der Raum, in dem sich alles Leben abspielt. Vata ist das Dosha, welches im Körper dafür sorgt, dass Bewegung stattfinden kann. Nicht nur Muskelbewegung ist damit gemeint, sondern auch die Bewegung bzw. der Transport von Nahrung oder Blut im Körper. Selbst die Weiterleitung von Nervenreizen ist eine Aufgabe von Vata. Ebenso unterliegen die Atmung, das Aus- und Einatmen von Gasen, dem Vata-Dosha.

Vata: luftig wie der Wind

Egal ob in unserem Körper oder in unserer Umgebung – Vata hat vor allem die Eigenschaften von Luft und Wind: Es ist leicht und beweglich. Ohne Feuer ist Wind kühlend und trocknet uns aus, wenn wir uns nicht schützen.

Vata-Eigenschaften:

- leicht
- beweglich
- subtil
- kühl
- trocken

Wird Vata in uns zu sehr gereizt, etwa durch eine windige Umgebung, eine Urlaubsreise oder ein Zuviel an kalten Rohkostsalaten, nimmt der »Wind« im Körper zu und Vata kann seine Funktionen nicht mehr zufriedenstellend erfüllen. Das Dosha breitet sich aus und macht uns unkonzentriert. Wir fühlen uns angespannt, sind nicht mehr geerdet, werden unruhig und bekommen kalte Hände und Füße. Die Eigenschaften von Vata nehmen zu.

Zu viel Vata sorgt für Blähungen und Verstopfung Die Anspannungen können sich auch auf den Verdauungstrakt auswirken. Das vermehrte Aufkommen von Luft sorgt für Blähungen und trocknet längerfristig den Darm aus. Es entsteht ein trockener Stuhl, meist mit Tendenz zur Verstopfung. Die Funktion von Vata, die Nahrung nach unten und den Stuhl nach draußen zu transportieren, ist beeinträchtigt. Die Dysbalance von Vata ist spürbar. Wir fühlen uns nicht mehr wohl, es grummelt im Darm.

Vata ist schnell und unbeständig

Da Vata vom Element Luft geprägt wird, reagiert es sehr schnell – eben wie der Wind. Es ist das sensibelste von allen drei Doshas und spricht sehr schnell auf Veränderungen an. Deshalb werden Vata-Beschwerden am häufigsten wahrgenommen. Sie werden auch meist als Erstes registriert und können – bei richtiger Therapie – als Erstes wieder verschwinden.

Typisch für Vata ist auch seine Unbeständigkeit. Wie der Wind sind auch die Vata-Beschwerden oft unvorhersehbar und unregelmäßig. Ein Beispiel hierfür ist das Reizdarmsyndrom, das sich medizinisch schwer fassen lässt. Im Ayurveda ist ein Reizdarm typisch für ein zu hohes Vata. Es kann mal Blähungen verursachen, mal auch Durchfall und dann auch wieder Verstopfung. Mit dem ganzheitlichen ayurvedischen Ansatz bringen wir Vata bei solchen Beschwerden wieder in die Balance.

Im Ayurveda gilt der Grundsatz: Gleiches verstärkt Gleiches. Die Trockenheit von Vata zeigt sich etwa in einer trockenen Haut und trockenen Gelenken. Trockene Nahrung – wie zum Beispiel häufige Brotmahlzeiten – verstärken die Symptome, weil sie Vata erhöhen. Dagegen gleichen feuchte Mahlzeiten wie Suppen und Gerichte mit Saucen die Trockenheit aus und können folglich die Beschwerden lindern.

Stürmisches Vata beruhigen Personen mit einer angeborenen Vata-Dominanz neigen eher zu einem Vata-Überschuss als andere. Da sie aufgrund ihrer Vata-Konstitution ohnehin schon mehr vom Element Luft geprägt sind, ist es naheliegend, dass sich zusätzliche Luft im Körper ansammelt.

Genauso wirkt Vata in der Jahreszeit stärker, in der es naturgemäß erhöht ist, nämlich im Herbst und im frühen Winter. In dieser Saison ist ein Vata-Ausgleich besonders wichtig.

Wie kannst du nun feststellen, ob dein Vata erhöht ist? Die Checkliste unten hilft dir dabei. Hier erfährst du auch, was du tun kannst, damit dein Vata wieder in seine normale Balance kommt.

Gewürze: Vata-Beschwerden lindern mit Genuss

Die Gewürze in der Tabelle auf Seite 20 helfen dir, dein Vata wieder in Balance zu bringen.

Checkliste: Ist dein Vata in der Balance?

Typische Vata-Beschwerden:

- Deine Verdauung ist unregelmäßig mit Tendenz zu Verstopfung.
- Deine Haut ist meist trocken und spröde.
- Du hast häufig kalte Füße und Hände.
- Du bist oft nervös und unkonzentriert.
- Dein Schlaf ist leicht und unruhig.
- Deine Muskeln sind oft angespannt und verhärtet.
- Du leidest unter Arthrose und steifen Gelenken.
- Du hast häufig trockenen Husten.

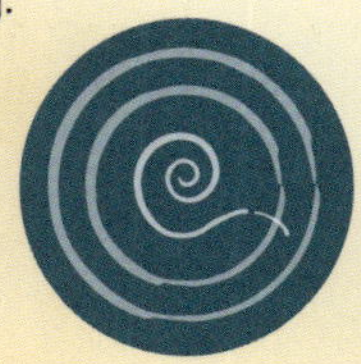

Treffen mehrere Punkte auf dich zu, ist dein Vata-Dosha sehr wahrscheinlich erhöht.

So bringst du dein Vata wieder in seine Balance:

Lebensstil

- Achte auf ausreichenden und regelmäßigen Schlaf.
- Bewege dich viel in der Natur – ohne Leistungsgedanken.
- Pflege regelmäßig soziale Kontakte.
- Gehe kreativen Hobbys nach.

Ernährung

- Iss möglichst regelmäßig.
- Iss und trinke warm.
- Koche mit guten Ölen.
- Bevorzuge die Geschmacksrichtungen süß, sauer und salzig.
- Verwende Gewürze für die Vata-Balance (Tabelle Seite 20).

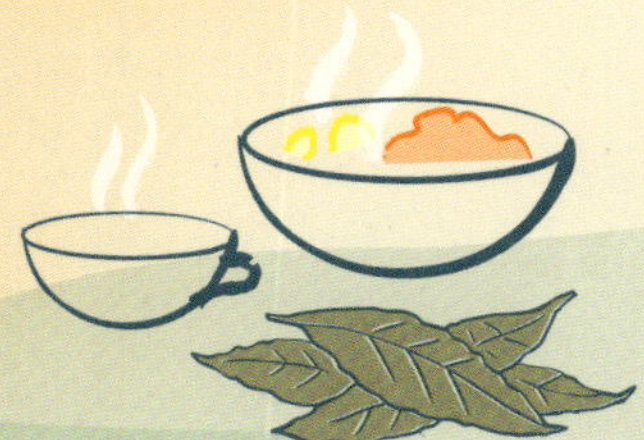

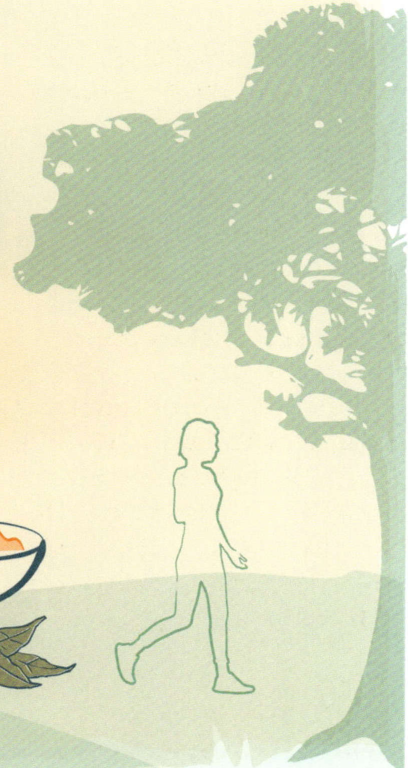

Vata reduzierende Gewürze

GEWÜRZ	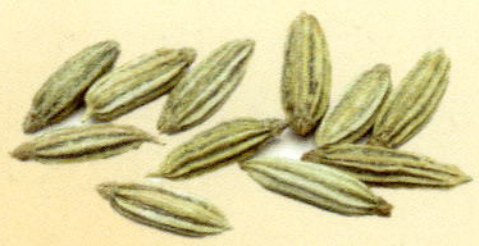	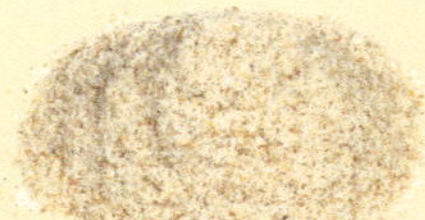	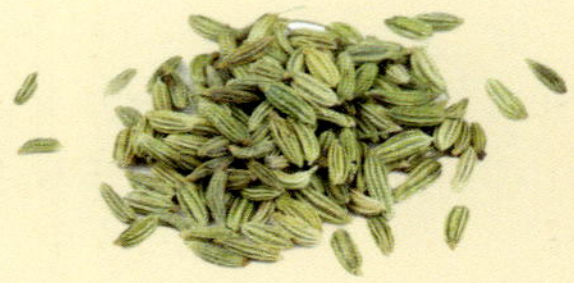	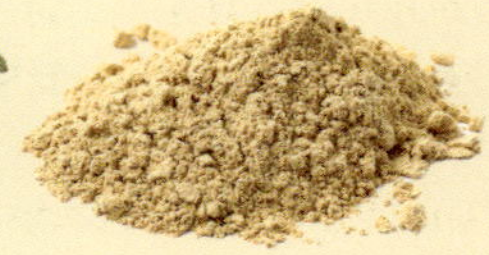
	Anis	**Asafoetida**	**Fenchelsamen**	**Ingwer, gemahlen**
GESCHMACK	scharf, bitter, süß	scharf	süß, (bitter), scharf	scharf
EIGENSCHAFTEN	leicht, schnell wirkend	leicht, feucht, schnell wirkend	leicht, feucht	leicht, feucht
WIRKUNG	Vata ↓* Kapha ↓* leicht erhitzend, gegen Blähungen, schleimlösend	Vata ↓ Pitta ↑ Kapha ↓ erhitzend, sehr effektiv bei Blähungen, stärkt Agni (Verdauungskraft), gibt Knoblaucharoma ohne Mundgeruch	Vata ↓ Pitta ↓ kühlend, verdauungsanregend, gegen Blähungen, schlaffördernd	Vata ↓ Pitta ↑ Kapha ↓ erhitzend, verdauungsanregend, blutreinigend, mindert Völlegefühl
PASST GUT ZU	Birnen, Sternanis, Fenchelsamen, Basilikum, Muskatnuss	Hülsenfrüchten, Ingwer, Kardamom, Kurkuma, Koriandersamen	Gemüsefenchel, Apfel, Piment, Zimt, Lorbeer, Nelken	Apfel, Karotten, Kokos, Honig, Kardamom, Kurkuma, Limette

GEWÜRZ	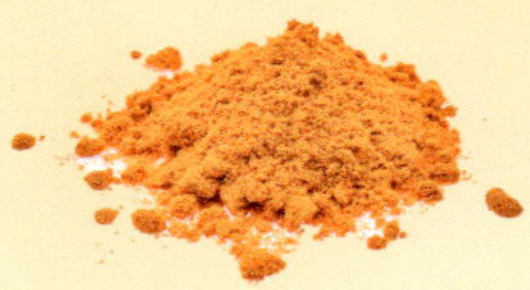	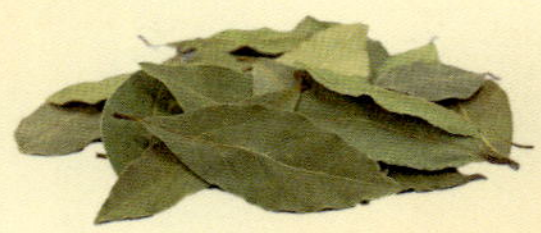	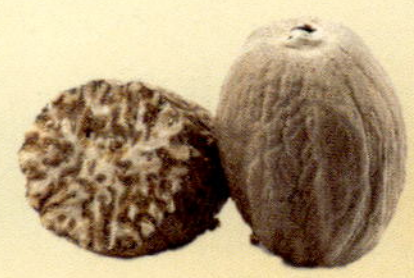	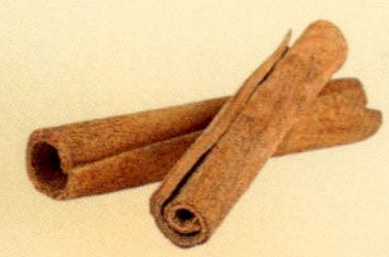
	Kurkuma, gemahlen	**Lorbeerblatt**	**Muskatnuss**	**Zimt**
GESCHMACK	scharf, bitter	scharf, bitter	scharf, bitter, herb	scharf, bitter, süß
EIGENSCHAFTEN	trocken, leicht	leicht, trocken, schnell wirkend	leicht, schnell wirkend	leicht, trocken, schnell wirkend
WIRKUNG	Vata ↓ Pitta ↓ Kapha ↓ erhitzend, entzündungs- und tumorhemmend, reguliert Blutzucker und Cholesterin	Vata ↓ Kapha ↓ erhitzend, verdauungsfördernd (v. a. Eiweiß), gegen Blähungen	Vata ↓ Pitta ↑ Kapha ↓ erhitzend, hilft bei Durchfall, nervenberuhigend	Vata ↓ (Pitta ↑)* Kapha ↓ erhitzend, stoffwechselanregend, schleimlösend
PASST GUT ZU	Reis, Chutneys, Ingwer, Kreuzkümmel, Koriander, Chili	Risotto, getrockneten Bohnen und Kichererbsen, Zimt, Nelken, Muskatnuss	Blumenkohl, Kürbis, Spinat, Lorbeerblatt, Nelken, Zimt	Hülsenfrüchten, Karotte, Anis, Ingwer, Kokos, Nelken

* ↓ Dosha reduzierend ↑ Dosha erhöhend ( ) wenig Wirkung

Vata-Symptome lassen sich damit sanft und nachhaltig lindern. Schau, was dir guttut, und verwende die Gewürze zum Kochen – wie Medizin: regelmäßig und in Maßen.

Du leidest an Vata-Beschwerden? Dann mache dir deine eigene Gewürzmischung! Wirkungsvolle Zutaten sind beruhigende, wärmende und süße Gewürze, die dein Vata senken und balancieren:

Vata-Balance-Mischung

- ½ TL Asafoetida
- 2 TL Fenchelsamen, frisch gemörsert
- 1 TL Ingwerpulver
- 2 TL Koriandersamen, frisch gemörsert
- 1 TL Kurkuma
- ½ TL Muskatnuss
- ½ TL Zimt

Mische alle Zutaten und nimm davon täglich 1 TL zum Kochen deiner Mahlzeit.

Pitta – das Stoffwechselprinzip

»Pitta« heißt wörtlich übersetzt »Das, was die Dinge verdaut«. Es entsteht durch die Elemente Feuer und etwas Wasser. Pitta ist das Dosha, welches im Körper den Stoffwechsel verantwortet. Stoffwechsel ist hier ganzheitlich zu verstehen: zum einen das Aufspalten und Verwerten von aufgenommener Nahrung über den Körper; zum anderen die Verarbeitung der geistigen Nahrung, einschließlich aller Informationen und Gedanken. Pitta beeinflusst die Analysefähigkeit und Intelligenz.

Pitta sorgt für Wärme

Der hohe Feueranteil im Pitta sorgt für Hitze. Daher ist Pitta das Dosha, welches den Wärmehaushalt in unserem Körper reguliert. Es ist dafür zuständig, dass uns auch im Winter gut warm ist. Einen Überschuss an Pitta erleben wir im Körper häufig als Hitzestau: Wir schwitzen stark und suchen nach Abkühlung.

Pitta-Eigenschaften:

- heiß
- scharf
- durchdringend
- etwas ölig

Zu viel Pitta sorgt für Durchfall
Auch hohe Temperaturen, scharfe Gewürze oder Stress können dazu führen, dass Pitta übermäßig dominant wird. Der Überschuss bewirkt, dass die Verdauung zu gut funktioniert. Die Nahrung wird zu schnell und sauer verstoffwechselt, was sich in breiigem, gelbem Stuhl mit oft saurem Geruch zeigt. Der Stuhldrang ist bei Pitta-Überschuss stärker und es kommt zu Durchfall.

Pitta übersäuert Vermehrt sich Pitta im Körper, ist dieser häufig übersäuert. Betroffene neigen zu saurem Aufstoßen oder Sodbrennen. Vor allem saure und scharfe Lebensmittel fördern diesen Säureschub. Manchmal fühlen sich die Personen auch mental »übersäuert«, das heißt, sie reagieren schnell gereizt.

Zu viel Pitta reizt die Haut Ein Übermaß an Pitta kann zu Hautirritationen führen. Pitta bringt in diesem Fall zu viel Hitze in das Blut und in die Haut. Die Haut reagiert mit Rötungen und verursacht einen Juckreiz, manchmal auch ein brennendes Gefühl. Man spürt das Feuer des Pitta auf der Haut.

Entzündungen durch Pitta Hinter einer Entzündung im Körper steckt häufig ein erhöhtes Pitta. Die entzündlichen Erkrankungen werden in der Medizin mit der Endsilbe »-itis« benannt. Dazu gehören zum Beispiel die Arthritis, die Colitis oder die Dermatitis. Der Fachbegriff »Inflammation« für Entzündung kommt vom lateinischen Wort »inflammare«, was übersetzt »entflammen« bedeutet. Das Feuer im Pitta führt zu dieser »Entzündung«. Je mehr Feuer vorhanden ist, desto wahrscheinlicher kommt es zu Entzündungen.

Pitta-Balance Neben Entspannung ist die Ernährung eine effektive Methode, das Pitta-Dosha wieder in den Normalzustand zu bringen. Saures und Scharfes erhöhen das Pitta noch mehr und sollten deshalb gemieden werden. Dagegen sind kühlende Bitterstoffe erprobte Mittel, das Pitta in der Balance zu halten. Im Sommer sind kühlende Gemüse wie Gurken oder Zucchini sowie Kräuter wie Petersilie, Salbei oder Melisse wirksame Pitta-Senker.

Gewürze: Pitta-Beschwerden lindern mit Genuss

Die Gewürze in der Tabelle auf Seite 23 helfen dir, dein Pitta wieder in Balance zu bringen. Pitta-Symptome lassen sich damit sanft und nachhaltig lindern. Schau, was dir guttut, und verwende die Gewürze zum Kochen – wie Medizin: regelmäßig und in Maßen.

Du leidest an Pitta-Beschwerden? Dann mach dir deine eigene Gewürzmischung! Wirkungsvolle Zutaten sind kühlende, harmonisierende und etwas bittere Gewürze, die dein Pitta balancieren.

Pitta-Balance-Mischung:

- 2 TL Fenchelsamen, frisch gemörsert
- 2 TL Koriandersamen, frisch gemörsert
- 1 TL Ingwerpulver
- 1 TL Kurkuma
- ½ TL Kardamom, gemahlen
- ¼ TL Nelken, gemahlen

Checkliste: Ist dein Pitta in der Balance?

Typische Pitta-Beschwerden:

- Deine Haut ist häufig gereizt und gerötet.
- Du leidest unter Entzündungen im Körper.
- Du hast öfter stechende Kopfschmerzen und Migräne.
- Dein Magen ist gerne übersäuert, du leidest oft unter saurem Aufstoßen.
- Du neigst häufig zu Durchfall.
- Du fühlst dich „hitzig" und schwitzt viel.

Treffen mehrere Punkte auf dich zu, ist dein Pitta-Dosha sehr wahrscheinlich erhöht.

So bringst du dein Pitta wieder in seine Balance:

Lebensstil

- Vermeide übertriebenen Ehrgeiz.
- Entrümpele regelmäßig deine To-do-Listen.
- Bewege dich ausreichend – vor allem im Wasser und in der Natur.
- Vermeide Hitze (z. B. Sauna, Sitzplatz an der Heizung).
- Sorge für eine gute Balance zwischen Auspowern und Entspannung.

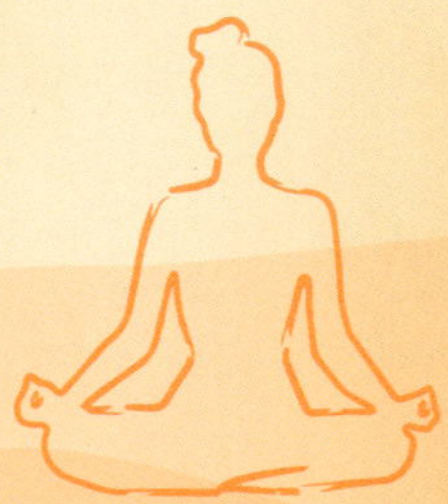

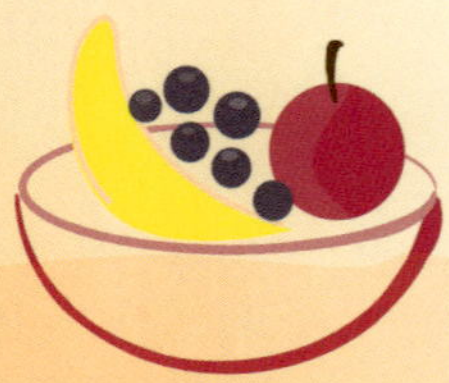

Ernährung

- Iss warm, aber nicht heiß.
- Bevorzuge basische Lebensmittel.
- Bevorzuge die Geschmacksrichtungen süß, bitter und herb.
- Reduziere Alkohol und Kaffee.
- Verwende Gewürze für die Pitta-Balance (siehe Tabelle S. 23).

Pitta reduzierende Gewürze

GEWÜRZ	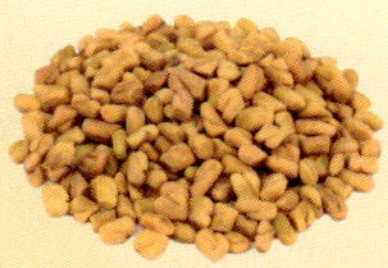	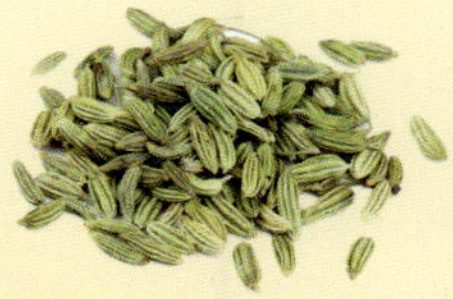	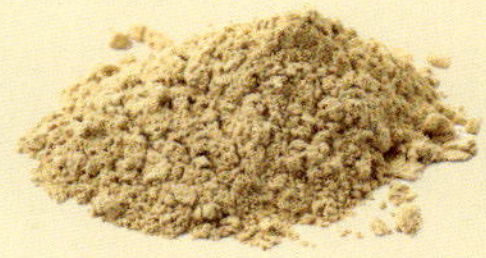	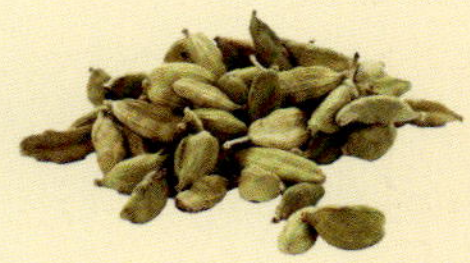
	Bockshornkleesamen (kleine Mengen verwenden!)	**Fenchelsamen**	**Ingwer, gemahlen** (kleine Mengen verwenden!)	**Kardamom**
GESCHMACK	scharf, bitter	süß, (bitter), scharf	scharf	süß, scharf
EIGENSCHAFTEN	leicht, feucht	leicht, feucht	leicht, feucht	leicht, trocken
WIRKUNG	Vata ↓ * (Pitta ↑)* Kapha ↓ * erhitzend, hilft beim Abnehmen, reguliert Blutzucker, und Cholesterin	Vata ↓ Pitta ↓ kühlend, verdauungsanregend, gegen Blähungen, schlaffördernd	Vata ↓ Pitta ↑ Kapha ↓ erhitzend, verdauungsanregend, blutreinigend, mindert Völlegefühl	Vata ↓ Pitta ↓ Kapha ↓ kühlend, gegen brennende Gefühle und Mundgeruch, lindert Säurewirkung von Kaffee
PASST GUT ZU	Ahornsirup, Spinat, Kardamom, Knoblauch	Gemüsefenchel, Apfel, Piment, Zimt, Lorbeer, Nelken	Apfel, Karotten, Kokos, Honig, Kardamom, Kurkuma, Limette	Aprikosen, Mandeln, Datteln, Koriandersamen, Safran, Zimt

GEWÜRZ	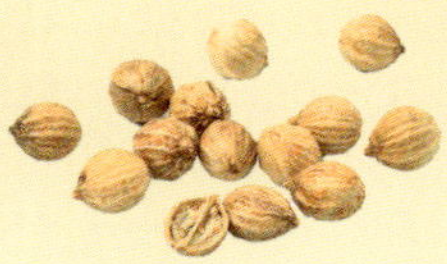	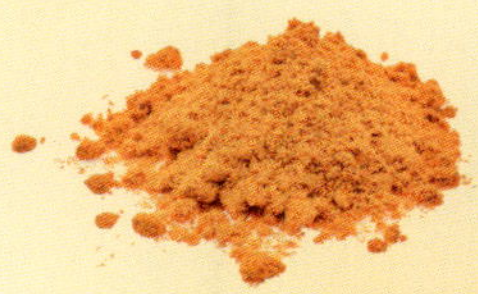	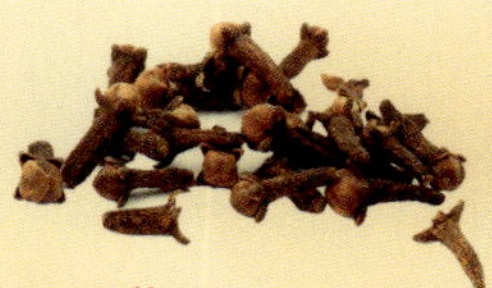	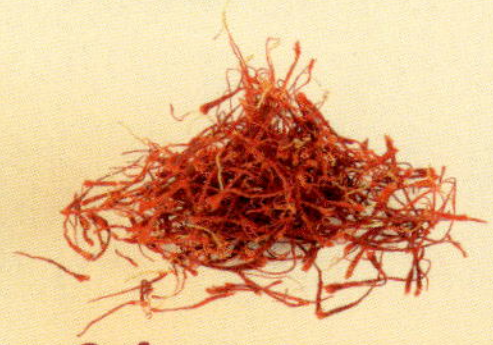
	Koriandersamen	**Kurkuma, gemahlen**	**Nelken**	**Safran**
GESCHMACK	herb, bitter, süß, scharf	scharf, bitter	scharf, bitter	scharf, bitter
EIGENSCHAFTEN	leicht, feucht	trocken, leicht	leicht, feucht, schnell wirkend	feucht
WIRKUNG	Vata ↓ Pitta ↓ Kapha ↓ leicht erhitzend (Korianderkraut kühlend)	Vata ↓ Pitta ↓ Kapha ↓ erhitzend, entzündungs- und tumorhemmend, reguliert Blutzucker und Cholesterin	Pitta ↓ Kapha ↓ kühlend, gegen Blähungen und Übersäuerung, fördert Speichelbildung, bei Mundtrockenheit	Vata ↓ Pitta ↓ Kapha ↓ erhitzend, verjüngend (Rasayana), antidepressiv, aphrodisierend
PASST GUT ZU	Apfel, Lorbeer, Kreuzkümmel, Pfeffer, Muskatnuss	Reis, Chutneys, Ingwer, Kreuzkümmel, Koriander, Chili	Tee, Basilikum, Ingwer, Vanille, Zimt	Risotto, Huhn, Blumenkohl, Kardamom, Muskatnuss

* ↓ Dosha reduzierend ↑ Dosha erhöhend ( ) wenig Wirkung

Mische alle Zutaten und nimm davon täglich ½–1 TL zum Kochen deiner Mahlzeit.

Kapha – das Strukturprinzip

Das Dosha Kapha steht für Aufbau und Beständigkeit. Es wird aus den schwersten Naturelementen gebildet: Wasser und Erde. Deshalb ist die Qualität von Kapha im Vergleich zu den anderen Doshas schwer, stabil und langsam.

Kapha sorgt für Stabilität

Erde braucht Wasser, um Wachstum zu ermöglichen. Dies ergibt Kapha. Es baut den Körper auf und erhält ihn. Es sorgt in der Kindheit für Wachstum und langfristig für einen starken und gesunden Körper. Die fehlende Schnelligkeit gleicht Kapha mit seinem ausgeprägten Durchhaltevermögen aus.

Kapha sorgt für ein ruhiges und liebevolles Gemüt. Seine aufbauenden Eigenschaften ermöglichen ein gutes Gedächtnis. Erinnerungen sind nach Jahren noch abrufbar.

Kapha-Eigenschaften:

- kalt
- schwer
- stabil
- ölig

Kapha schmiert die Gelenke Kapha ist das Dosha, welches neben einer stabilen auch eine flüssige Konsistenz hat. Wir finden seine flüssige Qualität in der Gelenksflüssigkeit, in den Schleimhäuten, im Blut, in den Muskeln und in den Knochen. Ist Kapha im Gleichgewicht, haben wir gut geschmierte Gelenke. Die Schleimhäute sind feucht, Zähne und Knochen stabil. Unsere Haare sind dick und glänzend. All dies sind Zeichen eines stabilen Kapha.

Zu viel Kapha bringt Kilos auf die Waage Kapha vermehrt sich gern, wenn es nicht bewegt wird. Mit ausgeglichenem Kapha-Anteil fühlen wir uns gut geerdet und zufrieden. Wir können das Essen in vollen Zügen genießen und lieben es, in Gesellschaft zu speisen. Sind die Mahlzeiten auf Dauer zu üppig und schwer, werden schnell ein paar überflüssige Kilos eingelagert. Das Ergebnis: Übergewicht.

Kapha macht den Stoffwechsel träge
Die schwere Eigenschaft von Wasser und Erde schlägt sich auf den Charakter des Doshas nieder. Kapha ist langsam und träge, jedoch – im Gegensatz zu Vata – beständig. Bei einem hohen Kapha-Anteil ist der Stoffwechsel träge und schwach. Der Körper neigt zur Verschlackung. Die Betroffenen sind meist antriebslos und bewegen sich nicht gerne.

Zu viel Kapha führt zu Schleim in den Bronchien Kapha sitzt im Körper vor allem im Bereich der Lunge und der Bronchien. Nimmt Kapha überhand, kommt es zu verschleimten Atemorganen. Ein häufiges Räuspern, vor allem morgens nach dem Aufstehen, ist Anzeichen für einen Überschuss an Kapha im Brustbereich. In einer feuchtkalten Umgebung können sich die Beschwerden verstärken.

Kapha-Balance Große Mengen kalter Getränke verschlimmern die Symptome von Kapha-Überschuss; Trägheit, Körpergewicht und Verschleimung nehmen zu. Auch süße und salzige Speisen verstärken diese Beschwerden. Was Kapha reduziert, sind gut scharf gewürzte Speisen, leicht verdaulich gekocht und liebevoll angerichtet mit einem großen Abstand zwischen den Mahlzeiten. So wird der träge Stoffwechsel nicht überstrapaziert.

Gewürze: Kapha-Beschwerden lindern mit Genuss

Die Gewürze in der nachfolgenden Tabelle helfen dir, dein Kapha wieder in die Balance zu bringen. Kapha-Symptome lassen sich damit sanft und nachhaltig lindern. Schaue, was dir guttut, und verwende die Gewürze zum Kochen – wie Medizin: regelmäßig und in Maßen.

Checkliste: Ist dein Kapha in der Balance?

Typische Kapha-Beschwerden:

- Du fühlst dich oft schwer und müde.
- Du legst dich gerne nach dem Essen hin.
- Dein Stoffwechsel ist träge.
- Du leidest an zu hohen Blutfettwerten.
- Du neigst zu Ödemen und Wassereinlagerungen.

Treffen mehrere Punkte auf dich zu, ist dein Kapha-Dosha sehr wahrscheinlich erhöht.

So bringst du dein Kapha wieder in seine Balance:

Lebensstil

- Bewege dich regelmäßig – gerne herausfordernd.
- Vermeide zu langes Stehen und Sitzen.
- Genehmige dir regelmäßig anregende (Selbst-)Massagen.
- Stehe früh auf und meide Mittagsschlaf.

Ernährung

- Iss warm und nur, wenn du hungrig bist.
- Bevorzuge die Geschmacksrichtungen scharf, bitter, herb.
- Trinke keine kalten Getränke.
- Vermeide Zwischenmahlzeiten.
- Iss nicht über den Hunger hinaus.
- Reduziere Kuhmilchprodukte.
- Verwende Gewürze für die Kapha-Balance (siehe Tabelle S. 26).

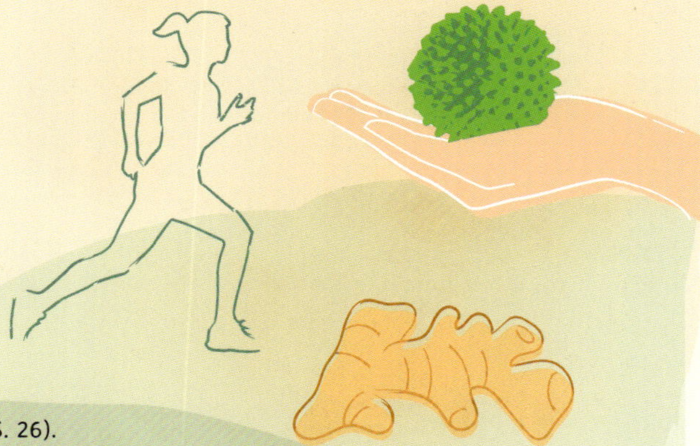

Du leidest an Kapha-Beschwerden? Dann mach dir deine eigene Gewürzmischung! Wirkungsvolle Zutaten sind anregende, wärmende, scharfe und bittere Gewürze, die dein Kapha senken und balancieren. Hast du zudem eine Kapha-Dominanz, dann dürfen die Mengen gerne etwas größer sein.

Kapha-Balance-Mischung:

- ½ TL Bockshornkleesamen, gemahlen
- 2 TL Kreuzkümmel, frisch gemörsert
- 2 TL Koriandersamen, frisch gemörsert
- 1 TL Kurkuma
- ½ TL Pippali, gemahlen
- ½ TL Zimt
- ¼ TL Chilipulver

Mische alle Zutaten und nimm davon täglich 1 TL zum Kochen deiner Mahlzeit.

Entspricht ein Gewürz nicht deinen Vorlieben, dann nimm weniger davon oder lasse es weg. Gewürze sollen schmecken.

Kapha reduzierende Gewürze

GEWÜRZ	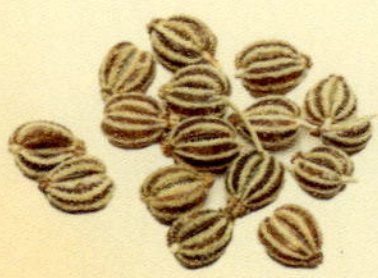	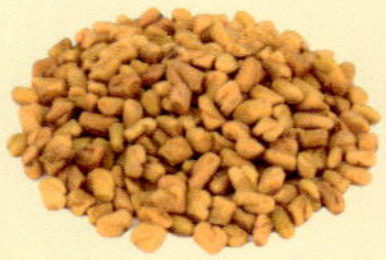	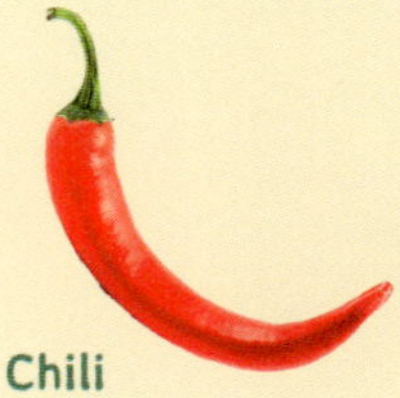	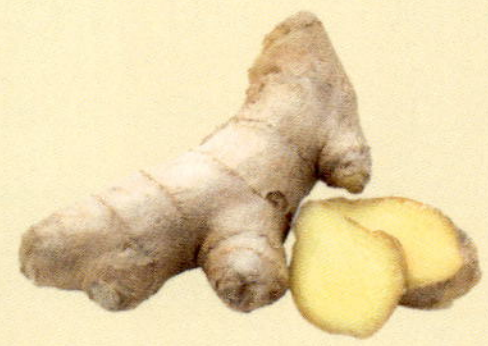
	Ajowan (Königskümmel)	**Bockshornkleesamen**	**Chili**	**Ingwer, frisch**
GESCHMACK	scharf, bitter	scharf, bitter	scharf	scharf
EIGENSCHAFTEN	leicht, trocken, schnell wirkend	leicht, feucht	leicht, trocken, schnell wirkend	schwer, trocken, schnell wirkend
WIRKUNG	Vata ↓* Pitta ↑ Kapha ↓* erhitzend, schmerzstillend, löst tief sitzendes Ama (unverdaute Stoffwechselprodukte), mindert Völlegefühl	Vata ↓ (Pitta ↑)* Kapha ↓ erhitzend, hilft beim Abnehmen, reguliert Blutzucker und Cholesterin	(Vata ↓) Pitta ↑ ↑ Kapha ↓ stark erhitzend, vermehrt Verdauungssäfte, hilft beim Abnehmen	Vata ↓ Pitta ↑ Kapha ↓ stark erhitzend, verdauungsregulierend bei Übelkeit, blutreinigend, mindert Völlegefühl
PASST GUT ZU	Hülsenfrüchten, Kokos, Senfkörner, Curryblätter	Ahornsirup, Spinat, Kardamom, Knoblauch	Anis, Ingwer, Knoblauch, Vanille, Zitrone	Karotten, Huhn, Honig, Kurkuma, Minze, Zimt

GEWÜRZ	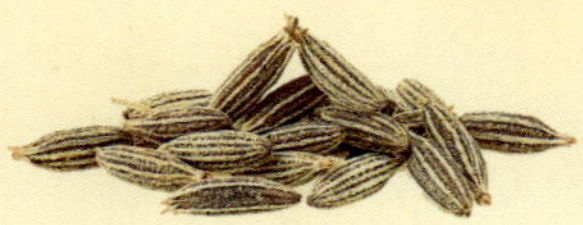	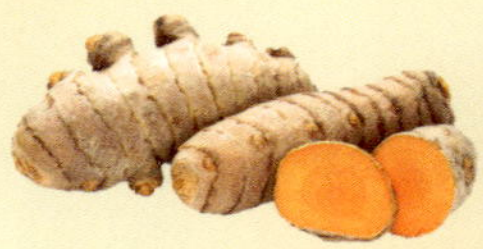	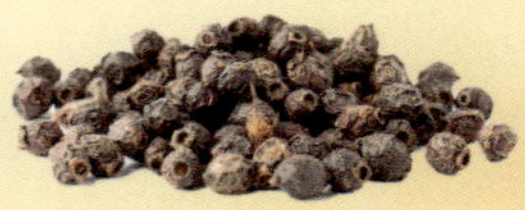	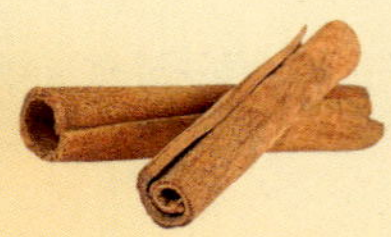
	Kreuzkümmel	**Kurkuma**	**Pfeffer, schwarz**	**Zimt**
GESCHMACK	scharf, süß	scharf, bitter	scharf	scharf, bitter, süß
EIGENSCHAFTEN	leicht, trocken	trocken, leicht	leicht, trocken, schnell wirkend	leicht, trocken, schnell wirkend
WIRKUNG	Vata ↓ (Pitta ↑) Kapha ↓ erhitzend, verdauungsanregend, bei Übelkeit, reduziert Ama (unverdaute Stoffwechselprodukte)	Vata ↓ Pitta ↓ Kapha ↓ erhitzend, entzündungs- und tumorhemmend, reguliert Blutzucker und Cholesterin	Vata ↓ Pitta ↑ Kapha ↓ stark erhitzend, vermehrt Verdauungssäfte, hilft beim Abnehmen, schleimlösend	Vata ↓ (Pitta ↑)* Kapha ↓ erhitzend, stoffwechselanregend, schleimlösend
PASST GUT ZU	Chili, Hülsenfrüchten, Weißkohl, Koriander, Zimt, Safran	Reis, Chutneys, Ingwer, Kreuzkümmel, Koriander, Chili	Nelken, Muskatnuss, Limette, Kurkuma, Zimt	Hülsenfrüchten, Karotten, Anis, Ingwer, Kokos, Nelken

*↓ Dosha reduzierend ↑ Dosha erhöhend ( ) wenig Wirkung

Gewürze als Medizin

Gewürze sind im Ayurveda mehr als nur Würzmittel zum Kochen. Die getrockneten Samen, Blätter und Früchte werden in der ayurvedischen Küche wie Medikamente verwendet – das ist Medizin, die schmeckt!

Jedes Gewürz wird in der traditionellen indischen Heilkunst bewusst ausgewählt, um eine gesundheitsfördernde Wirkung zu erreichen. Anders als in der westlichen Medizin, die zwischen Nahrungsmittel und Medikament unterscheidet, macht der Ayurveda keinen Unterschied zwischen Lebensmittel und Medikament. Jedes Nahrungsmittel und jedes Gewürz wird als Medizin verwendet.

Was sind eigentlich Gewürze?

Gewürze sind Pflanzenteile, die zum Würzen von Speisen verwendet werden.
Dies können sein: Samen, Blätter, Wurzeln, Blüten oder Rinden. Sie haben eine gemeinsame Eigenschaft: Alle weisen einen hohen Gehalt an wirksamen, ätherischen Ölen auf. Mit diesen Inhaltsstoffen liefern sie Geschmack und haben zudem eine gesundheitliche Wirkung.

Vom Gewürz zum Heilmittel

Zwei Faktoren bestimmen, ob ein Gewürz zur bestmöglichen Medizin wird:

1. die Auswahl der passenden Gewürze,
2. deren richtige Zubereitung.

Der Zubereitung in der Küche widmen wir uns im praktischen Teil des Buches (Seite 49). Nachfolgend geht es zunächst um die Auswahl der passenden Gewürze. Der Ayurveda gibt uns dazu eine sehr pragmatische Anleitung aus seiner Heilmittelkunde.

Dravyaguna: die ayurvedische Heilmittelkunde

Jedes Gewürz wirkt spezifisch. Die alten klassischen Schriften des Ayurveda beschreiben jede einzelne Substanz sehr genau. Die Eigenschaften einer Substanz bestimmen ihre Wirkung im Körper. Substanz heißt auf Sanskrit »Dravya«, »Guna« steht für Eigenschaft. So entsteht der Fachbegriff für die ayurvedische Heilmittelkunde: »Dravyaguna« – das Wissen von den Substanzen und ihren Eigenschaften.

Fünf wichtige heilkundliche Merkmale zeichnen jedes Gewürz aus:

1. Geschmack (»Rasa«)
2. Eigenschaften (»Guna«)
3. Potenz (»Virya«)
4. Geschmack nach der Verdauung (»Vipaka«)
5. Wirkung auf die Doshas (»Karma«)

Geschmack (Rasa) Im Ayurveda unterscheiden wir sechs Geschmacksrichtungen: süß, sauer, salzig, scharf, bitter und herb/zusammenziehend. Die meisten Lebensmittel und Gewürze besitzen zwei oder drei verschiedene Geschmacksrichtungen. Jeden Geschmack können wir mit den Geschmacksknospen unserer Zunge erkennen. Es lohnt sich, immer wieder zu üben, um die Geschmacksrichtungen herauszuschmecken.

Beliebt bei Gewürzfans: die Masala-Box

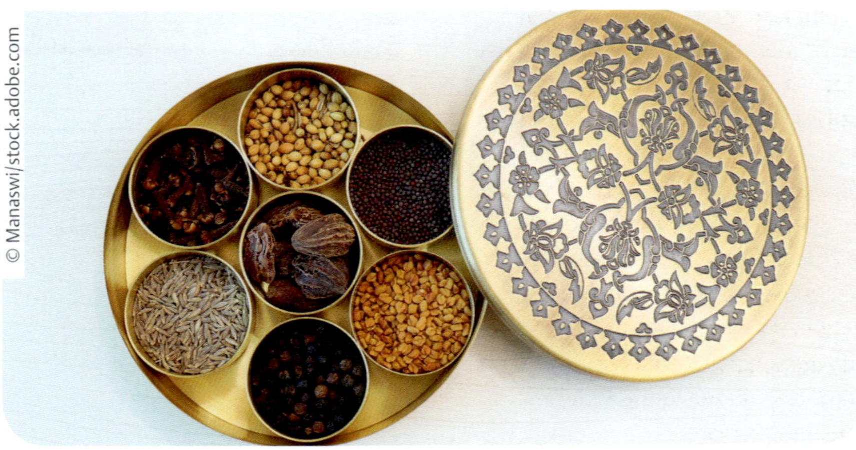

Eigenschaft (Guna) 20 Eigenschaften, jeweils in Gegensatzpaaren geordnet, zeichnen unsere Nahrungsmittel aus: schwer – leicht, kalt – heiß, feucht – trocken, langsam – schnell wirkend, klar – schleimig, fein – grob, stabil – beweglich, weich – hart, dicht – flüssig und glatt – rau. In der Gewürzkunde sind vor allem die ersten drei Eigenschaftspaare bedeutsam.

In der Therapie verwende ich je nach Situation ein Gewürz mit der gegensätzlichen Wirkung. Bei verschleimten Atemwegen ist zum Beispiel frischer Ingwer mit trockenen Eigenschaften ratsam. Trockener Ingwer ist feucht und wäre hier weniger wirksam.

Potenz (Virya) Mit Potenz meinen wir die thermische Wirkkraft, welche ein Gewürz auszeichnet. Der Ayurveda beschreibt zwei Potenzen bzw. thermische Effekte auf unseren Körper: eine erhitzende und eine kühlende. Es gibt also Gewürze, die den Körper von innen heraus wärmen, und solche, die ihn kühlen. Erhitzende Gewürze verstärken die Verdauungskraft, wirken reduzierend auf die Körpermasse und setzen Energie frei. Kühlende wirken »anabol«, das heißt aufbauend, weil sie Energie binden. Sie beruhigen und stärken.

Geschmack nach der Verdauung (Vipaka) Im Ayurveda gehen wir davon aus, dass sich der Geschmack während der Verdauung verändert. Mit »Vipaka« bezeichnen wir die Geschmacksrichtung, welche nach der Zersetzung der Nahrung im Dünndarm vorhanden ist. Hier gibt es ein süßes Vipaka, das nährend und regenerativ wirkt. Ein saures Vipaka hat einen ausleitenden und zusammenziehenden Effekt. Ein scharfes Vipaka wirkt reinigend und Körpergewebe abbauend.

Wirkung auf die Doshas (Karma) »Karma« heißt wörtlich übersetzt »Handlung«. Unter Karma verstehen wir die Reaktion des Organismus auf ein Gewürz. Uns interessiert hier vor allem die Wirkung auf die Doshas Vata, Pitta und Kapha (Seite 18). Ist in unserem Körper beispielsweise Kapha erhöht, können wir diese Störung durch ein Kapha senkendes

Gewürz reduzieren. Im Buch verwende ich für eine senkende Eigenschaft einen Pfeil nach unten »↓«, für eine erhöhende Eigenschaft den Pfeil nach oben »↑«.

Welches Gewürz ist das richtige?

Es gibt nicht das eine Gewürz, welches alle deine Bedürfnisse abdeckt. Meist sind es mehrere Gewürze, die dich unterstützen können. Doch welche auswählen? Mein Tipp: Achte zunächst auf die Eigenschaften (Gunas) und die Auswirkung auf die Doshas (Karma). Stimme diese Beschreibungen auf deine Beschwerden und deine Dosha-Dominanz ab. So kannst du schnell von der Heilkraft der Gewürze profitieren. Und natürlich sollte an dieser Stelle auch das Thema »Gewürzmischungen« angesprochen werden. Welche Vorteile Gewürz-Kombinationen bieten, zeige ich dir im Praxisteil dieses Buches (Seite 59).

Willkommen in meiner »Hausapotheke«!

Im Folgenden zeige ich dir die zehn wichtigsten ayurvedischen Gewürze. Jedes Gewürz hat ein umfangreiches Wirkspektrum.

Wenn du noch wenig Erfahrungen mit Gewürzen hast, sei achtsam im Umgang mit der neuen Gewürzmedizin und verwende zu Beginn eher kleine Mengen. Vermeide Überdosierungen. Sinnvoller ist eine regelmäßige Anwendung kleiner Mengen in der richtigen Zubereitung. Beobachte über mehrere Tage in Folge, was sich verändert. Was machen deine Symptome? Beobachte und mache dir Notizen.

Bei manifesten Krankheitsbildern empfehle ich immer eine Absprache mit einer erfahrenen Ayurveda-Therapeutin oder einem Ayurveda-Arzt.

Asafoetida – das beste Anti-Bläh-Mittel

Asafoetida (Ferula assa-feotida) – über diesen ungewöhnlichen Namen stolpern viele, wenn sie zum ersten Mal mit der ayurvedischen Küche in Berührung kommen. Später mögen viele dieses besondere ayurvedische Gewürz nicht mehr missen. Der schwefelige Geruch von Pflanze und Gewürzpulver verlieh ihm Bezeichnungen wie »Stinkasant« oder »Teufelsdreck«. Beim Kochen verändert Asafoetida seinen Duft und wird angenehm würzig und leicht knoblauchartig. Knoblauchliebhaber setzen Asafoetida gerne als Ersatz für die scharfe Knolle ein, weil er nach dem Essen keinen Mundgeruch hinterlässt.

Ayurvedische Merkmale:

- Geschmack (Rasa): scharf
- Eigenschaft (Guna): leicht, feucht, stechend, schnell wirkend
- Potenz (Virya): erhitzend
- Geschmack nach der Verdauung (Vipaka): scharf
- Wirkung auf Doshas (Karma): Vata ↓ Pitta ↑ Kapha ↓

Im Handel:

- gemahlen zusammen mit Bockshornkleesamen
- meine Empfehlung: Fertiges Pulver kaufen

Getrocknetes Harz und Pulver der Asafoetida-Wurzel

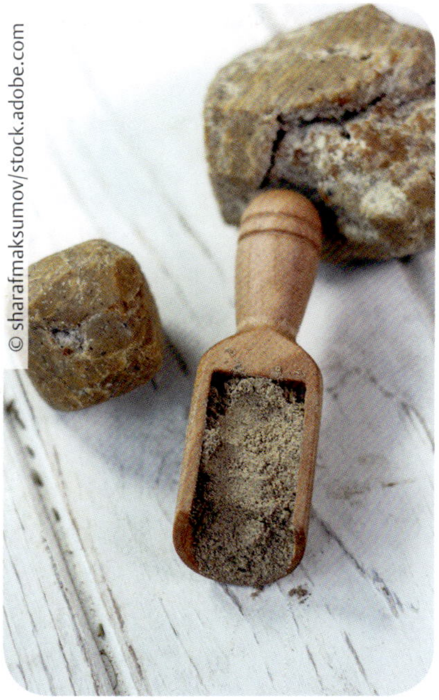

Harz – getrocknet und vermahlen

Die bis zu drei Meter hohe Asafoetida-Pflanze wächst meist im Iran, in Afghanistan oder Indien. Aus ihrer Wurzel wird ein Milchsaft gewonnen, der getrocknet zu einem gummiartigen Harz verarbeitet wird. Dieses lässt sich nur schwer vermahlen. Deshalb wird das Harz bei der Verarbeitung mit Bockshornkleesamen versetzt. Die Samen des Bockshornklees erleichtern das Vermahlen und verhindern ein Zusammenklumpen des Pulvers.

Kleine Prise – intensive Wirkung

Asafoetida ist ein intensives Gewürz. Trotz der Zugabe von Bockshornkleesamen ist es sehr wirksam. Deshalb reichen beim Kochen meist wenige Prisen. Andere Gewürzaromen werden in Kombination mit Asafoetida noch prägnanter.

Wichtig beim Kochen mit Asafoetida ist das Anrösten in Fett, zum Beispiel in Ghee. Dadurch erreicht Asafoetida seine beste Wirkung und wird gut vertragen.

Wann hilft Asafoetida?

Beschwerden	Anwendung
Reizdarm-Syndrom und schwacher Appetit	Regelmäßig kochen mit Asafoetida.
Träge Verdauung	Verdauungsfördernden Trunk 15 Minuten vor dem Essen trinken. Dazu je 1 Prise Asafoetida, Kardamom und Steinsalz sowie ein Stück Ingwerwurzel in 300 ml Wasser aufkochen und 10 Minuten ziehen lassen.
Verstopfung und Blähungen	Asafoetida-Tee vor dem Essen trinken. Dazu ¼ TL Asafoetida in einer Tasse heißem Wasser auflösen und vor dem Essen trinken.
Regelschmerzen	Asafoetida-Tee dreimal am Tag trinken. Dazu jeweils 1 Prise Gewürzpulver in einer Tasse mit heißem Wasser auflösen.
Kopfschmerzen	1 Prise Asafoetida in warmem Wasser auflösen und 1–2 Tropfen in jedes Nasenloch geben.
Blähungen und Krämpfe	Zahnpastaähnliche Paste aus lauwarmem Wasser und Asafoetida um den Bauchnabel auftragen. Wirkt bei Kindern und Erwachsenen. Oder: 1 TL Asafoetida und 1 TL Honig verrühren und einnehmen. Einige Schluck warmes Wasser nachtrinken.

Gegen Blähungen und Krämpfe Asafoetida ist eines der besten Mittel gegen Blähungen. Es lindert unliebsame Krämpfe bei der Verdauung sowie Verstopfung und steigert den Appetit. Frauen hilft Asafoetida durch die entkrampfende und Vata senkende Wirkung, schmerzfrei durch den Zyklus zu kommen. Es wirkt beruhigend und kann den Blutfluss sanft unterstützen. Schwangere und Frauen mit Kinderwunsch sollten Asafoetida meiden, weil es auch austreibend wirkt.

Als mentaler Schmeichler Weil Asafoetida Vata senkt, wirkt es auch beruhigend auf das Nervensystem. Es kann Nervosität und Überempfindlichkeit sanft lindern und bei Ängsten helfen. So kann es bei nervösen Herzerkrankungen stärken und beruhigen.

Mein Gewürz-Tipp: Asafoetida aus dem Asia-Laden enthält häufig unnötige Streckungsmittel wie Mehl oder Stärke. Ayurveda-Gewürzhändler haben die bessere Qualität mit höherem Asafoetida-Anteil. (Adressen findest du hinten im Buch, Seite 156)

Damit andere Gewürze nicht den Geruch von Asafoetida übernehmen, empfiehlt es sich, das Gewürzpulver stets gut verschlossen aufzubewahren.

Vorsicht: Verwende Asafoetida anfangs stets in sehr kleinen Mengen. Überdosierungen in großen Mengen können zu Durchfall und Erbrechen führen.

Asafoetida passt sehr gut zu Hülsenfrüchten, Kohl und Blumenkohl; harmoniert wunderbar mit folgenden Gewürzen: Ingwer, Kardamom, Kurkuma, Koriander.

Bockshornkleesamen – Superfood und Schönheitselixier

Bockshornklee (Trignonella foenum-graecum) gehört wie Wiesenklee zu den Schmetterlingsgewächsen. Er ist seit 4000 Jahren in vielen Kulturen als Gewürz und Heilmittel bekannt und stammt ursprünglich aus Asien und dem Mittelmeerraum. Sein botanischer Name heißt übersetzt »griechisches Heu«. Dies rührt daher, dass die Pflanzen wegen ihres hohen Nährstoffgehalts früher gern wie Heu an Tiere verfüttert wurden.

Die Samen sehen aus wie goldgelbe Kieselsteine und sind erkennbar an einer tiefen Furche an einer Seite.

Neben dem Samen wird in der Heilkunde auch das getrocknete Kraut verwendet.

Ayurvedische Merkmale:

- Geschmack (Rasa): scharf; bitter
- Eigenschaft (Guna): leicht, feucht
- Potenz (Virya): erhitzend
- Geschmack nach der Verdauung (Vipaka): scharf
- Wirkung auf Doshas (Karma): Vata↓ Pitta (↑) Kapha↓

Im Handel:

- gemahlen oder als ganze Samen erhältlich
- meine Empfehlung: gemahlen und als ganze Samen kaufen. Die Samen lassen sich nur mühsam von Hand mörsern.

Vielseitige Aromen in den Samen
Bockshornkleesamen sind sehr hart und lassen sich mit einem Handmörser kaum fein mörsern. Wer keine elektrische Gewürzmühle besitzt, tut gut daran, sich Bockshornkleesamen gemahlen zu kaufen. Beides – Samen und Pulver – kann sehr unterschiedlich in der Küche eingesetzt werden. Die ganzen Samen liefern, ohne Fett geröstet, ein wunderbar süßlich nussiges Aroma – ähnlich wie Ahornsirup –, das sehr gut zu Gemüse passt. Kocht man sie geröstet zusammen mit anderen Zutaten in Eintopf, Suppe oder Porridge, werden die Samen weich und können später mitgegessen werden. Ganz anders das Pulver: Es schmeckt würzig-bitter und sollte nur sehr kurz in Fett geschwenkt werden.

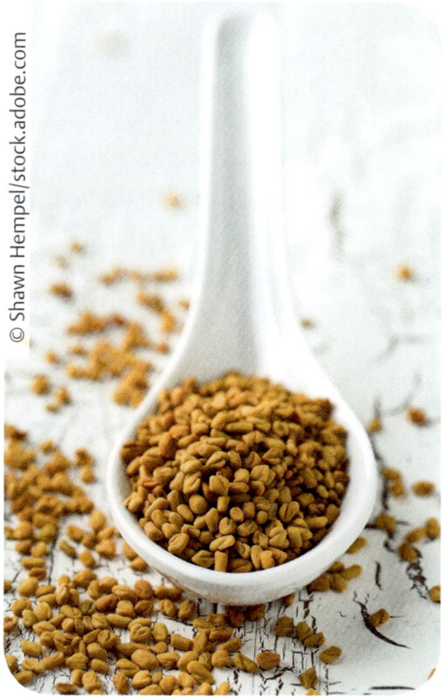

Bockshornkleesamen – ein Multitalent in der Gewürzmedizin

Schönheit für Haar und Haut
Bockshornklee ist legendär als Aphrodisiakum. Es fördert das Haarwachstum sowie die Hautgesundheit innerlich und äußerlich. Diosgenin, ein Inhaltsstoff des Gewürzes mit östrogenähnlicher Wirkung, macht das Haar füllig und die Haut weich. Durch die hormonelle Wirkung kann Bockshornklee Beschwerden des prämenstruellen Syndroms (PMS) lindern.

Senkt Gewicht, Blutzucker und Cholesterin Laut Ayurveda senken Bockshornkleesamen das Kapha und wirken daher einem Schweregefühl entgegen. Regelmäßig angewendet, können sie helfen, das Verdauungsfeuer (Agni) zu stärken und Gewicht zu verlieren. Die Bitterstoffe regen Leber und Galle an und sorgen dafür, dass das Blut dünnflüssig bleibt. Gleichzeitig werden das Cholesterin sowie der Blutzucker positiv beeinflusst.

Für ein gutes Nervenkostüm Die wärmende Wirkung der Samen und ihre nährende Eigenschaft beruhigt bei nervlicher und körperlicher Anspannung. Nicht umsonst wird Wöchnerinnen in Indien nach der Geburt ein Süßgebäck mit Bockshornkleesamen gereicht. Bockshornkleesamen fördern nach der Entbindung die Reinigung der Gebärmutter und sorgen zudem für eine gute Milchbildung beim Stillen.

Mein Gewürz-Tipp: Verwende Bockshornkleesamen möglichst nie als einzelnes Gewürz. Sie kommen am besten in Kombination mit anderen Gewürzen zur Geltung und können deren Wirkung verstärken, wie zum Beispiel die von Kurkuma.

Vorsicht: Nur kleine Mengen verwenden – maximal ½ TL am Tag (in der Schwangerschaft und bei Kinderwunsch ganz meiden). Gemahlen nur ganz kurz in Öl rösten bzw. schwenken. Bei längerem Rösten wird das vermahlene Gewürz schnell bitter.

Bockshornkleesamen passen gut zu Ahornsirup, Kartoffeln und Spinat und harmonieren sehr gut mit folgenden Gewürzen: Kardamom, Knoblauch und Kurkuma.

Wann helfen Bockshornkleesamen?

Beschwerden	Anwendung
Schwaches Haarwachstum	Regelmäßig ½ TL Pulver zum Kochen verwenden – oder als Beauty Hair Milk (Seite 144).
Durchfall	Geröstete ganze Samen mit etwas Wasser aufkochen, abkühlen lassen und trinken.
Milchbildung in der Stillperiode	Haferschleim mit ½ TL Pulver zubereiten und essen. Alternativ: 4 Samen in einer Tasse Milch aufkochen und trinken.
Erhöhte Blutzucker- und Cholesterinwerte	Regelmäßig ½ TL Pulver täglich beim Kochen verwenden.
Schlecht heilende Wunden	Paste aus Pulver mit Heilerde und Wasser anrühren und auf die betroffenen Stellen streichen. Mit Kompresse und Pflaster fixieren.
Abszesse und Furunkel	Pulver mit heißem Wasser zur Paste verrühren, quellen lassen und auf die betroffene Stelle geben. Rezept Bockshornklee-»Pflaster« (Seite 139).
Erschöpfung und Schwäche	½ TL Pulver mit 1 Faden Safran, ½ TL Rohrzucker und Ghee verrühren und einnehmen.
Übergewicht und Schweregefühl	Regelmäßig ½ TL Pulver täglich beim Kochen verwenden.

Chili – scharfer Stoffwechsel-Booster

Chilischoten (Capsicum annuum) sind heilsame Scharfmacher und gehören botanisch zu den Paprikagewächsen. Sie sind nicht mit Pfeffer verwandt, obwohl sie in der Küche gerne »Pfefferschoten« genannt werden. Als Gewürz ist Chili sehr beliebt, obwohl es nicht von allen gut vertragen wird. Bei manchen wirkt die Chilischärfe auf die Schleimhäute zu stark reizend. Deshalb sollte das Gewürz individuell sehr vorsichtig dosiert werden.

Ayurvedische Merkmale:

- Geschmack (Rasa): scharf
- Eigenschaft (Guna): leicht, trocken, schnell wirkend
- Potenz (Virya): stark erhitzend
- Geschmack nach der Verdauung (Vipaka): scharf
- Wirkung auf Doshas (Karma): Vata (↓) Pitta↑↑ Kapha↓

Im Handel:

- frische Früchte oder trocken vermahlen als Pulver oder Flocken
- meine Empfehlung: Pulver in kleinen Mengen kaufen

Schärfer als Pfeffer Chili ist das schärfste Gewürz schlechthin. Für den scharfen Geschmack sorgt der Inhaltsstoff Capsaicin, ein Alkaloid, das vor allem in den Samen und Trennhäutchen der Schoten vorkommt. Deshalb wirken Chilischoten ohne Samen und Scheidewände weniger scharf. Allgemein sind Sorten mit kleinen Schoten wie zum Beispiel die bekannte Cayenne-Chili meist schärfer als große. Dünnwandige Schoten sind schärfer als dickwandige.

Scharf ist nicht gleich scharf Es gibt mehr als 7000 Sorten von Chilipflanzen. Ihre Schoten unterscheiden sich im Aroma und im Schärfegrad zum Teil sehr. Hier lohnt ein vorsichtiges Durchprobieren. Wer frische Chilischoten selbst trocknen möchte, hängt diese einfach an einem schattigen Ort auf. Beim Vermahlen mit einer Gewürzmühle ist es ratsam, ein weiteres Gewürz dazuzugeben – zum Beispiel Pfeffer. Chili verklebt leicht und lässt sich pur nur schwer vermahlen. Das trockene Pulver ist meist beliebter als die frischen Schoten, da sich seine Schärfe besser dosieren lässt.

Chili als Fatburner Der Scharfmacher Capsaicin verbessert die Durchblutung der Schleimhäute und regt die Verdauungssäfte wie Speichel und Magensaft an. Personen mit einem trägen Stoffwechsel profitieren auf diese Weise von Chili, weil es den Stoffwechsel ankurbelt. Chili wirkt zudem appetitanregend und regt die Fettverdauung an. Deshalb ist es ein beliebtes Gewürz beim Abnehmen. Es sollte allerdings immer mit Bedacht eingesetzt werden und nur, solange keine brennenden Hitzegefühle auftreten.

Chili gegen Kälte und Schmerzen Capsaicin sorgt für eine sich ausbreitende Wärme im Körper – ein Effekt, der für Wärmepflaster genutzt wird. Diese werden gerne eingesetzt, um an bestimmten Körperstellen durch Wärme eine wohltuende Wirkung zu erzeugen. Darüber hinaus senkt der Chili-Wirkstoff auch das Schmerzempfinden. So können die warmen Pflaster nicht nur wärmen, sondern auch Schmerzen lindern.

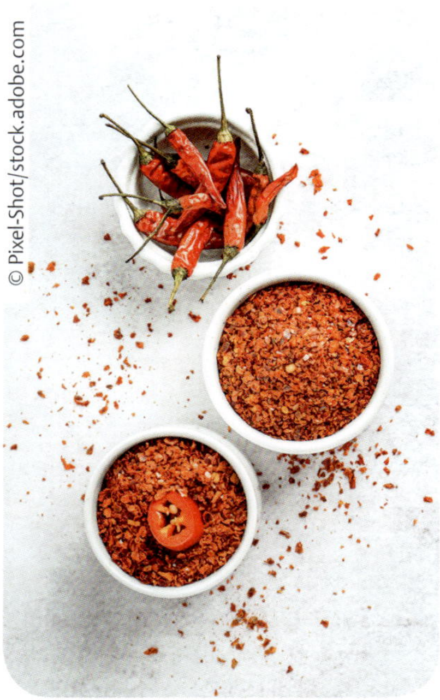

Gesunde Scharfmacher: Chilischoten

Chili-Pflaster sind mittlerweile seit vielen Jahren auf dem Markt.

Mein Gewürz-Tipp: Nach dem Schneiden von Chilischoten die Hände gründlich mit Wasser und Seife waschen. Auch nach dem Waschen für einige Zeit nicht mit den Händen in die Augen fassen! Bei Kontakt mit den Augen diese sofort mehrmals mit kaltem Wasser auswaschen. Teste noch unbekannte Chilisorten vorsichtig in kleinen Mengen! Lieber später nochmals nachwürzen. Rezeptangaben sind immer eine grobe Vorgabe.

Wann hilft Chili?

Beschwerden	Anwendung
Halsentzündungen und Heiserkeit	Chilischote mit heißem Wasser verarbeiten und als Gurgelwasser (Seite 144) verwenden.
Verschlackung und Übergewicht	Regelmäßig mit Chili kochen.
Alkoholismus	Chilischoten, Zimtrinde und Zucker in etwas Wasser aufkochen. Dieser Chili-Cocktail stillt das Verlangen nach Alkohol.
Rheumatische Arthritis	1–2 g Chilipulver mit Honig zu einer Paste verrühren und regelmäßig einnehmen.
Kalte Füße	Wärmendes Fußbad mit Chili und Zimt (Seite 142)

Getrocknete Schoten 20 Minuten in warmem Wasser einweichen. Danach lässt sich die Schote mit dem Messer bequem klein schneiden. Bei Überdosierung mit Chili kein Wasser und keinen Saft trinken, um das brennende Gefühl zu »löschen«. Besser helfen Milch, Ghee oder Butter. Und wenn ein Gericht zu scharf geworden ist, hilft etwas Zucker, um die Schärfe zu mildern.

Vorsicht: Auch trockene Schoten können beim Vermahlen die Nasenschleimhäute reizen. Dies kann bis zu 24 Stunden anhalten. Chili ist als Gewürz nicht für Kleinkinder geeignet. Vorsicht auch bei Gastritis, Darmentzündungen und Migräne.

Chili passt gut zu Zitrone, Hühnchen und Currys. Es harmoniert wunderbar mit folgenden Gewürzen: Anis, Ingwer, Knoblauch, Vanille.

Fenchelsamen – beruhigt Nerven und Darm

Fenchel (Foeniculum vulgare) finden wir in der deutschen Küche gleich zweimal: Einmal gibt es Fenchel als Gemüsepflanze, zum anderen bezeichnen wir auch die Samen, welche wir in der ayurvedischen Gewürzküche verwenden, als Fenchel. Gemüse wie Samen entstammen der gleichen Ursprungspflanze. Sie war ursprünglich eine »Multifunktionspflanze«, weil sie gleichzeitig Gemüse und Samen lieferte. Über viele Jahre hinweg wurden Gemüsepflanzen wie Gewürzpflanzen entsprechend ihrer Verwendung weitergezüchtet. Heute gibt es den Gemüsefenchel und den Gewürzfenchel. Letzterer liefert die Fenchelsamen, die wir zum Würzen verwenden.

Nicht nur in Indien, sondern auch im alten Ägypten wurden Fenchelsamen bereits vor 4000 Jahren wegen ihrer großen Heilkraft geschätzt. Die Samen werden bis heute für viele unterschiedliche Indikationen empfohlen. Im Vordergrund steht die Stärkung des Nerven- und Verdauungssystems. Wichtig zu wissen: Je grüner die Samen sind, desto besser ist ihre Qualität.

Ayurvedische Merkmale:
- Geschmack (Rasa): süß, bitter, scharf
- Eigenschaft (Guna): leicht, feucht
- Potenz (Virya): kühlend
- Geschmack nach der Verdauung (Vipaka): süß
- Wirkung auf Doshas (Karma): Vata↓ Pitta↓

Im Handel:
- ganze Samen oder gemahlen
- meine Empfehlung: ganze Samen kaufen und diese stets frisch mörsern

Fenchel – für den Kinderbauchweh-Tee Nach dem Ayurveda nimmt Fenchel sanft die Winde und reduziert Vata. Damit lindert das Gewürz sehr wirksam Blähungen. Diese entblähende Wirkung schreibt auch die westliche Ernährungslehre dem Fenchelsamen zu. Sehr bekannt sind Fenchelsamen bei uns in der Kombination mit Anis und Kümmel als Anis-Fenchel-Kümmel-Tee. Doch auch als Einzeltee ist Fencheltee ein sehr beliebter Bauchweh-Tee für Kinder, weil er angenehm süßlich schmeckt und das Darmgeschehen sanft reguliert. Natürlich profitieren Erwachsene ebenso von seiner wohltuenden Wirkung auf die Verdauung.

Fenchel beruhigt und stärkt So wie Fenchelsamen im Darm die Luft (Vata) vertreiben und für Ruhe sorgen, wirken sie auch im Nervensystem beruhigend, wenn wir gerade mal etwas »durch den Wind« sind und nicht so gut schlafen. Fenchelsamen eignen sich deshalb hervorragend für einen Guten-Abend-Tee oder als Gewürz für das Abendessen. Zudem ist die Geschmacksrichtung süß nährend und macht zufrieden. Personen, die schlecht zunehmen und sich schwach fühlen, profitieren von dieser aufbauenden Wirkung. Im Ayurveda gelten Fenchelsamen als Stärkungsmittel.

Bei Erkältungskrankheiten wirkt Fenchel als Tee hustenstillend, schleimlösend und mild fiebersenkend. Bei stillenden Frauen fördert er die Milchbildung und in der Menopause wirkt er durch seinen Gehalt an Phytoöstrogenen leicht hormonell stimulierend. Seine menstruationsfördernde Wirkung hilft bei unregelmäßiger oder ausbleibender Regelblutung.

Da die ätherischen Öle der Fenchelsamen sehr flüchtig sind, empfehle ich, immer ganze Fenchelsamen zu kaufen und diese kurz vor der Verwendung frisch zu mörsern. Gemahlene Fenchelsamen verlieren schnell an Aroma und Wirkkraft.

Mein Gewürz-Tipp: Fencheltee immer aus frisch gemörserten Fenchelsamen zubereiten! Dieser ist

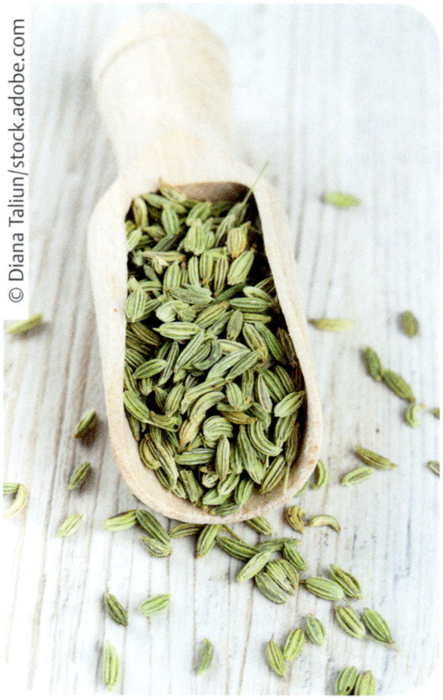

Fenchelsamen: Schön grün sind sie am wertvollsten.

Wann helfen Fenchelsamen?

Beschwerden	Anwendung
Schlechter Atem	Fenchelsamen kauen (und gerne auch essen).
Blähungen	Fencheltee
Träge Verdauung	Regelmäßig ½ TL Fenchelsamen beim Kochen dazugeben oder als Tambul (Gewürzmischung mit Fenchel, Seite 61).
Erschöpfung und Schwäche	Fenchelmilch: ½ TL Fenchelsamen mörsern, mit 1 Tasse Milch aufkochen, 10 Minuten ziehen lassen, mit etwas Rohrzucker süßen.
Verspannter Nacken	Heißer Wickel mit Fenchel (Seite 140)
Zu wenig Milchbildung in der Stillperiode	Fencheltee oder Fenchelgemüse mit Fenchelsamen, siehe auch Rezept Stilltee (Seite 145)
Schlechtes Gedächtnis	1 TL Fenchelsamen mit Ghee einnehmen.
Schwache Sehkraft	1–2 TL Fenchelsamen täglich gut kauen und essen.

aromatischer und wirksamer als Beuteltee. Dazu ½ TL Fenchelsamen frisch mörsern, mit einer Tasse kochendem Wasser aufgießen und 10 Minuten ziehen lassen.

Botanisch Verwandtes passt beim Kochen besonders gut zusammen. Deshalb: Kombiniere Fenchelgemüse immer mit Fenchelsamen. Das ergibt ein wunderbar harmonisches Geschmackserlebnis!

Fencheltee-Reste nicht wegschütten! Sie lassen sich zum Aufgießen von Suppen und Eintöpfen statt Brühe und Wasser verwenden. Der Tee entfaltet auch als Aufgießwasser seine Anti-Bläh-Wirkung.

Fenchelsamen passen gut zu Gemüse, vor allem Fenchelgemüse, Apfelbrei und -chutney. Sie harmonieren mit folgenden Gewürzen: Lorbeer, Nelken, Piment, Zimt.

Ingwer – Multitalent für Darm und Immunsystem

Ingwer (Zingiber officinale) stammt ursprünglich aus China und Indien und ist dort seit 4000 Jahren als Heilpflanze bekannt. Heute wächst er rund um den Globus und wird vielseitig verwendet. Botanisch ist Ingwer mit Kurkuma und Galgant verwandt. Wie bei seinen Verwandten wächst seine Wurzel, die eigentlich ein Rhizom ist, unterirdisch an einem bambusähnlichen Schilfgewächs. Aus dem Sanskrit übersetzt heißt Ingwer so viel wie »universelle Medizin«.

Ayurvedische Merkmale:
- Geschmack (Rasa): scharf
- Eigenschaft (Guna): schwer, trocken, schnell wirkend. Als Pulver: feucht
- Potenz (Virya): erhitzend
- Geschmack nach der Verdauung (Vipaka): scharf. Als Pulver: süß
- Wirkung auf Doshas (Karma): Vata ↓ Pitta ↑ Kapha ↓

Im Handel:
- frisch oder getrocknet und vermahlen als Pulver
- meine Empfehlung: Am besten beides vorrätig halten

Die Wurzel wirkt anders als das Pulver Im Ayurveda wird zwischen frischem und trockenem Ingwer unterschieden. Je nach Situation wird die Wurzel oder das Pulver empfohlen. Letzteres wirkt befeuchtend auf den Organismus, obwohl es von trockener Beschaffenheit ist. Allgemein ist die Wirkung der Wurzel stärker als die des trockenen Gewürzes. Die Frage, ob frisch oder gemahlen und in welcher Menge, sollte am besten mit einem Arzt bzw. einer Ärztin oder einer therapeutischen Fachkraft geklärt werden.

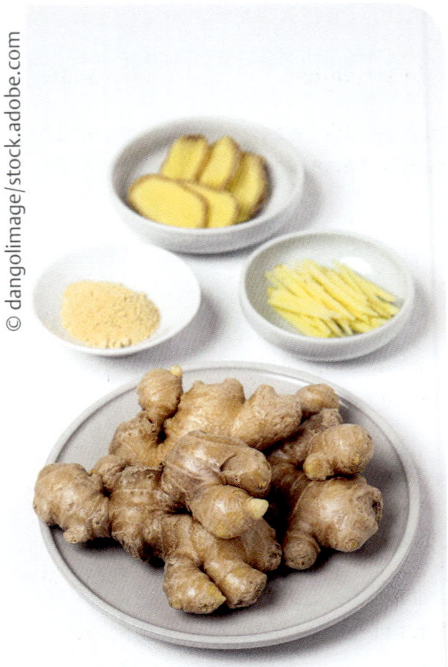

Ingwer frisch oder gemahlen – die Wirkung ist unterschiedlich.

Als Erkältungsmedizin Ingwer wirkt antibakteriell, antiviral und blutreinigend. Vor und in der Erkältungszeit eignet sich Ingwer hervorragend zur Stärkung des Immunsystems und zum Wärmen von innen. Dazu kann frischer oder trockener Ingwer auf vielfältige Weise eingenommen werden. Frischer Ingwer – langfristig und in größeren Mengen eingenommen – kann die Schleimhäute reizen und austrocken. Personen mit gereizten oder entzündeten Schleimhäuten sollten hier dem trockenen Pulver den Vorzug geben.

Wann hilft Ingwer?

Beschwerden	Anwendung
Übelkeit (Schwangerschaft, Reise, Chemo)	Ingwerscheiben immer wieder kauen und essen.
Erkältung	Ingwerwasser (Seite 131)
Schmerzende Gelenke	Ingwerpulver mit Wasser zur Paste anrühren und auf die betroffenen Stellen auftragen.
Appetitlosigkeit, träge Verdauung	Frischen Ingwer in feine Scheiben schneiden und mit Steinsalz bestreuen. Vor der Mahlzeit essen.
Hohe Cholesterinwerte	Einen Teil frischen Ingwer zusammen mit 2 Teilen Knoblauch mixen. Vor der Mahlzeit 1 TL davon mit heißem Wasser einnehmen.
Zum Abnehmen	Fatburner-Tee (Seite 146)
Rheumatische Gelenke	Ingwerpulver mit Honig oder Ghee zu einer Paste verrühren und auf die betroffenen Stellen auftragen.
Kältegefühl	Ingwer-Vollbad: Dazu getrockneten Ingwer in einem Strumpf oder Teebeutel in das warme Badewasser geben (Seite 142).

Lässt das Fett schmelzen Besonders der frische Ingwer hält das Blut dünnflüssig und unterstützt so die Herzfunktion.

Seine scharfe Wirkung hilft beim Abnehmen, weil er die Fettverbrennung aktiviert. Ebenso kann er hohe Blutfettwerte nach unten korrigieren und unverdaute Stoffwechselrückstände (Ama) abbauen. Dies führt insgesamt zu einem aktiveren Stoffwechsel und zu einem stärkeren Verdauungsfeuer (Agni). Dadurch werden Völle- und Schweregefühl verhindert.

Gegen Schmerzen Ingwer hat eine schmerzstillende Wirkung. Er lindert Schwellungen und Entzündungen – zum Beispiel bei Rheuma. Dies macht ihn zu einem probaten Mittel für äußerliche Anwendungen, zum Beispiel für Einreibungen und zum Auftragen als Paste.

Mein Gewürz-Tipp: Achte auf frische Bio-Qualität! Kleine Wurzeln sind aromatischer als große. Sie sollten saftig sein und nicht zu faserig und vertrocknet. Je dunkler das Fleisch, desto besser die Qualität. Gelbweiße Wurzeln liefern weniger Geschmack als dunkelgelbe. Verfärbungen mit blauen oder lilafarbenen Stellen sind kein Zeichen für Schimmel, sondern für Anthocyane, d. h. sekundäre Pflanzenstoffe.

Ingwer selbst ziehen: Einfach ein Wurzelstück in einen Topf mit Erde stecken (nicht zu tief!) und regelmäßig gießen.

Eine bewährte Kombination ist Ingwer mit Knoblauch. Beide verstärken sich in der Wirkung.

Ingwer passt gut zu Karotten und Honig und harmoniert sehr gut mit folgenden Gewürzen: Knoblauch, Kurkuma, Minze, Zimt.

Kardamom – kühlender Schutz für Magen und Darm

Kardamom (Elettaria cardamomum) ist eines der teuersten Gewürze, weil Ernte und Verarbeitung sehr aufwändig sind. Die Pflanze ist verwandt mit Ingwer, allerdings ist Kardamom – im Gegensatz zum wärmenden Ingwer – kühlend. Sein Aroma ist unverwechselbar und hat eine leichte Note von Eukalyptus und Kampfer. Angebaut wird Kardamom in Indien, Thailand und Guatemala. In der Küche ist das Gewürz ein Tausendsassa: Es ist Bestandteil vieler Gewürzmi-

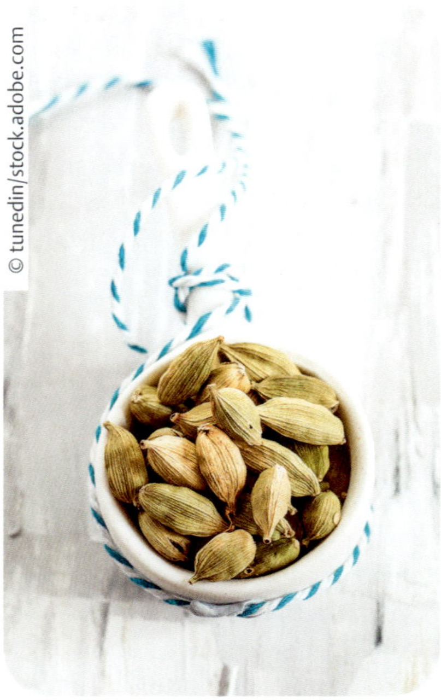

Leuchtend grüne Kardamomkapseln zeugen von guter Qualität.

schungen und passt sowohl zu herzhaften Speisen wie auch zu Backwaren und Desserts. Da Kardamom ayurvedisch gesehen alle drei Doshas besänftigt, kann er auch zu Heilzwecken vielseitig eingesetzt werden. Dies macht ihn zum heilenden Allround-Gewürz.

Ayurvedische Merkmale:

- Geschmack (Rasa): süß, scharf
- Eigenschaft (Guna): leicht, trocken
- Potenz (Virya): kühlend
- Geschmack nach der Verdauung (Vipaka): süß
- Wirkung auf Doshas (Karma): Vata ↓ Pitta ↓ Kapha ↓

Im Handel:

- als ganze Kapseln, als Samen oder gemahlen
- meine Empfehlung: Für eine gute Heilwirkung ganze Samen kaufen und diese frisch mörsern.

Kardamom: grün und braun

Kardamom gibt es als grüne oder dunkelbraune Kapseln. Letztere gibt es nur im Fachhandel. Die braunen Kapseln sind stark erhitzend und kein Ersatz für grüne Kapseln. Sie sollten nicht zu häufig verzehrt werden. Die grünen, wertvolleren Kapseln wachsen im Schatten und müssen vor Sonne geschützt werden. Sie werden im grünen Zustand geerntet und sofort getrocknet. Dieser Aufwand schlägt sich im hohen Preis nieder. Schöne limettengrüne Kapseln sind ein Qualitätsmerkmal bei Kardamom. Aufgesprungene und bräunliche oder verblasste Ware sind Zeichen minderer Qualität.

Balsam für Magen und klaren Kopf Die eigentliche Heilwirkung geht von den runden braunen Kardamomsamen aus, die sich in den grünen Kapseln befinden. Ihre ätherischen Öle regen die Magen- und Gallensäfte an und schützen sanft die Schleimhäute von Magen und Darm. Damit haben sie eine beruhigende Wirkung auf den gereizten Verdauungstrakt.

Im Gehirn haben die Samen eine durchblutungsfördernde Wirkung. Deshalb kann das Kauen von Kardamomkapseln bei Kopfschmerzen und Konzentrationsmangel unterstützend wirken. Zudem fördert es die Speichelbildung und damit Appetit und Verdauung.

Nimmt Schleim aus den Atemwegen Kardamom hat eine Kapha (Schleim) reduzierende Wirkung. Deshalb kommt er bei Atemwegserkrankungen zum Einsatz. So wird er bei Asthma bronchiale mit starker Schleimbildung empfohlen, aber auch bei Erkältungen mit verschleimten Atemwegen. Er hilft den Schleim zu lösen, sorgt für eine freie Nase und ein Abschwellen der Schleimhäute.

Mein Gewürz-Tipp: Kardamom als Kaffeegewürz gleicht die Unruhe nach Koffein aus. Kardamom wirkt beruhigend. Er puffert die Säure von Kaffee ab und macht ihn magenfreundlicher.

Für die schnelle Küche empfehle ich gerne fertig vermahlenes Kardamompulver. Es verliert allerdings schnell an Aroma und sollte innerhalb von sechs Monaten aufgebraucht werden.

Wann hilft Kardamom?

Beschwerden	Anwendung
Mundgeruch (auch nach Knoblauch) und brennende Gefühle im Körper	Ganze Kapsel mit Samen zerkauen.
Sodbrennen, Hitzegefühle	Kardamomwasser (Seite 131)
Hitzegefühle im Sommer	Kardamom-Lassi (Seite 132)
Gereizter Magen nach Kaffee-genuss	Frisch gemörserte Samen in den heißen Kaffee geben und mittrinken.
Fieber	Samen kauen oder ¼ TL Pulver einnehmen.
Verschleimte Nase	Wenig frisch gemörsertes Pulver mit dem Finger ins Nasenloch geben.
Brennen beim Wasserlassen	Kardamompulver mit Ghee verrühren und einnehmen.
Insektenstiche	Frisch gemörsertes Pulver auf betroffene Stelle streuen.
Juckreiz auf der Haut	Frisch gemörsertes Pulver mit Wasser zu einer Paste verrühren und diese auf betroffene Stelle auftragen.

Das teure Kardamompulver enthält häufig die vermahlenen Kapseln. Sein Aroma und seine Wirkung werden dadurch abgeschwächt. Wenn du Kardamom als Heilmittel einsetzen möchtest, verwende ganze Kapseln und mörsere die Samen frisch.

Vorsicht: Schwangere sollten Kardamom möglichst meiden.

Kardamom passt gut zu Aprikosen, Mandeln, Datteln und harmoniert bestens mit folgenden Gewürzen: Koriander, Safran, Zimt.

Koriandersamen – Harmonie, nicht nur im Darm

Koriander (Coriandrum sativum) ist eines der ältesten Gewürze. Die seit 7000 Jahren bekannte Gewürzpflanze ist einjährig und wächst auch in Mitteleuropa. Verwendet werden das Koriandergrün, das heißt die Stiele und Blätter, sowie die reifen braunen Samen. Das grüne Kraut sieht der heimischen Petersilie sehr ähnlich und hat einen sehr typischen Geschmack, der etwas an Seife erinnert. An diesem Kraut scheiden sich die Geister: Die einen lieben es, die anderen wenden sich sofort ab. In der ayurvedischen Gewürzküche verwenden wir vor allem die Koriandersamen, welche hier beschrieben werden. Im Handel gibt es europäische und indische Koriandersamen. Die europäischen Samen sind dunkler in der Farbe und größer als die indischen.

Ayurvedische Merkmale:

- Geschmack (Rasa): herb, bitter, süß, scharf
- Eigenschaft (Guna): leicht, feucht
- Potenz (Virya): leicht erhitzend
- Geschmack nach der Verdauung (Vipaka): süß
- Wirkung auf Doshas (Karma): Vata↓ Pitta↓ Kapha↓

Im Handel:

- als ganze Samen, gemahlen oder als frisches Kraut
- meine Empfehlung: Ganze Samen kaufen und diese stets frisch mörsern.

Samen: grün bis braun Die Samen der Korianderpflanze sind zunächst grün und werden bis zur vollkommenen Reife braun bis graubraun. Je nach Farbe wirken die Samen anders auf den Körper. Im grünen Zustand wirken sie kühlend. Je brauner sie werden, desto stärker erhitzend wirken sie. Im Handel befinden sich in der Regel nur die braunen Samen in getrocknetem Zustand, die sich optimal für die Küche eignen.

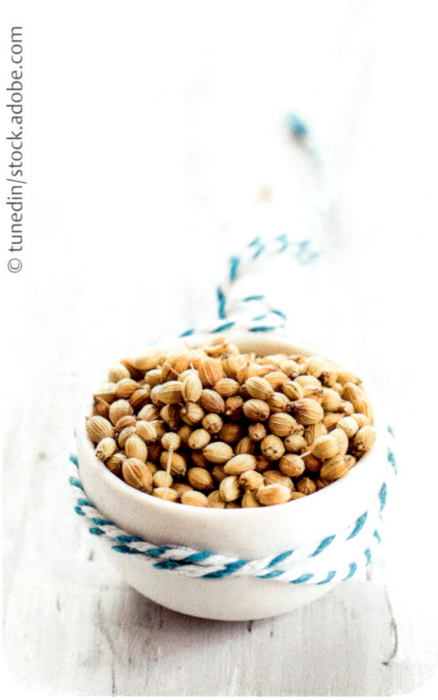

Sollten in keiner Gewürzapotheke fehlen: Koriandersamen

Koriander: der Verdauungsmanager Koriandersamen sind Alleskönner in Sachen Verdauung. Ihr Einsatz ist vielfältig. Sie heben den Appetit, steigern Agni, das Verdauungsfeuer, entblähen und lindern Durchfall ebenso wie Völlegefühl. Aus diesem Grund empfiehlt die Kommission E, eine unabhängige, wissenschaftliche Sachverständigenkommission für pflanzliche Arzneimittel, Koriander seit vielen Jahren als sicheres und effektives Arzneimittel bei Verdauungsbeschwerden.

Natürliches Recycling und Entgiftung Neben dem verdauungsunterstützenden Effekt haben die Samen im Ayurveda zusätzlich eine Ama-pachana-Wirkung. Das heißt, die Samen verbrennen Stoffwechselrückstände (Ama), die im Körper nicht benötigt werden und langfristig zu Krankheiten führen können. Dieser reinigenden Wirkung wird im Ayurveda eine große Bedeutung beigemessen. Zudem sind die Samen harntreibend und können bei Harnwegsinfekten zu einer Linderung beitragen.

Gute Stimmung Bereits in den alten ayurvedischen Schriften wurde Koriander eine stimmungsaufhellende Wirkung zugeschrieben. Nach aktuellen Studien können die Samen Angstzustände lindern. In Milch eingenommen, wirken sie als Hirntonikum und sorgen für eine bessere Konzentration.

Meine Tipps: Koriandersamen schaffen sämige Saucen und Currys. Beim Kochen nehmen die dünnen Samenschalen Feuchtigkeit auf und binden so flüssige Speisen.

Koriandersamen schwächen dominante Gewürze ab. Durch ihre ausgleichende Wirkung schaffen die Samen Geschmacksharmonie im

Wann helfen Koriandersamen?

Beschwerden	Anwendung
Übersäuerung und saures Aufstoßen	½ TL Samen vor dem Essen kauen.
Übermäßiges Durstempfinden	Koriander-Honig vor dem Frühstück einnehmen. Dazu ½ TL Samen mörsern und mit 1 TL Honig gut verrühren.
Heuschnupfen, Harnwegsinfekte, Blasenentzündung, Übelkeit (Chemo, Schwangerschaft)	Koriandertee 2–3-mal am Tag trinken. Dazu 1 TL Samen mörsern, mit 1 Tasse kochend heißem Wasser übergießen und 10 Minuten ziehen lassen.
Spannungskopfschmerzen und mangelnde Konzentration	Koriandermilch: 1 TL Samen mörsern, mit 1 Tasse Milch aufkochen und trinken.
Schmerzen und Schwellungen	Koriandersamen mörsern und mit Wasser zu einer Paste verrühren. Diese auf die betroffene Stelle auftragen.
Verschleimte Bronchien	Hustensaft aus 1 TL Koriandersamen und ½ TL Süßholz. Beides in 200 ml Wasser aufkochen. 10 Minuten ziehen lassen. Esslöffelweise über den Tag verteilt einnehmen.

Essen. Deshalb lohnt sich eine kleine Menge Koriandersamen immer.

Koriandersamen passen gut zu Apfel, Fisch, Suppen sowie Tees und harmonieren mit folgenden Gewürzen: Lorbeer, Kreuzkümmel, Chili, Pfeffer und Muskatnuss.

Kreuzkümmel – macht das Verdauen leichter

Duft und Geschmack von Kreuzkümmel (Cuminum cyminum) sind einzigartig und unverkennbar. Dafür verantwortlich ist sein hoher Gehalt an Cuminaldehyd, der ihn von anderen Gewürzen unterscheidet.

Kreuzkümmel sieht ähnlich aus wie der echte Kümmel, seine Samen sind allerdings etwas länger und zarter. Botanisch gehört er wie Kümmel zur Doldenblütler-Familie, doch er ist keine Unterart des Kümmels. Das »Kreuz« in seinem Namen rührt daher, dass die Pflanze eine charakteristische kreuzförmige Blattstellung aufweist. Kreuzkümmel findet man auch unter dem Namen Mutterkümmel oder Cumin.

Ayurvedische Merkmale:
- Geschmack (Rasa): scharf, süß
- Eigenschaft (Guna): leicht, trocken
- Potenz (Virya): erhitzend
- Geschmack nach der Verdauung (Vipaka): scharf
- Wirkung auf Doshas (Karma): Vata↓ Pitta↑ Kapha↓

Im Handel:
- als ganze Samen oder gemahlen
- meine Empfehlung: ganze Samen kaufen und diese stets frisch mörsern

Kreuzkümmel unterstützt die Fettverdauung Nach dem Ayurveda stärkt Kreuzkümmel unser Verdauungsfeuer Agni. Und weil ein gutes Verdauungsfeuer eine zentrale Bedeutung in der indischen Heilkunde hat, finden wir Kreuzkümmel in sehr vielen ayurvedischen Gewürzmischungen, so zum Beispiel in der bekannten typisch indischen Gewürzmischung Garam Masala.

Die verdauungsfördernde Wirkung sorgt dafür, dass fette und schwere Mahlzeiten leichter verstoffwechselt werden. Zugleich verhindert Kreuzkümmel, dass Stoffwechselrückstände (Ama) im Körper abgelagert werden. Dadurch wirkt er gefäßschützend. Kreuzkümmel kann den Blutzucker sowie den Cholesterinspiegel positiv beeinflussen.

Kümmel und doch kein Kümmel
Nicht überall, wo »Kümmel« draufsteht, ist auch wirklich Kümmel drin. So zum Beispiel beim Schwarz-

© Towfiqu Barbhuiya/stock.adobe.com

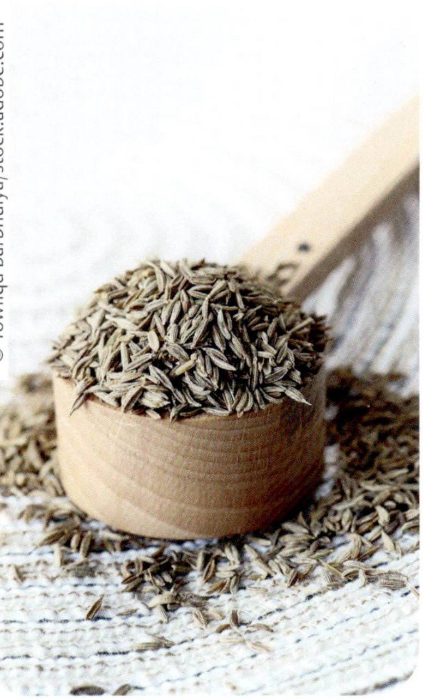

Kreuzkümmel: unverkennbar im Duft und im Geschmack

kümmelsamen. Dieser entstammt einer anderen botanischen Pflanzenfamilie als jener des Kreuzkümmels und sieht auch anders aus. Zudem unterscheiden sich ihre Inhaltsstoffe. Deshalb sollte Kreuzkümmel nicht gegen Schwarzkümmelsamen ausgetauscht werden.

Das Gleiche gilt für den herkömmlichen, echten Kümmel, der in der deutschen Küche sehr verbreitet ist und dem Kreuzkümmel doch etwas ähnlich sieht. Sein Geschmack unterscheidet sich jedoch stark von dem des Kreuzkümmels. Daher kann er nicht durch ihn ersetzt werden. Im Ayurveda wird dem Kreuzkümmel eine größere Heilkraft zugeschrieben. Deswegen finden wir ihn häufig in ayurvedischen Rezepten.

Mein Gewürz-Tipp: Kreuzkümmel lässt sich gut mit Koriandersamen kombinieren. Die Mischung aus drei Teilen Koriander und einem Teil Kreuzkümmel ist besonders wohlschmeckend und harmonisch.

Geröstete Kreuzkümmelsamen als Topping sind das Highlight für Reis- und Linsengerichte. Dazu Samen ohne Fett in einer Pfanne leicht anrösten, bis diese ihren Duft entfalten. Dann den Kreuzkümmel über die Speisen geben.

Kreuzkümmel passt gut zu Hülsenfrüchten, Weißkohl und Currys und harmoniert sehr gut mit folgenden Gewürzen: Chili, Koriandersamen, Safran, Zimt.

Wann hilft Kreuzkümmel?

Beschwerden	Anwendung
Als Detox-Tee zur Entschlackung und zum Abnehmen	1 Liter Kreuzkümmeltee über den Tag verteilt trinken. Dazu 2 TL Samen mörsern, mit 1 Liter kochend heißem Wasser aufgießen und 10 Minuten ziehen lassen.
Reizdarm und Blähungen	½ TL Samen vor der Mahlzeit kauen und essen. Alternativ: 1 Tasse Kreuzkümmeltee vor der Mahlzeit trinken. Dafür ½ TL Samen mörsern, mit kochend heißem Wasser übergießen und 10 Minuten ziehen lassen.
Sodbrennen, Magenschleimhautentzündung	Kreuzkümmelsamen mörsern, mit Honig zur Paste verrühren und davon immer wieder lecken.
Schmerzende Gelenke (Rheuma)	Wickel mit Paste aus fein gemörsertem Kreuzkümmelsamen (Seite 139)
Bindehautentzündung	Wattepads mit Kreuzkümmeltee auf die geschlossenen Augen legen und entspannen.
Erschöpfung	1 TL Kreuzkümmel zusammen mit 1 TL Kandiszucker mörsern und in kleinen Mengen als Energiespender einnehmen.
Übelkeit in der Schwangerschaft	1 TL ohne Fett rösten und mörsern, mit Zitronensaft einnehmen.
Schlechtes Gedächtnis	1 TL über den Tag verteilt kauen und essen.

Kurkuma – das ayurvedische Wundermittel

Kurkuma (Curcuma longa) ist eines der ältesten ayurvedischen Heilmittel. Bereits vor 4000 Jahren galt Kurkuma in Indien als heiliges Gewürz, weil es so viele positive Effekte auf die Gesundheit hat. Sogar als »Sieger über Krankheiten« wurde Kurkuma bezeichnet. Viele kennen Kurkuma vor allem als Bestandteil der gelben Currypulver-Mischung. Frisch als Rhizom besitzt Kurkuma ebenfalls eine heilende Wirkung, allerdings ist die Anwendung als Pulver sehr viel einfacher.

Ayurvedische Merkmale:

- Geschmack (Rasa): scharf, bitter
- Eigenschaft (Guna): leicht, trocken
- Potenz (Virya): erhitzend
- Geschmack nach der Verdauung (Vipaka): scharf
- Wirkung auf Doshas (Karma): Vata↓ Pitta↓ Kapha↓

Im Handel:

- frische Rhizome oder gemahlen als trockenes Pulver
- meine Empfehlung: Kurkumapulver ist praktischer als die frische Kurkumawurzel.

Pfeffer unterstützt die Wirkung

Der bekannte, hochpotente Wirkstoff in Kurkuma ist das Curcumin. Dieses ist verantwortlich für seine mannigfache Wirkung im Körper.

Curcumin wird durch die Zugabe von Fett und Pfeffer um ein Vielfaches besser aufgenommen. Deshalb sollten diese beiden Zutaten beim Kochen gemeinsam verwendet werden. Curcumin wird zudem als gelber Farbstoff zum Färben eingesetzt, deshalb trägt die Wurzel, die eigentlich ein Rhizom ist, den Namen »Gelbwurz«. Immer wieder wurde in der Vergangenheit damit der teure Safran gestreckt bzw. sogar dadurch ganz ersetzt.

Kurkuma für eine gesunde Haut Kurkuma ist blutreinigend und klärt damit die Haut von innen. Der Sanskritname »Haridra« bedeutet so viel wie »Das, was die Ausstrahlung der Haut verbessert«. Kurkuma wirkt bei Hautunreinheiten, Neurodermitis und Hautwunden. Dazu kann es äußerlich aufgetragen werden oder innerlich eingenommen werden. Seine entzündungshemmende Wirkung ist durch viele Studien belegt und wirkt sich nicht nur bei Hautkrankheiten positiv aus. Auch bei Gelenkserkrankungen wie Arthrose ist Kurkuma ein erprobtes pflanzliches Mittel, ergänzend zu herkömmlichen Mitteln oder als Ersatz dafür.

Kurkuma balanciert den Blutzucker Kurkuma unterstützt die Bauchspeicheldrüse und wirkt sich so positiv auf den Blutzucker aus. Es wird deshalb bei Prädiabetes sowie bei bereits bestehendem Diabetes empfohlen. Die enthaltenen Bitterstoffe in Kurkuma unterstützen zudem Galle sowie Leber und verbessern den Fettstoffwechsel.

Besser denken mit Curcumin Curcumin kann die Blut-Hirn-Schranke überwinden. Im Gehirn verbessert es die Leistungsfähigkeit. Es fördert die Konzentration sowie das Gedächtnis, weil es die Durchblutung im Gehirn verbessert. Erste Studien deuten darauf hin, dass Curcumin die Alzheimer-Krankheit hinauszögern kann, da es Ablagerungen im Gehirn verhindert.

Schließlich wird Kurkuma bzw. Curcumin in zahlreichen Studien eine krebshemmende Wirkung bescheinigt. Curcumin stärkt die Zellwände, unterstützt die Abwehr und hemmt die Ausbreitung von Tumorzellen. Es wird inzwischen vermehrt präventiv oder als Zusatz in der schulmedizinischen Therapie eingesetzt.

Mein Gewürz-Tipp: Kurkumapulver nicht länger als 1 Jahr lagern. Je älter das Pulver ist, desto bitterer und stumpfer sein Geschmack. Frisches Pulver ist würzig-aromatisch und duftet, wenn man es in Fett anröstet.

Vorsicht: Kurkuma beim Kochen nicht überdosieren! Es kann in sehr großen Mengen bitter und stumpf schmecken. Schwangere und Personen, die zur Gallensteinbildung neigen, sollten Kurkuma vorsichtig dosieren.

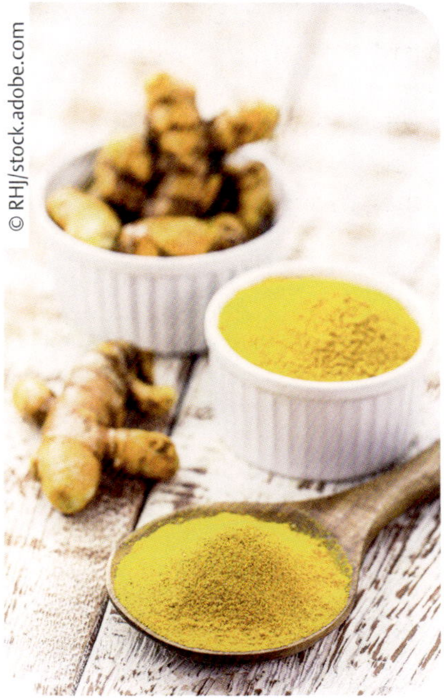

Kurkuma: frisch als Rhizom oder getrocknet als Pulver

Kurkuma macht hartnäckige gelbe Flecken, die sich kaum aus Textilien waschen lassen. Deshalb achte beim Kochen mit Kurkuma auf deine Kleidung. Auch Arbeitsplatten aus Kunststoff verfärben sich bei Kontakt mit Kurkuma schnell gelb und lassen sich später nur schlecht reinigen.

Kurkuma passt wunderbar zu Reis, Chutneys, Suppen und harmo-

Wann hilft Kurkuma?

Beschwerden	Anwendung
Frische Wunden	Mit Kurkumapulver bestreuen. Desinfiziert, heilt und stoppt die Blutung. (Vorsicht: Haut und Textilien verfärben sich!)
Harnwegsinfekte	Kurkumatee mehrmals am Tag trinken. Dazu 1 TL Kurkuma mit 1 Tasse kochend heißem Wasser übergießen.
Erkältungen	Kurkuma-Honig-Paste (Seite 138)
Halsschmerzen, Mundschleimhautentzündungen, Mandelentzündungen	1 TL Kurkuma mit 1 TL Steinsalz in 1 Glas warmes Wasser einrühren und damit gurgeln.
Diabetes	1 TL Kurkuma zusammen mit 1 TL Amalaki-Pulver (Bezugsquelle Seite 156) in 200 ml Wasser auf ein Viertel einkochen und davon zweimal am Tag trinken.
Leberschwäche, Verstopfung	Kurkuma als Leber-Cocktail (Seite 149)
Heuschnupfen, Allergien	1 TL Kurkuma mit 1 Tasse lauwarmem Wasser (unter 40 Grad) zusammen mit 1 TL Honig 2–3-mal am Tag trinken.
Knochenbrüche, Gelenksbeschwerden und Entzündungen	Goldene Milch (Seite 132)

niert gut mit folgenden Gewürzen: Ingwer, Koriander, Kreuzkümmel.

Pippali – Verjüngungsmittel und Schleimlöser

Pippali – auch Langpfeffer (Piper longum) genannt – ist ein besonderes Gewürz. Ursprünglich war er der erste Pfeffer, der aus Indien nach Europa kam. Lange Zeit war Pippali bei uns der gebräuchliche Pfeffer. Erst ab dem 17. Jahrhundert wurde schwarzer Pfeffer erschwinglicher und verdrängte den Langen Pfeffer. Im Ayurveda ist Pippali wegen seiner besonderen Heilwirkung schon immer ein wichtiges Gewürz, das in keiner Küchenapotheke fehlen sollte.

Ayurvedische Merkmale:

- Geschmack (Rasa): scharf, bitter, süß
- Eigenschaft (Guna): feucht, leicht, durchdringend
- Potenz (Virya): nicht erhitzend, nicht kühlend
- Geschmack nach der Verdauung (Vipaka): süß
- Wirkung auf Doshas (Karma): Vata↓ Kapha↓

Im Handel:

- ganze Früchte oder gemahlen
- Meine Empfehlung: Ganz und gemahlen kaufen! Samen lassen sich nur grob mörsern.

Fruchtig-pfeffriges Aroma Schon der Duft des fein gemahlenen Pulvers ist besonders. Anders als schwarzer Pfeffer hat Pippali eine mildere, leicht süßlich fruchtige Schärfe. Die getrockneten ganzen Früchte sind sehr hart und lassen sich nur schwer mörsern. Ganze Früchte eignen sich zum Mitkochen in Suppen, Saucen oder Eintöpfen. Sie können gekocht mitgegessen werden oder ähnlich wie Lorbeerblätter vor dem Essen am Tellerrand abgelegt werden. Gemahlener Pippali lässt sich wie der übliche gemahlene schwarze Pfeffer verwenden.

Bei Erkältungskrankheiten
Zusammen mit Ingwer ist Langpfeffer eines der wirkungsvollsten Gewürze bei Erkältungsinfekten. Er löst und reduziert den Schleim und sorgt für freien Atem. Im Ayurveda wird das Gewürz deshalb bei Bronchitis, Asthma bronchiale und

bei Nebenhöhlenverschleimungen empfohlen. Bei Autoimmunerkrankungen wirkt Langpfeffer ausgleichend auf das Immunsystem. Der Vorteil gegenüber schwarzem Pfeffer: Pippali reizt die Schleimhäute kaum.

Ayurvedisches Verjüngungsmittel Pippali reinigt nicht nur die Atemorgane, er verjüngt auch deren Gewebe. Und noch besser: Pippali gilt im Ayurveda als eines der besten »Rasayanas«, der sogenannten Verjüngungsmittel, weil er die Verdauungskraft unterstützt und Stoffwechselrückstände verbrennt. Dadurch hilft er auch beim Abnehmen und Entschlacken.

Natürliches Hirntonikum Langpfeffer stärkt das Gehirn und das Nervensystem, verbessert die Konzentration und das Gedächtnis. Dabei wirkt er ausgleichend und gleichwohl schlaffördernd. Pippali ist der Pfeffer für das Abendessen.

Mein Gewürz-Tipp: Die harten Früchte lassen sich am besten mit einer elektrischen Gewürzmühle einfach und mühelos pulverisieren.

Wann hilft Pippali?

Beschwerden	Anwendung
Morgendlicher Schleim in Nase und Nebenhöhlen	½ TL gemahlenen Pippali mit 1 TL Honig zu einer Paste verrühren. Morgens in lauwarmes Wasser oder Ingwerwasser einrühren und trinken.
Zur Appetitanregung	¼ TL gemahlenen Pippali zusammen mit 1 Prise Steinsalz und dem Saft einer ½ Zitrone in ein Glas heißes Wasser einrühren und vor den Mahlzeiten trinken.
Zur Entschlackung und zum Abnehmen	Gemahlenen Pippali mit Honig zu einer Paste verrühren (Seite 138).
Für guten Schlaf	½ TL gemahlenen Pippali in eine Tasse heiße Milch einrühren und vor dem Zubettgehen trinken.
Erschöpfung und Schwäche	Energie-Booster: 1 Tasse Milch, 1 Tasse Wasser, ½ TL gemahlenen Pippali und ½ TL Kurkuma köcheln lassen und auf die Hälfte reduzieren.
Allergien, Heuschnupfen, Verschlackung	Pippali-Tee: 500 ml Wasser mit einem knappen Teelöffel gemahlenen Pippali 10 Minuten kochen, abseihen und vor dem Mahlzeiten trinken. Oder: Pippali-Treppen-Kur (Seite 148)

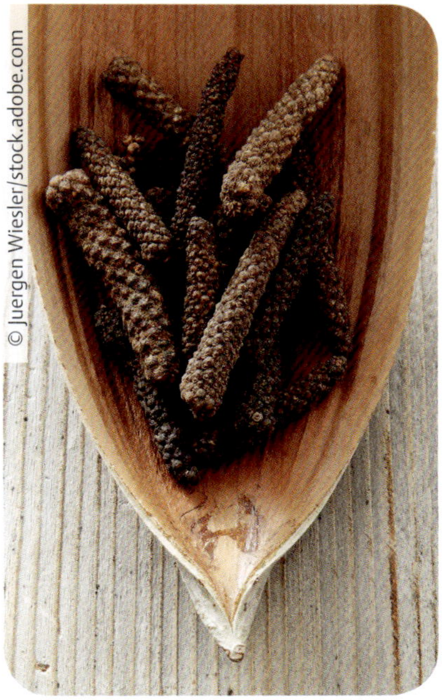

Ein Hingucker: getrocknete Früchte des langen Pfeffers.

Pippali fördert die Aufnahme von Curcumin. Bei einer Kurkuma-Therapie also den Langpfeffer nicht vergessen!

Vorsicht: Pippali sollte nicht überdosiert werden: Daher nicht mehr als 1 g am Tag verwenden!

Pippali passt sehr gut zu Fruchtdesserts und Gemüse-Currys und harmoniert mit folgenden Gewürzen: Ingwer, Piment, Nelken.

Auf einen Blick: Was hilft bei welchen Beschwerden?

Beschwerden (A–Z)	Gewürze – Anwendungen
Abszesse	Bockshornkleesamen Bockshornklee-»Pflaster« (Seite 139)
Angst	Koriandersamen
Akne	Kurkuma
Alkoholismus	Chili
Allergien	Kurkuma Pippali Pippali-Treppen-Kur (Seite 148)
Appetitlosigkeit	Asafoetida Ingwer Pippali Ayurvedischer Aperitif (Seite 135)
Arthrose	Arthrose-Gewürzmischung (Seite 60)
Asthma	Ajowan (Königskümmel) Ingwer Kurkuma Pippali-Treppen-Kur (Seite 148) Trikatu-Gewürzmischung (Seite 61)
Atem, schlechter	Fenchelsamen Kardamom Ayurvedisches Mundwasser (Seite 143) Tambul (Seite 61)
Atemwege verschleimt	Ingwer Kardamom Pippali Zimt Ayurvedisches Dampfbad (Seite 140) Ingwerwasser (Seite 131)
Bindehautentzündung	Kreuzkümmel

Beschwerden (A–Z)	Gewürze – Anwendungen
Blähungen	Asafoetida Fenchelsamen Kreuzkümmel
Blasenentzündung	Koriandersamen
Brennen beim Wasser- lassen	Kardamom
Bronchien verschleimt	Koriandersamen Ayurvedisches Dampfbad (Seite 140) Ingwerwasser (Seite 131) Pippali-Honig-Paste (Seite 138) Trikatu-Gewürzmischung (Seite 61)
Cholesterin erhöht	Bockshornkleesamen Ingwer Kurkuma
Depressive Phase	Safran Gute-Laune-Tee mit Safran (Seite 135)
Diabetes mellitus, hohe Blutzuckerwerte	Bockshornkleesamen Kurkuma
Durchfall	Bockshornkleesamen Muskatnuss
Durst, übermäßiger	Koriandersamen
Entzündungen	Ingwer Kurkuma
Erkältung, Infekte	Ingwer Kardamom Kurkuma Sternanis Ayurvedisches Dampfbad (Seite 140) Ayurvedisches Mundwasser (Seite 143) Chili-Gurgelwasser (Seite 144) Erkältungstee für Kinder (Seite 146) Ingwer-Vollbad (Seite 142) Ingwerwasser (Seite 131) Kurkuma-Honig-Paste (Seite 138)

(Fortsetzung Tabelle →)

Beschwerden (A–Z)	Gewürze – Anwendungen
Erschöpfung	Bockshornkleesamen Fenchelsamen Kreuzkümmel Pippali
Fieber	Kardamom
Frieren, kalte Füße	Chili Ingwer Zimt Chai (Seite 134) Fußbad mit Zimt und Chili (Seite 142) Ingwer-Vollbad (Seite 142)
Gedächtnisschwäche	Fenchelsamen Kreuzkümmel Brain-Power-Mischung (Seite 61)
Gelenke, schmerzhafte	Ingwer Kurkuma Goldene Milch (Seite 132) Kreuzkümmel-Wickel (Seite 139)
Haarausfall	Bockshornkleesamen Beauty Hair Milk (Seite 144)
Halsentzündung, Heiserkeit	Chili Kurkuma Chili-Gurgelwasser (Seite 144) Kurkuma-Honig-Paste (Seite 138)
Harnwegsinfekt	Koriandersamen Kurkuma
Hautunreinheiten	Bockshornklee-Maske (Seite 142)
Heuschnupfen	Koriandersamen Kurkuma Pippali Schwarzkümmel Pippali-Treppen-Kur (Seite 148) Trikatu-Gewürzmischung (Seite 61)
Histamin-Unverträglichkeit	Antihistamin-Gewürzmischung (Seite 61)

Beschwerden (A–Z)	Gewürze – Anwendungen
Hitzegefühle	Kardamom Kardamomwasser (Seite 131) Kardamom-Lassi (Seite 132)
Insektenstiche	Kardamom
Juckreiz auf Haut	Kardamom
Knochenbruch	Kurkuma Goldene Milch (Seite 132)
Konzentrationsschwäche	Koriandersamen Brain-Power-Mischung (Seite 61)
Leberschwäche	Kurkuma Leber-Cocktail (Seite 149)
Magenreizungen	Kardamom Kreuzkümmel Kaffee-Gewürzmischung (Seite 60)
Mandelentzündung	Kurkuma
Milchbildung	Bockshornkleesamen Fenchelsamen Stilltee (Seite 145)
Mundgeruch	Fenchelsamen Kardamom
Mundschleimhautentzündung	Kurkuma
PMS (Prämenstruelles Syndrom)	Fenchelsamen Safran
Regelschmerzen	Asafoetida Fenchelsamen
Reizdarm	Asafoetida Kreuzkümmel
Rheumatische Beschwerden	Chili Ingwer Kreuzkümmel Kreuzkümmel-Wickel (Seite 139)

(Fortsetzung Tabelle →)

Beschwerden (A–Z)	Gewürze – Anwendungen
Schlafstörung	Pippali Gute Nacht-Milch (Seite 149)
Schmerzen, Schwellung	Koriandersamen
Sehschwäche	Fenchelsamen
Sodbrennen	Kardamom Kreuzkümmel Kardamomwasser (Seite 131)
Spannungskopfschmerzen	Asafoetida Koriandersamen Anti-Stress-Gewürzmischung (Seite 60) Nelkentee (Seite 145)
Übelkeit	Ingwer Koriandersamen Kreuzkümmel
Übergewicht, Schweregefühl Verschlackung	Bockshornkleesamen Chili Ingwer Kreuzkümmel Pippali Detox-Gewürzmischung (Seite 61) Detox-Tee (Seite 148) Ingwerwasser (Seite 131) Pippali-Paste (Seite 138) Trikatu-Gewürzmischung (Seite 61)
Verspannungen	Fenchelsamen Anti-Stress-Gewürzmischung (Seite 60) Fenchel-Wickel (Seite 140)
Verstopfung, träge Verdauung	Asafoetida Fenchelsamen Ingwer Kurkuma Detox-Tee (Seite 148) Fatburner-Tee (Seite 146) Leber-Cocktail (Seite 149) Tambul (Seite 61) Trikatu-Gewürzmischung (Seite 61)
Wunden	Bockshornkleesamen Kurkuma
Zahnschmerzen	Nelken

Die Praxis der ayurvedischen Gewürzküche

Damit das Wissen um die ayurvedischen Gewürze deine Gesundheit bestmöglich unterstützt, sind in der Praxis einige Punkte zu beachten. Denn: Gewürze wirken dann am besten, wenn wir sie richtig anwenden.

Ich zeige dir die Praxis der ayurvedischen Gewürzküche in drei Schritten. Zunächst einmal erfährst du einiges über die richtige Auswahl der Gewürze und ihre Dosierung. In einem zweiten Schritt mache ich dich mit der richtigen Technik des Mörserns bekannt und schließlich wirst du einiges über die sinnliche Tätigkeit des Anröstens erfahren – wenn der aromatische Duft der Gewürze die Küche durchzieht.

Auswählen und Dosieren

Eine wichtige Botschaft vorab: Alles, was deiner Gesundheit dient, soll dir auch schmecken! Wähle also vor allem Gewürze aus, die du gerne magst. Genieße die gewürzten Speisen und sei offen für neue Geschmackserlebnisse. Prüfe bei jedem Gewürztipp für dich: Passt dieses Gewürz zu mir und tut es mir gut? Eine Empfehlung kann noch so gut sein – wenn du das Gewürz oder die Zubereitung nicht magst, wird dich die Anwendung weder glücklich noch gesund machen.

Starte da, wo du gerade stehst

Je nachdem, wie viel Gewürzerfahrung du bereits hast, wird dein Einstieg in die ayurvedische Gewürzküche ganz individuell sein. Schaue, was für dich passt:

- **Starter:** Du kochst im Moment meist mit Salz und Pfeffer. Dann beginne zunächst mit zwei bis drei zusätzlichen Gewürzen, die dich ansprechen, und erweitere dann nach und nach deine Gewürzpalette.
- **Fortgeschritten:** Du kochst bereits regelmäßig mit zwei, drei oder vier Lieblingsgewürzen. Dann suche dir jetzt zwei weitere Gewürze aus, die für dich passen, und setze diese einzeln nacheinander ein.
- **Gewürzfan:** Du liebst Gewürze und verwendest sie regelmäßig beim Kochen. Jetzt möchtest du die Gewürze zielgerichtet für deine Beschwerden auswählen. Dann konzentriere dich auf die jeweils passenden Gewürze und achte hier vor allem auf eine gute Qualität.

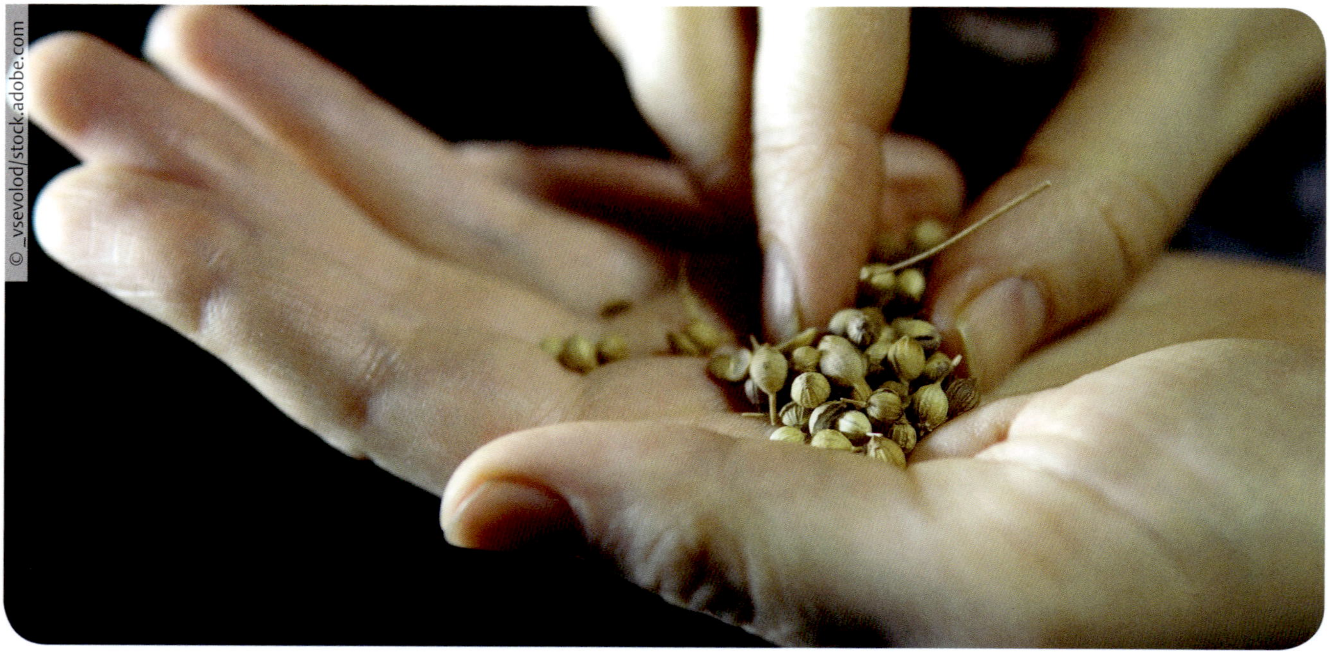

Eine schöne Sinneserfahrung: Gewürze mit den Fingern dosieren.

Welche Menge ist richtig?

Im Ayurveda gibt es im Grunde genommen keine standardisierten Dosierungen. In der Therapie mit Gewürzen schauen wir immer genau hin, was für wen richtig ist. Alle Mengenangaben in diesem Buch sind Vorschläge. Das heißt, die meisten Menschen profitieren von dieser Menge. Wenn du schlank und klein bist, benötigst du eventuell eine kleinere Menge als jemand, der groß und kräftig ist. Hast du einen trägen Stoffwechsel, ist dein Gewürzbedarf höher als bei jemandem, der alle Nahrung gut verdaut. Teste auch hier, ob die Empfehlungen für dich stimmen. Ayurveda ist individuell. Im Zweifelsfall wende dich an eine Ayurveda-Therapeutin oder einen -Therapeuten.

Mit Löffel und Finger In meinen Koch-Workshops sehe ich, dass viele einen großen Respekt vor dem Dosieren haben. Das ist auch gut so. Denn eine Überdosierung kann die Speisen schon mal ungenießbar machen. Nimm zu Beginn für das Abmessen der Menge am besten einen Teelöffel und halte dich zunächst an die angegebene Menge. Ein Abmessen mit den Fingern (in deiner eigenen Küche) hat den Vorteil, dass du mehr Gefühl für die Gewürze und die Menge bekommst. Probiere es einmal aus! Je öfter du ein Rezept nachkochst, desto besser weißt du, wie viel Gewürz ein Gericht braucht.

Vom leckeren Kochen bis zur Therapie

Gewürze sind vielfältig in ihrer Anwendung. So kannst du ein Gericht aus dem Rezeptteil einfach kochen, weil es dir schmeckt. Doch da geht noch mehr: Gewürze können ganz gezielt für therapeutische Zwecke eingesetzt werden, zum Beispiel für:

- Gewürztees (Seite 145)
- Wickel oder Auflagen (Seite 139)
- Bäder (Seite 140)
- Pasten (Seite 138)

Auf die Uhrzeit kommt es an Bei der medizinischen Anwendung von Gewürzen lässt sich deren Wirkung durch die richtige Einnahmezeit unterstützen. Pasten, Tees oder Auflagen wirken zum Beispiel am frühen Morgen (Kaphazeit!) besonders gut, wenn sie Schleim lösen sollen. Um die Mittagszeit (Pittazeit) sind Gewürze zur Verdauungsstärkung besonders effektiv. Von nervenstärkenden und beruhigenden Gewürz-Anwendungen profitierst du am besten spätnachmittags bzw. am Abend (Vata-/Kaphazeit). Es ist also günstig, wenn du deine Rezeptauswahl an diesen Zeiten orientierst.

Freude am Würzen

Der Umgang mit Gewürzen soll Spaß machen. Ein verkrampftes Alles-richtig-machen-Wollen ist der Gesundheit weniger dienlich als ein Ausprobieren mit Leichtigkeit. Im Ayurveda ist keine Perfektion beabsichtigt. Vielmehr geht es um ein gesundes Wohlbefinden. Wenn du merkst, dass dir ein Gewürz guttut, dann verwende es wieder und genieße die positive Veränderung. So wirst du nach und nach zum Gewürzprofi.

Gute Qualität ist das A und O

Gewürze sind kostbare Zutaten. Achte daher bereits beim Einkauf auf eine hochwertige Qualität. Gewürze aus ökologischem Anbau haben den Vorteil, dass du damit nicht nur die Umwelt unterstützt, sondern auch deine Gesundheit. Sie werden ohne Pestizide kultiviert und zur Haltbarmachung nicht bestrahlt. Oftmals haben Gewürze aus ökologischem Anbau einen intensiveren Geschmack, weil die Samen länger reifen und damit mehr Aromen bilden konnten.

Lieber Einzelgewürze kaufen Einzelgewürze haben den Vorzug, dass du sie zielgerichtet für deine Beschwerden und Wünsche verwenden kannst bzw. dir individuelle Gewürzmischungen zusammenstellen kannst. So bist du einfach flexibel und kannst selbstbestimmt agieren. Hinzu kommt, dass manche Mischungen – vor allem, wenn sie aus konventionellem Anbau stammen und vermahlen sind – überflüssige Füllstoffe wie Stärke oder Salz beinhalten.

Ganz oder gemahlen Ganze Samen haben den Vorteil, dass sie ihre ätherischen Öle und damit ihre Wirkstoffe gut geschützt bis zum Zeitpunkt der Verarbeitung behalten. Anders bei gekauften gemahlenen Gewürzen: Diese verlieren einen Großteil ihrer leicht flüchtigen Inhaltsstoffe bereits bei Transport und Lagerung. Bis zur Verwendung in der Küche weist das Pulver dann nur noch einen Bruchteil seiner Wirkstoffe auf – selbst vor Ende des Mindesthaltbarkeitsdatums.

Lagerung in der Küche

Nach ayurvedischer Lehre sollten Gewürze und Kräuter am besten im Norden eines Gebäudes aufbewahrt werden. Dort ist in der Regel der kühlere Platz. Doch nicht jeder hat seine Küche auf der Nordseite des Hauses eingerichtet. Natürlich

Vorsicht beim Einkauf von Fertigmischungen!

Eine **Gewürzmischung** besteht ausschließlich aus Gewürzen. Im Gegensatz dazu gibt es **Gewürzzubereitungen**: Hier dürfen den Gewürzen weitere Zutaten wie Aromen, Salz und Zucker zugesetzt werden. **Würzmischungen** sind nach dem Deutschen Lebensmittelbuch Produkte, welche überwiegend aus Salz, Zucker und Geschmacksverstärker bestehen. Sie können zusätzlich Gewürze beinhalten.

sollten Gewürze nicht ständiger Hitze ausgesetzt sein, denn so verlieren sie schneller an Aroma und sind weniger lange haltbar.

Ich finde aber auch: Das Kochen mit Gewürzen soll unkompliziert sein. Deshalb ist der beste Platz für Gewürze in der Nähe des Herdes, allerdings nicht im offenen Regal direkt über der aufsteigenden Kochhitze. Auch das Fensterbrett eignet sich wenig als Standort, vor allem wenn es zur Sonne ausgerichtet ist. Ideal für Gewürzdosen ist ein Auszug bzw. eine Schublade in der Nähe des Kochfeldes. Mit beschrifteten Deckeln sind auf einen Blick alle Gewürze erkennbar und griffbereit. Und mit einem Griff sind die Heilmittel schnell auch wieder im Dunkeln aufgeräumt.

Wichtig ist, dass die wertvollen Samen, Rinden oder Blätter luftdicht verpackt sind. Gut geeignet sind fest verschließbare Dosen und Gläser. Letztere sollten aus dunklem Glas sein, da viele Inhaltsstoffe bei Lichteinfall leiden. Weißblechdosen sind den Aludosen bzw. Dosen aus Pappe mit Alubeschichtung vorzuziehen, denn das Aluminium könnte im Laufe der Aufbewahrung auf die Gewürze übergehen.

Eine beliebte Aufbewahrungsdose bei Gewürzfans ist eine Masala-Gewürzbox. Die runde Edelstahldose bietet Platz für sieben kleine runde Döschen, die mit unterschiedlichen Gewürzen befüllt werden können. Die Gewürzbox eignet sich vor allem für eine kleine Auswahl an Gewürzen – zum Beispiel deinen Lieblingsgewürzen. Sie ist schnell verstaut, allerdings lassen sich die einzelnen Dosen nicht extra luftdicht verschließen.

Meine fünf Basis-Gewürze

Diese fünf Gewürze sollten meiner Meinung nach in keiner Gewürzapotheke fehlen. Sie sind eine gute Basisausstattung, wenn du mit dem ayurvedischen Kochen startest:

- Fenchelsamen
- Ingwer
- Koriandersamen
- Kreuzkümmel
- Kurkuma

Haltbarkeit: Monate bis Jahre

Gewürze sind unterschiedlich lange haltbar. Gemahlene Gewürze sollten innerhalb von wenigen Monaten verbraucht werden. Ganze Gewürze halten sich deutlich länger und können auch nach Jahren noch frisch gerieben oder zermahlen einen intensiven Geschmack entfalten. Ich empfehle, kleine, überschaubare Mengen immer wieder nachzukaufen.

Mindesthaltbarkeitsdatum: Vertraue deinen Sinnen Ist ein Gewürz tatsächlich »abgelaufen«, weil das Mindesthaltbarkeitsdatum überschritten wurde, dann muss es nicht unbedingt gleich in den Müll. Lass hier deine Nase entscheiden. Wenn das Gewürz seinen typischen Duft entwickelt – spätestens beim Anrösten –, besitzt es immer noch Wirkkraft und kann noch verwendet werden.

Gewürze aus der Heimat

Längst nicht alle Gewürze wachsen auf unseren heimischen Wiesen und Feldern. Zimt, Nelken oder Muskat z. B. brauchen wärmere Temperaturen, um zu gedeihen. Doch der Anteil der Ware, die in Europa kultiviert werden kann, steigt. Beispiele sind etwa Safran vom Bodensee, Kümmel aus der Hohenlohe, Koriander- oder Fenchelsamen aus Österreich. Es lohnt sich, öfter auf die Herkunftsbezeichnung zu schauen und zu heimischen Gewürzen zu greifen. Denn Ayurveda gibt regionaler Ware eindeutig den Vorzug.

Es lohnt sich, Gewürze bei Gewürzhändlern oder -spezialisten zu kaufen. Die Gewürze werden hier schneller verkauft und lagern weniger lange. So bekommst du in der Regel frischere Ware. Im Serviceteil (Seite 156) findest du empfehlenswerte Einkaufsquellen für Gewürze.

Vorsicht in der Schwangerschaft: Folgende Gewürze sollten Schwangere vorsichtig verwenden: Ajowan, Bockshornkleesamen, Chili, Kardamom (in großen Mengen), Lorbeer, Muskatnuss, Zimt.

Mörsern

Der Mörser gehört zu den ältesten Küchengeräten der Menschheit überhaupt. Seit Jahrtausenden wird er zum Zerkleinern von Lebensmitteln und Gewürzen verwendet. In der Ayurveda-Küche ist er eines der wichtigsten Küchenutensilien, die wir für das Kochen mit Gewürzen brauchen.

Gewürze am besten frisch mahlen

Ein wichtiger Leitsatz im Ayurveda lautet: Alles möglichst frisch zubereiten! Dies gilt auch für die Gewürze. Diese sollen erst kurz vor dem Kochen zerkleinert werden, damit sie ihr volles Aroma entfalten und die wertvollen Inhaltsstoffe nicht schon vorher entweichen. Ein Großteil der Wirkstoffe, wie zum Beispiel das Cuminaldehyd im Kreuzkümmel, sitzt größtenteils direkt in der Schale. Damit diese Wirkstoffe sich möglichst gut entfalten können, ist es wichtig, dass die Schale an vielen Stellen aufgebrochen wird. Ein wichtiges Küchengerät dafür ist ein guter Mörser.

Mein Tipp: Kaufe dir einen guten Mörser mit passendem Stößel. Die beiden begleiten dich ein Leben lang beim Kochen und schenken dir viele genussvolle Momente.

Ein guter Mörser: Darauf kommt es an

Ein Mörser – oder auch Reibschale genannt – sollte aus Keramik oder Granit sein. Neben dem Material ist fast noch wichtiger, dass er eine raue Innenfläche aufweist. Glatte Porzellan- oder Holzmörser zum Beispiel sehen zwar hübsch aus, bieten aber keine gute Reibefläche und verhindern ein feines Zermahlen. Sie dienen allenfalls zum Anstoßen von Wacholderbeeren oder Pfefferkörnern. Ein guter rauer Möser mit einem Stößel, der unten breit ist, ermöglicht ein schnelles und feines Zerkleinern der Gewürze. Kleine schmale Stößel machen wenig Freude und erschweren das Reiben. Mein Tipp: Nimm Reibe und Stößel vor dem Kauf in die Hand und prüfe, ob sie dir gut in der Hand liegen!

Mörser gibt es in unterschiedlichen Größen. Ich empfehle dir, dich lieber für einen größeren zu entscheiden. Denn in einem großen Mörser lassen sich auch kleine Mengen mörsern – doch in einem kleinen Mörser lassen sich keine großen Mengen zermahlen.

Kaffee- und Getreidemühlen Wenn kein Mörser zu Hand ist, tut auch die alte Kaffeemühle von Oma gute Dienste beim Mahlen der Gewürze. Meist wird das Mahlergebnis jedoch nicht so fein wie beim Mörsern auf Stein. Getreidemühlen sind vor allem dann für das Zerkleinern von Gewürzen geeignet, wenn man größere Mengen Gewürze benötigt, so zum Beispiel beim Brotbacken oder beim häufigen Kochen für Gäste.

Richtig mörsern: die Technik

Mörsern ist einfach: Am besten gibst du gleich alle Gewürze in die Reibeschale, die du für ein Gericht brauchst. Stoße zuerst die Samen etwas an und reibe dann mit dem Stößel in kreisenden Bewegungen mit leichtem Druck die Gewürze in der Schale. Je nachdem, wie fein du die Gewürze haben möchtest, mahlst du entsprechend lange. Möchtest du die Gewürze nur grob zerstoßen, reichen ein paar Kreisbe-

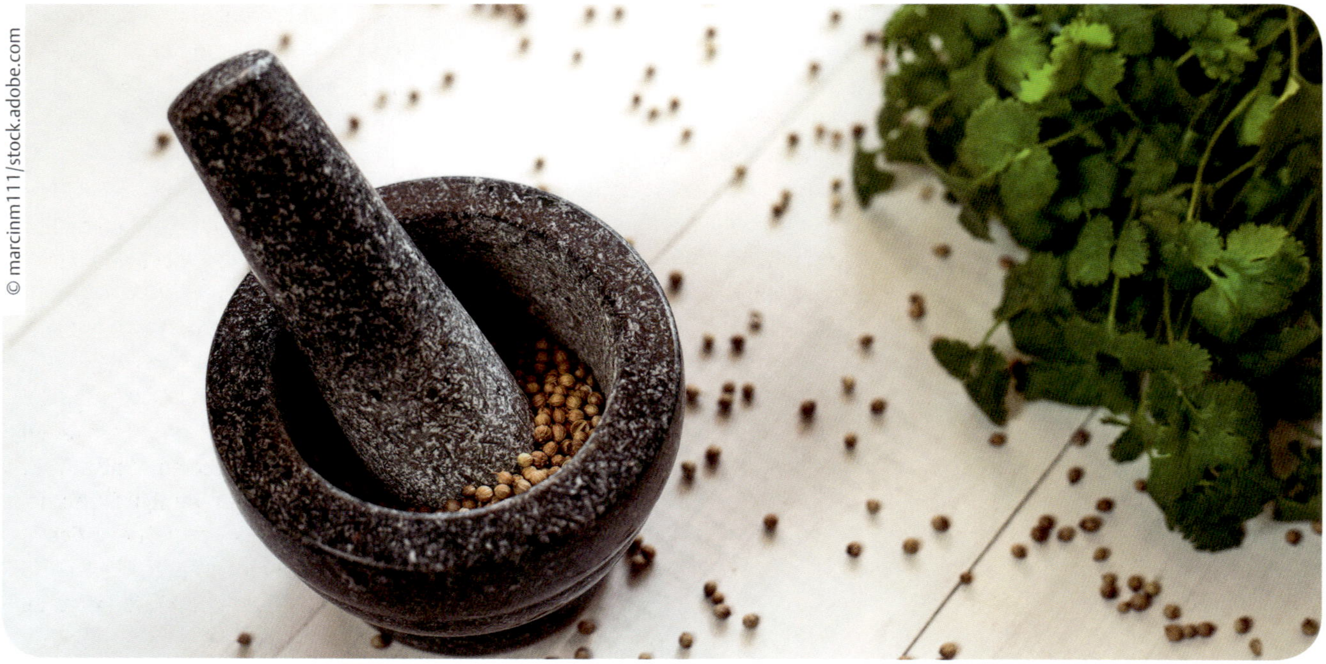

Ein guter Mörser ist für die Gewürzküche unentbehrlich.

wegungen bereits aus. Beim Mahlen von Hand kannst du die Feinheit des Mahlguts sehr genau bestimmen. Wichtig: Den Mörser nie mit mehr als einem Drittel des Volumens befüllen, sonst lassen sich die Gewürze nicht fein vermahlen und fallen aus der Schale.

Den Mörser richtig reinigen

Mörser aus Keramik und Granit lassen sich bequem und schnell mit einem Küchenpinsel reinigen. Das heißt, nach dem Mörsern werden die gemahlenen Gewürze einfach mit einem Pinsel in ein Schälchen geschoben. Ich nehme dafür einen Gewürzpinsel, den ich für nichts anderes verwende. Bei einer starken Verunreinigung darf der Steinmörser auch gewaschen werden, jedoch bitte ohne Spülmittel! Spülmittelreste könnten sich in den Rillen oder Oberflächenporen absetzen und beim nächsten Mörsern für einen unangenehmen Geschmack sorgen.

Getreide- und Kaffeemühlen lassen sich ebenfalls gut mit einem Pinsel reinigen. Bei größerer Verschmutzung vermahlt man einfach ein paar Reiskörner und entfernt diese anschließend wieder.

Wenn es schnell gehen muss

Mörsere dir deine Mischung für eine Woche! Wähle deine Lieblingsgewürze. Mörsere eine Menge für die nächste Woche und gib die gemörserten Gewürze in ein dunkles und gut verschließbares Gefäß. Das ist nicht nur bequem für zu Hause. Auch auf Reisen, in der Kantine oder im Restaurant kannst du so deine Gewürze immer mit dabeihaben. In diesem Fall streust du die Mischung einfach auf die fertigen Speisen. Beispiele für spezielle Mischungen für bestimmte Beschwerden findest du im Kapitel »Gewürzmedizin zum Selbermachen« (Seite 60).

Wichtig: Die Mischung nicht vor dem Lagern in Fett anrösten, sonst werden die Gewürze schnell ranzig.

Eine gute Verdauung beginnt beim Mörsern

Mörsern ist mehr als nur Gewürze zerkleinern. Beim Zermahlen der kleinen Samen entweichen leicht flüchtige ätherische Öle und verströmen ihren Duft. Dieser wandert über deine Nase ins Gehirn. Deshalb kann es sein, dass du sofort eine bestimmte Wirkung verspürst, etwa ein beruhigendes Gefühl oder eine Erinnerung an einen Geruch wie in Omas Küche.

Was du vielleicht nicht bewusst wahrnimmst, ist die Wirkung auf Magen und Darm. Hier wird nämlich, unmittelbar nachdem du den Duft wahrgenommen hast, der Parasympathikus aktiviert, welcher dafür sorgt, dass Verdauungssekrete ausgeschüttet werden und eine positive Stimmung aufkommt. So steigt die Vorfreude auf das Essen.

Das Ergebnis: Du wirst das Essen besser verdauen, als wenn du ein fertig gemahlenes Gewürz zum Kochen verwendest. Allein deswegen lohnt sich Mörsern!

Das Geheimnis des Anröstens

Nun geht es um den wichtigsten Moment beim ayurvedischen Kochen: das Anrösten der Gewürze. Das ist der Augenblick, in dem sich die Küche in einen duftvollen Sinnesraum verwandelt – der Moment, der unsere vollkommene Aufmerksamkeit benötigt.

» *Anrösten geht ganz einfach und erfolgt immer in der gleichen Reihenfolge. Es erfordert allerdings etwas Vorbereitung – und eben Achtsamkeit. Wer die Duft- und Geschmacksexplosion einmal erlebt hat, will es immer wieder erleben.* «
Maria Hufnagl

Gewürze werden zur Medizin

Die mächtigen Wirkstoffe in unseren Gewürzen sind hauptsächlich ätherische Öle. Diese Verbindungen kommen in unseren Gewürzpflanzen vor. Ätherische Öle sind in Fett gut löslich, aber kaum in Wasser. Wenn wir diese Wirkstoffe für uns nutzen möchten, ist es ratsam, sie in Öl zu lösen. Genau dies passiert beim Anrösten, wo wir die Wirkstoffe mit dem Öl für uns einfangen. Es ist der alchemistische Akt, bei dem Gewürze tatsächlich ihre Wirkkraft entfalten und unsere gewürzten Speisen zur Medizin werden lassen.

Das ist wichtig beim Anrösten

Bereite alle Gewürze vor und stelle sie am Herd bereit, bevor du das Fett erhitzt. Dann hast du alles griffbereit, wenn das Fett heiß ist, und du kannst ganz entspannt den alchemistischen Akt beobachten. Es gibt keine pauschalen Zeitangaben, wie lange Gewürze zu rösten sind. Meist sind es nur wenige Sekunden. Es gilt: Je feiner vermahlen oder gemörsert die Gewürze sind, desto kürzer sollten sie angeröstet werden, weil sie sonst zu schnell verbrennen oder bitter werden.

Mein Tipp: Benutze deine Nase als Tester! Sobald du den Duft der Gewürze wahrnimmst, hast du die ätherischen Öle eingefangen. Schalte dann die Temperatur zurück und fahre im Rezept fort. Einige Gewürze sind sehr sensibel und sollten nur sehr kurz in Fett geschwenkt werden. In manchen Rezepten gebe ich sie erst später im Kochvorgang dazu. Zu den »Sensibelchen« unter den Gewürzen zählen:

- Bockshornkleesamen, gemahlen
- Muskatnuss, gemahlen
- Zimtpulver

Anrösten: das Drei-Schritte-Prinzip

Ayurveda möchte immer die bestmögliche Wirkung für unsere Gesundheit. Deshalb wollen wir beim Anrösten möglichst viele heilsame Wirkstoffe für uns gewinnen. Dies erreichen wir durch das Drei-Schritte-Prinzip, das wir bei jedem Anrösten in der gleichen Reihenfolge anwenden:

1. Fett in einem Topf erhitzen

Verwende für das Anrösten am besten einen Topf mit dickem Boden. Gib so viel Fett (z. B. Ghee) in den Topf, dass der Topfboden nach dem Schmelzen mit einem dünnen Fettfilm bedeckt ist.

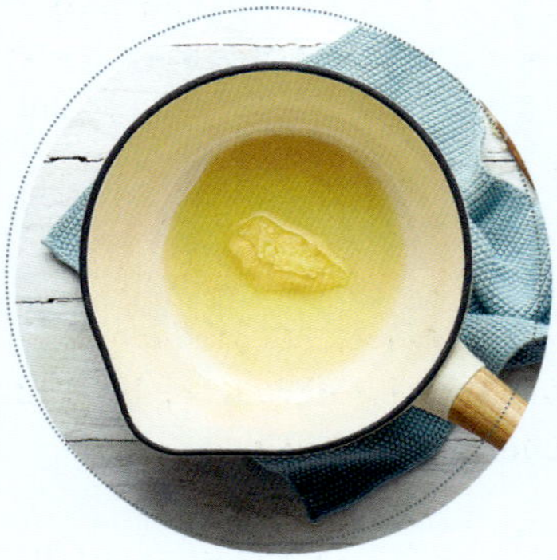

2. Richtig temperieren

Schaue jetzt, ob die Temperatur des Fettes richtig ist. Halte dazu einen Holzlöffel auf den mit Fett bedeckten Topfboden. Die Temperatur für das Anrösten ist dann optimal, wenn sich an der unteren Kante des Löffels kleine Gasbläschen bilden. Ist das Fett nicht ausreichend heiß, lösen sich weniger ätherische Öle und die Gewürze saugen sich lediglich mit Öl voll. Ist die Temperatur zu hoch, verbrennen die Gewürze schnell, wenn du sie ins Fett gibst. Rauch ist ein Zeichen, dass das Fett zu heiß ist. Röste deshalb lieber zu Beginn erst mal bei niedriger Temperatur. Verbrannte Gewürze gehören nicht auf den Teller! Sie können krebserregend wirken.

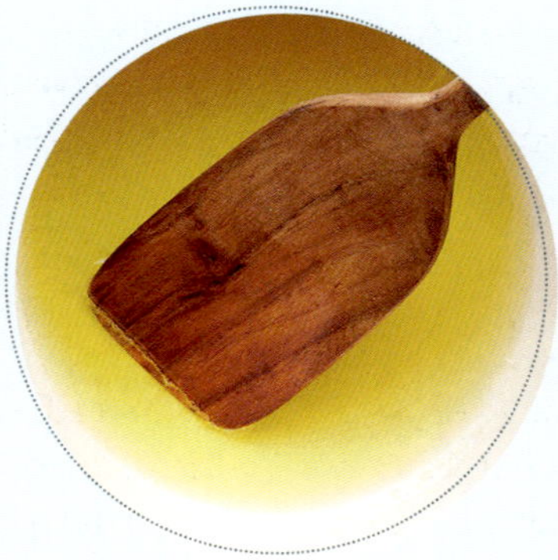

3. Anrösten der Gewürze

Sobald die Temperatur stimmt, gib die Gewürze in folgender Reihenfolge ins Fett:

1. Röste zuerst die ganzen Gewürze (z. B. Lorbeerblätter, Nelken) an.

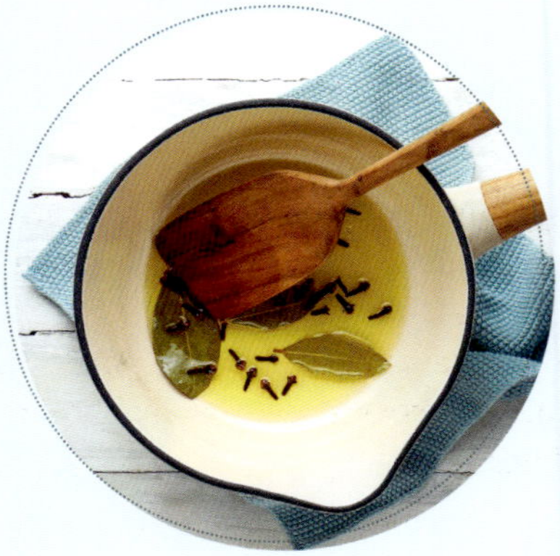

2. Gib dann die gemörserten Gewürze dazu und röste sie an.
3. Füge jetzt Zwiebeln, Knoblauch, frischen Ingwer etc. hinzu und röste sie an.

Das Ergebnis: der Gewürzsud, das sogenannte »Fodni«. Dieser Sud ist die Basis für die meisten ayurvedischen Gerichte. Je nach Rezept folgen dann weitere Schritte:

1. Dünste Gemüse oder Hülsenfrüchte mit an.
2. Gieße sie mit warmer Flüssigkeit (Wasser, Brühe) auf – entsprechend der Konsistenz der Speise: bei Suppen mehr, bei Currys oder Pfannengerichten weniger.

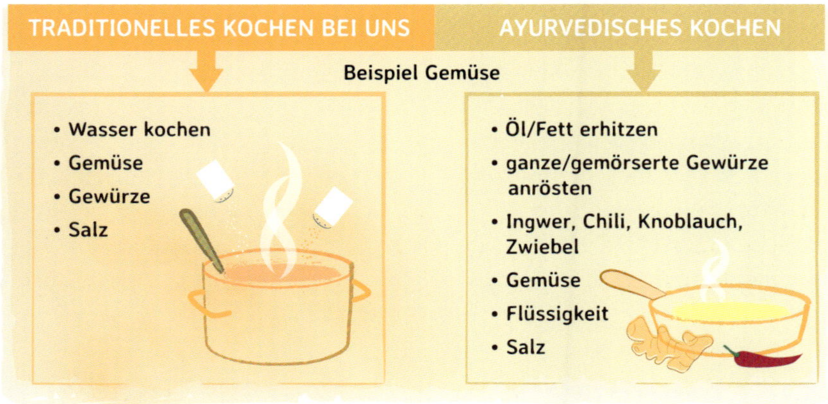
TRADITIONELLES KOCHEN BEI UNS
AYURVEDISCHES KOCHEN
Beispiel Gemüse
• Wasser kochen
• Gemüse
• Gewürze
• Salz
• Öl/Fett erhitzen
• ganze/gemörserte Gewürze anrösten
• Ingwer, Chili, Knoblauch, Zwiebel
• Gemüse
• Flüssigkeit
• Salz

Was unterscheidet unsere traditionelle Küche von der ayurvedischen Küche? In der Grafik oben siehst du die unterschiedlichen Kochprozesse am Beispiel von Gemüse auf einen Blick.

Die Verwendung von Fett, Salz und Zucker

Nachfolgend zeige ich dir, welche Rolle Fette, Salz und Süßungsmittel in der ayurvedischen Küche spielen. Mit diesen Informationen kannst du einfach selbst entscheiden, welche Zutaten für dich geeignet sind.

Das richtige Fett

Welche Fette nutzen wir in der ayurvedischen Küche? Zum Anrösten von Gewürzen wird Ghee, das ist Butterreinfett oder geklärte Butter, bevorzugt.

Ghee hat den Vorteil, dass es geschmacklich neutral ist. Daher kannst du das Fett sowohl für pikante Gerichte als auch für Süßspeisen verwenden. Es stärkt die Verdauungsleistung und wirkt als Geschmacksverstärker. Doch Ghee kann noch mehr: Es fördert die Hirnleistung und wirkt allgemein regenerierend und entgiftend. In der ayurvedischen Ernährung wird es vor allem bei Vata- und Pitta-Störungen empfohlen.

Je älter ein Ghee ist, desto größer ist sein Nutzen für die Gesundheit. Viele Jahre altes Butterreinfett wird in der Ayurveda-Medizin bei schwer heilenden Hautkrankheiten eingesetzt. Reines Ghee kann problemlos mehrere Jahre ungekühlt aufbewahrt werden. Wichtig ist eine saubere Entnahme. Ein verunreinigter Kochlöffel kann im Ghee-Glas schnell Schimmel verursachen.

Neben Ghee kommen in der ayurvedischen Küche auch pflanzliche Öle wie Sesam-, Kokos- oder Olivenöl in zum Einsatz.

Sesamöl wird aufgrund seiner gewebedurchdringenden Wirkung in erster Linie als Therapeutikum eingesetzt, vor allem als Massageöl oder für das »Gandusha« – das Ölziehen in der ayurvedischen Morgenroutine. In der ayurvedischen Küche eignet sich Sesamöl zum Anbraten, weil es hoch erhitzt werden kann.

Kokosöl ist ebenfalls hoch erhitzbar und zum Anbraten geeignet. Es ist entzündungshemmend und hat im Gegensatz zu Sesamöl eine kühlende Wirkung. Daher ist es ein ideales Öl für die Sommerküche und bei einem hohen Pitta. Äußerlich dünn aufgetragen, lindert es – wie Ghee – leichte Verbrennungen bei einem Sonnenbrand auf der Haut. Beide Fette beruhigen die Haut und spenden Feuchtigkeit.

Olivenöl eignet sich vor allem für pikante Gemüsegerichte mit Fenchel, Paprika, Zucchini oder Fleisch. Es ist kühlend, entzündungshemmend und ebenfalls gut erhitzbar. Es gibt herbe Sorten, welche sich vor allem für Pitta- und Kapha-Beschwerden eignen. Mild-fruchtige Sorten empfehle ich eher bei Vata-Beschwerden.

Salz – aber welches?

Salz gilt in der ayurvedischen Küche als wichtiger Geschmacksverstärker und Stoffwechselaktivator. Trotzdem sollte es nur in Maßen eingesetzt werden.

Der Ayurveda empfiehlt meist Steinsalz zum Salzen von Speisen, weil es alle drei Doshas beruhigt. Es hat eine trockenere Qualität als Meersalz. Letzteres kann durch den höheren Anteil des Wasserelements bei manchen Personen zu Wassereinlagerungen führen. Die Auswirkung auf den Blutdruck wird im Ayurveda individuell gesehen. Vor allem Personen mit Kapha-Dominanz bzw. einer Kapha-Störung sollten Salz – insbesondere Meersalz – sparsam dosieren. Ich gebe in meinen Rezepten meist keine Salzmenge vor, weil die Bedürfnisse einfach zu unterschiedlich sind. Schau hier einfach, welche Menge für dich in Ordnung ist, und lass dich bei Unsicherheit beraten.

Salzen – wann ist der richtige Zeitpunkt?

Bei Salz ist entscheidend, wann wir salzen. Fleisch, Ofengemüse und andere Gemüsegerichte können zu Beginn des Kochvorgangs gesalzen werden. Hülsenfrüchte wie Linsen oder Mungbohnen sollten erst gesalzen werden, wenn sie bereits gar sind. Bei zu frühem Salzen kann es passieren, dass sie sonst nicht weich werden.

Zucker gehört dazu

Als Süßungsmittel gehört Zucker ganz natürlich in die ayurvedische Küche. In der Regel steht Rohrzucker bzw. Vollrohrzucker in den Rezepten, da diese weniger entzündungsfördernd sind als weißer Rübenzucker. Der raffinierte Zucker aus Rüben hat den teuren Rohrzucker in den letzten Jahrzehnten aus den Regalen verdrängt, weil er aufgrund der agrarpolitisch bedingten Förderung preislich attraktiver ist. Zucker hat eine aufbauende, nährende Wirkung. Deshalb kann er im Übermaß verwendet zu Übergewicht, Schweregefühl und schwacher Verdauung führen. Vor allem Personen mit Kapha-Störungen sollten ihn sehr maßvoll einsetzen.

Honig wirkt schleimreduzierend

Honig ist im Ayurveda mehr als ein Süßungsmittel. Vor allem älterer, gut gelagerter Honig gilt im Ayurveda als bewährtes Mittel, um Körperfett und Schleim zu reduzieren. Der Grund ist seine »auskratzende«, d. h. Ablagerungen auflösende Wirkung, die wir im Ayurveda als »lekhana« bezeichnen.

Dunkler Waldhonig mit einem herben Geschmack wirkt besonders »lekhana«. Er ist deshalb ideal bei Erkältungskrankheiten, die mit Schleimansammlungen in den Atemwegen einhergehen.

Honig ist erhitzend. Deshalb sollten Personen mit Pitta-Störungen Honig eher meiden – vor allem in den Sommermonaten. Allgemein gilt die Empfehlung, Honig nicht über 40 Grad zu erhitzen, weil sonst seine Enzyme zerstört werden und seine gesundheitsfördernde Wirkung verloren geht. Deshalb wird Honig nicht unmittelbar zum Kochen verwendet, sondern eher als Süßungsmittel für Getränke oder Gewürzpasten. Ich gebe den Honig in die bereits etwas abgekühlte Speise oder das Getränk.

Die Kraft steckt in der Mischung

Im Ayurveda verwenden wir nur selten ein Gewürz allein. Was sind die Gründe? Natürlich wird das Wirkspektrum eines Gewürzes durch ein Hinzufügen von weiteren Substanzen ungleich größer. So verwenden wir bei einer Erkältung neben dem schleimlösenden Zimt gleich auch etwas frischen Ingwer gegen Entzündungen.

Werden Gewürze richtig kombiniert, kann die Wirkung von einzelnen Gewürzen verstärkt bzw. sogar potenziert werden. Ein Beispiel hierfür ist die Gewürzmischung »Trikatu« (Seite 61). In der Kombination wirken Pfeffer, Pippali und Ingwer um ein Vielfaches intensiver, als wenn sie einzeln verabreicht werden.

Einige Gewürze werden bewusst einem anderen Gewürz hinzugefügt, um dessen Wirkung zu verstärken. Fügen wir zum Beispiel Kurkuma eine Prise Pippali oder schwarzen Pfeffer hinzu, wird die Wirkung von Kurkuma intensiviert. Auch Bockshornkleesamen kann die Wirkung von Kurkuma verbessern.

So individuell wie möglich Je nach Person, Beschwerden und Situation sind unterschiedliche Kombinationen von Gewürzen geeignet. Für die richtige Mischung braucht es Erfahrung und etwas Fingerspitzengefühl. Ich stelle für meine Klientinnen und Klienten gerne individuelle Gewürzmischungen zusammen. Manche fragen schon gleich zu Beginn des Ernährungscoachings danach. Beim Selberkochen zu Hause können sie so täglich ihre personalisierte Mischung benutzen und damit viel für ihre Gesundheit tun. Wenn sie selbst nicht kochen (können), verwenden sie ihre Gewürzmischung am Familientisch, in der Kantine oder im Restaurant zum Nachwürzen am Tisch.

Experimentierfreude erwünscht Du bist gesund und hast Lust auf neue kulinarische Geschmackserlebnisse? Dann kombiniere die Gewürze nach deinem Geschmack. Lass deinen Sinnen freien Lauf und genieße deine neuen Kreationen. Sinnvoll ist es, sich immer wieder Notizen zu machen: Was hat der Familie oder den Gästen gut schmeckt? Welche Kombination möchtest du unbedingt nochmals wiederholen oder entsprechend abändern?

Zu den Rezepten:

Um dir im Rezeptteil die Auswahl der Gerichte je nach deiner Befindlichkeit zu erleichtern, findest du bei jedem Rezept die jeweilige Dosha-Wirkung des Gerichts in Kurzform: »V↓« z. B. bedeutet, dass das Gericht dein Vata reduziert, »Pitta↓«, dass die Zutaten in dem Gericht dein Pitta senken. So kannst auf einen Blick erkennen, ob ein Gericht für deine Dosha-Beschwerden geeignet ist und deinen Dosha-Überschuss wieder in die Balance bringen kann.

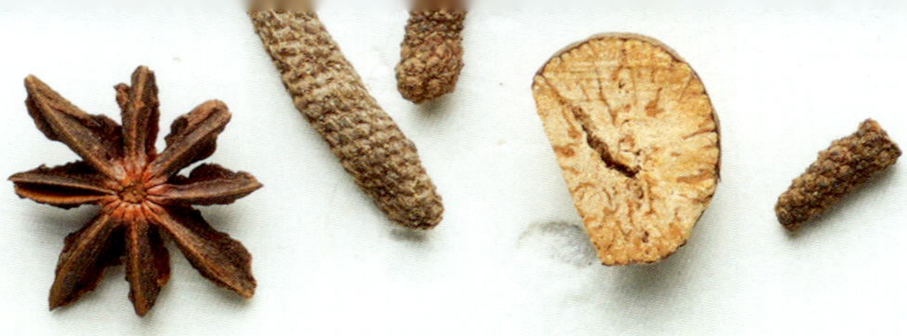

Gewürzmedizin zum Selbermachen

Diese acht Gewürzmischungen lassen sich im Nu herstellen. Sie können für einige Tage im Voraus zubereitet werden und sind dann immer einsatzbereit. Vielleicht hast du die Zutaten in deinem Küchenschrank und möchtest gleich eine Mischung ausprobieren.

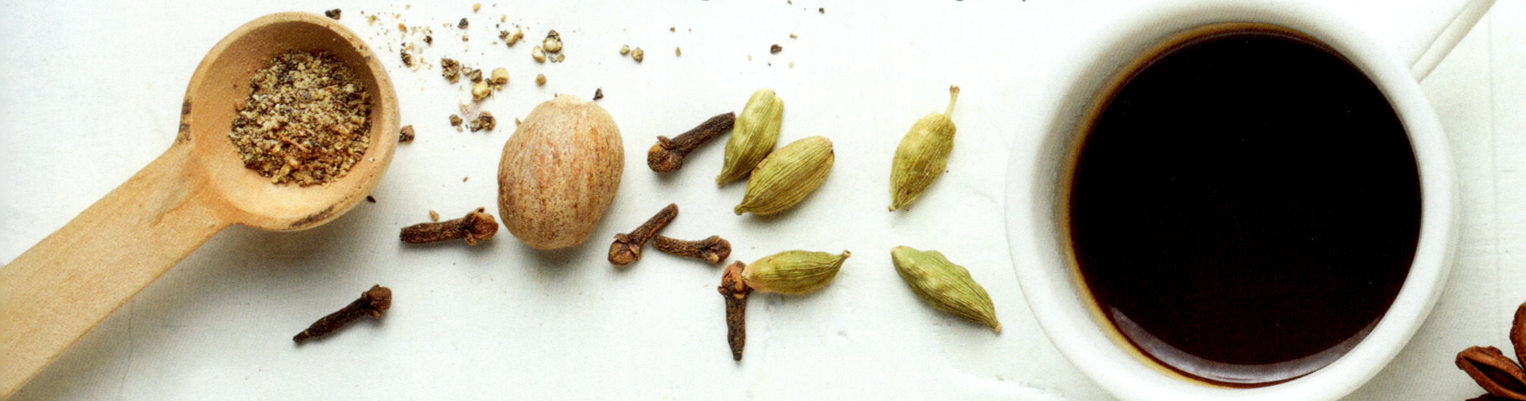

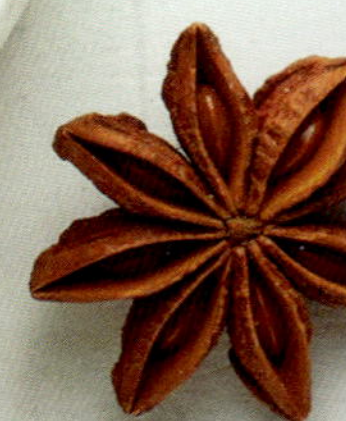

Kaffee-Gewürz-Mischung

Schont den Magen und schmeckt einfach gut

3 TL Kardamom • ½ TL Zimt • ¼ TL Muskat, gemahlen • ¼ TL Nelkenpulver • ¼ TL Sternanis, gemahlen • 1 Msp. Bourbonvanille, gemahlen • 1 Msp. Piment, gemahlen

● Zutaten mischen. Von der Mischung 1 Msp.–½ TL pro Tasse beim Kaffeeaufbrühen in den Kaffeefilter geben oder direkt in den Kaffee. Das Gewürz passt auch zu schwarzem Tee oder zu vielen Süßspeisen.

Anti-Stress-Mischung

Sorgt für wohltuende Entspannung

2 TL Kreuzkümmel • 2 TL Fenchelsamen • ½ TL Kurkuma • ½ TL Basilikum, getrocknet und gerebelt • 1 Prise Zimt • 1 Prise Muskat

● Kreuzkümmel und Fenchelsamen fein mörsern. Alle Zutaten mischen. Von der Mischung ½–1 TL pro Mahlzeit zum Kochen verwenden.

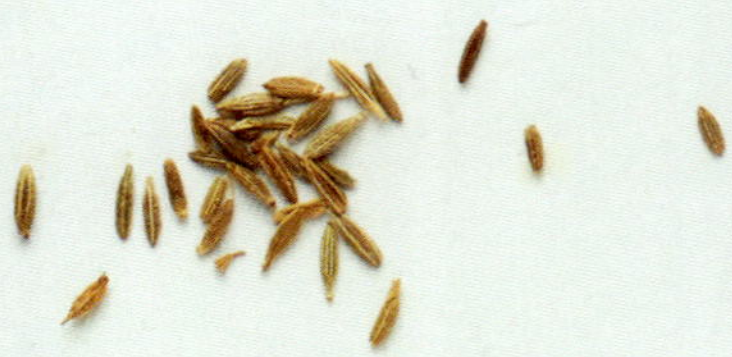

Arthrose-Mischung

Unterstützend bei Arthrose-Erkrankungen

2 TL Koriandersamen • 2 TL Kreuzkümmel • 1 Msp. Muskat, gerieben

● Kreuzkümmel und Koriandersamen fein mörsern. Mit dem Muskatpulver mischen. Von der Mischung ½–1 TL pro Mahlzeit zum Kochen verwenden.

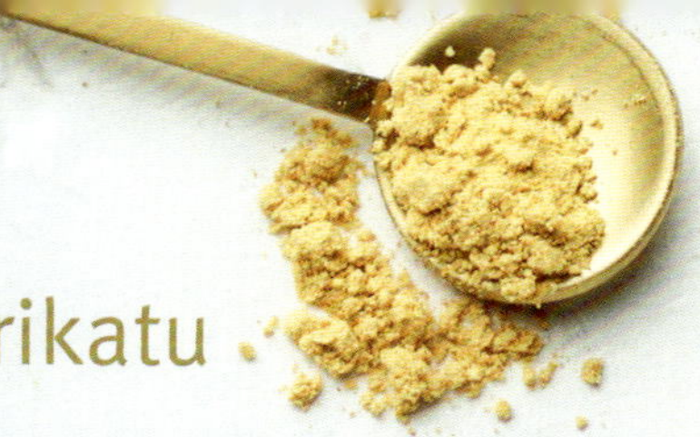

Trikatu

»Die drei Scharfen« – regen die Fettverbrennung an; bei Kapha-Überschuss, Asthma und Heuschnupfen

2 TL Ingwerpulver • 2 TL Pippali, gemahlen • 2 TL schwarzer Pfeffer, gemahlen

- Zutaten mischen. Von der Mischung ½ TL pro Mahlzeit zum Kochen verwenden.

Detox-Gewürz-Mischung

Zur Entschlackung

2 TL Koriandersamen • 2 TL Kreuzkümmel • ½ TL Ingwerpulver • ½ TL Pippali, gemahlen • 1 Msp. Asafoetida

- Koriandersamen und Kreuzkümmel fein mörsern. Mit den übrigen Zutaten mischen. Von der Mischung ½ TL–1 TL pro Mahlzeit zum Kochen verwenden.

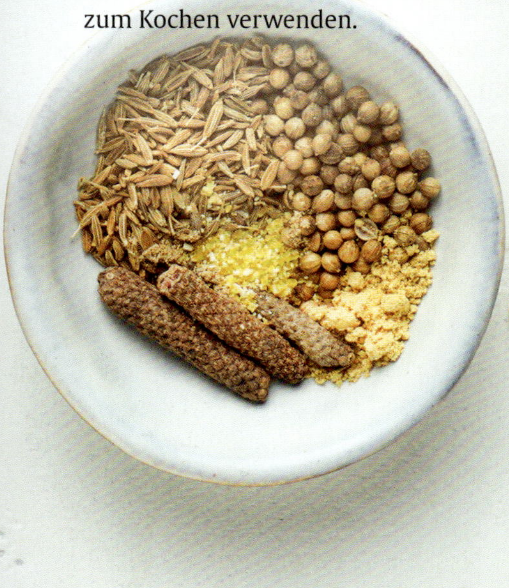

Antihistamin-Gewürz-Mischung

Verstärkt die Verdauungskraft, schwächt die Histamin-Wirkung

3 TL Kurkuma • 1 TL Ajowan • ½ TL Pippali, gemahlen

- Ajowan fein mörsern. Mit den übrigen Zutaten mischen. Von der Mischung ½ TL pro Mahlzeit zum Kochen verwenden.

Brain-Power-Mischung

Unterstützt Gehirnleistung und Konzentration

3 TL Fenchelsamen • 2 TL Koriandersamen • 1 TL Kreuzkümmel • ½ TL Pippali, gemahlen • ½ TL Ingwer, gemahlen • ¼ TL Nelke, gemahlen • ¼ TL Zimt, gemahlen

- Fenchel- und Koriandersamen zusammen mit Kreuzkümmel fein mörsern. Mit den übrigen Zutaten mischen. Von der Mischung 1 TL am Tag zum Kochen verwenden.

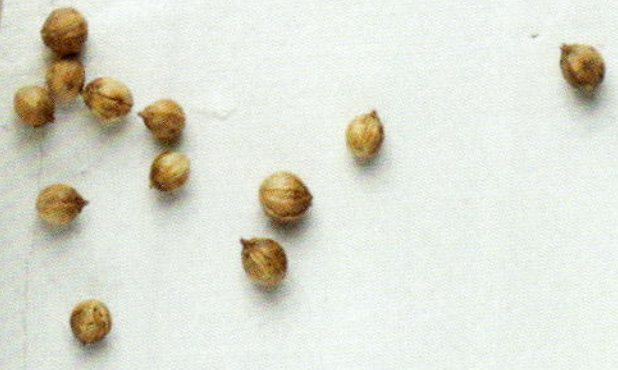

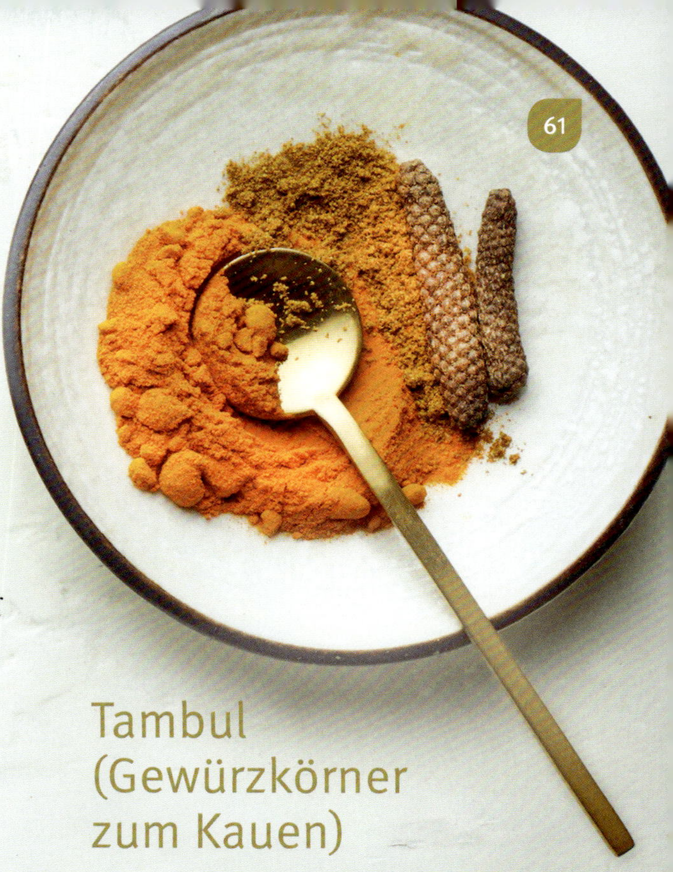

Tambul (Gewürzkörner zum Kauen)

Unterstützt die Verdauung und sorgt für guten Atem

2 TL Fenchelsamen • 2 TL Koriandersamen • 2 TL Sesam • 1 Prise Kurkuma • Steinsalz

- Fenchel- und Koriandersamen etwas anmörsern. Mit dem Sesam in einer Pfanne leicht anrösten. Zum Schluss Kurkuma und Salz dazugeben. ½ Teelöffel dieser Mischung vor dem Essen kauen.

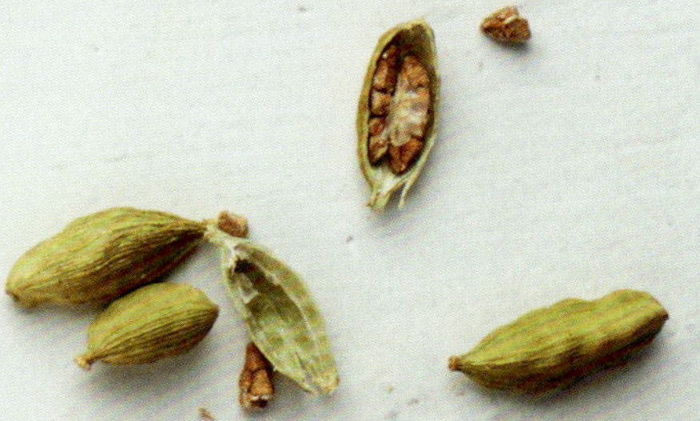

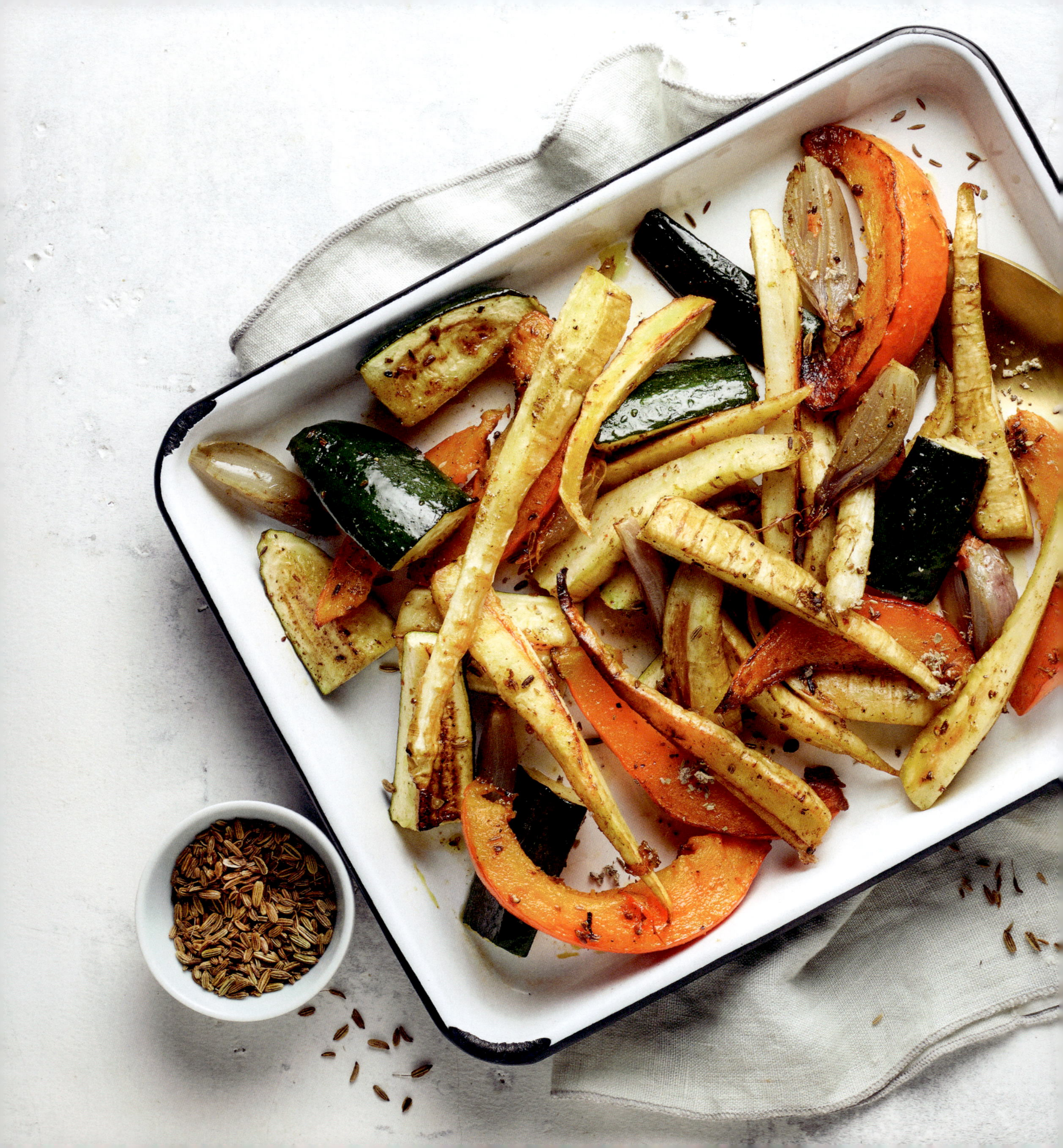

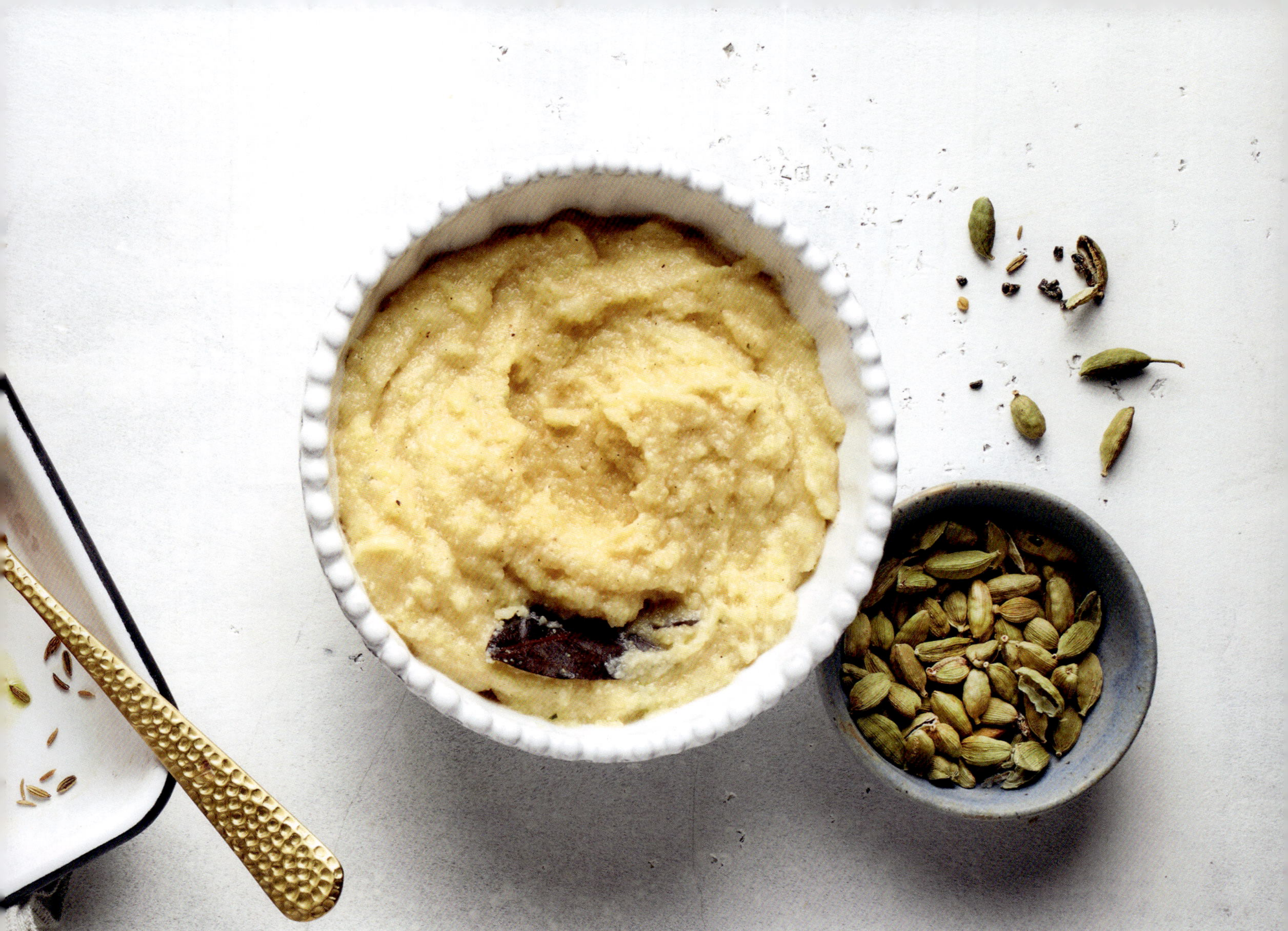

Köstliche Rezepte mit Heileffekt

Lass dich in die duftende ayurvedische Heilküche entführen: Gewürze sorgen hier nicht nur für intensive Geschmackserlebnisse, sondern auch für eine enorme Heilkraft. Viele sind zudem für äußere Anwendungen geeignet.

FRÜHSTÜCK

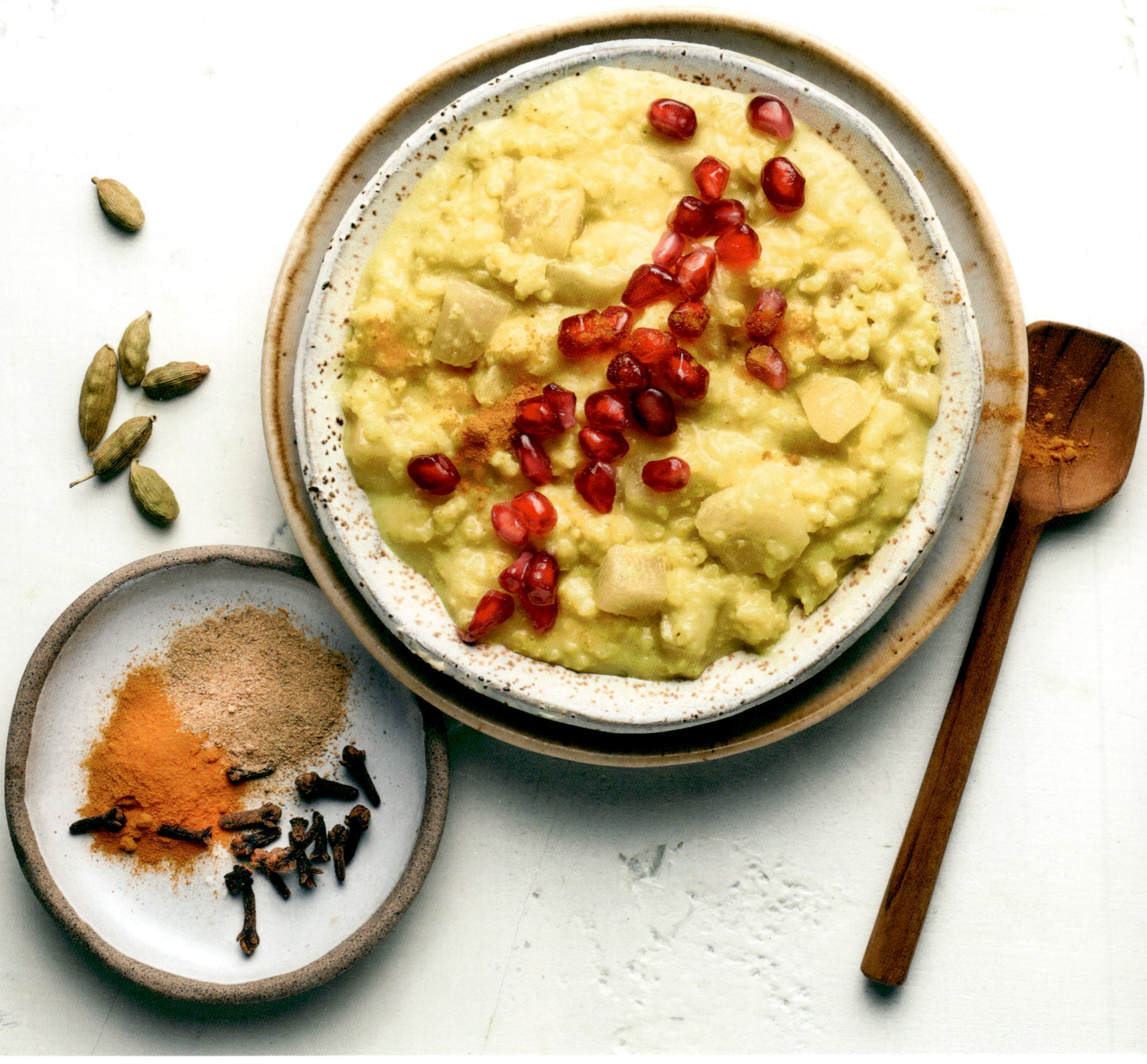

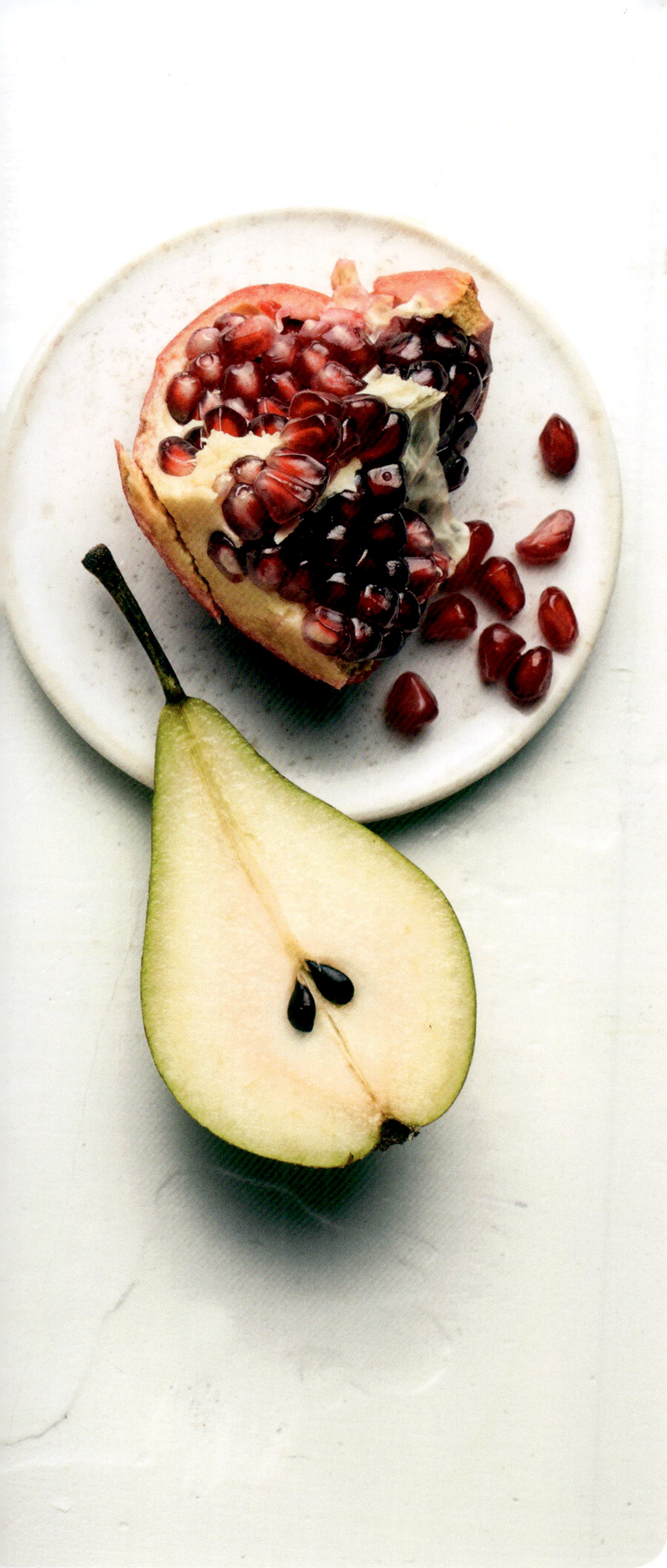

Guten Morgen, Ayurveda! Die erste Mahlzeit am Tag muss einfach passen. Sie soll deinen Stoffwechsel anregen, darf ihn aber nicht belasten. Sie soll möglichst genau das enthalten, was dein Körper bis zum Mittagessen gut verwerten kann. Und vor allem: Sie soll dir schmecken. Im Ayurveda kann ein Frühstück sehr unterschiedlich ausfallen: Ein süßer Brei, eine Brotmahlzeit mit Aufstrich, eine herzhafte Suppe oder kein Frühstück – alles ist möglich. Deine Doshas und deine Symptome entscheiden, welche Variante gut für dich ist. Gewürze sind das i-Tüpfelchen und machen aus einem langweiligen Porridge einen heilenden Gaumenschmaus.

« Hirse-Birnen-Porridge (Seite 66)

Aktiviert den Stoffwechsel

Hirse-Birnen-Porridge

Laktosefrei, vegan

Für 1 Portion • K↓

5 Min. + 22 Min. Garzeit

1 EL Kokosfett • 4 EL Hirse • ½ TL Kardamom, gemahlen • ¼ TL Kurkuma • 250 ml Hafermilch • 1 TL Ahornsirup • 1 Prise Steinsalz • ½ Birne • 2 EL Granatapfelkerne

- Kokosfett in einem Topf erhitzen.

- Hirse zusammen mit Kardamom und Kurkuma einige Sek. anrösten. Mit der Hafermilch aufgießen. Ahornsirup und Salz unterrühren. Zugedeckt 20 Min. köcheln lassen.

- In der Zwischenzeit die Birne schälen, vom Kerngehäuse befreien und in mundgerechte Stücke schneiden.

- Nach 20 Min. Kochzeit die Birnenstücke zu der Hirse geben und gut unterrühren. Falls der Porridge jetzt zu trocken ist, etwas heißes Wasser unterrühren.

- Zugedeckt weitere 2 Min. köcheln lassen.

- Den fertigen Porridge in eine Schale geben und mit Granatapfelkernen bestreuen.

Mein Gewürz-Tipp Kurkuma passt mit seiner dezenten Schärfe auch zu süßen Gerichten. Zum Frühstück liefert es einen wertvollen Zell- und Immunschutz für den Tag.

Für starke Knochen

Amaranth-Mandel-Porridge

Glutenfrei

Für 1 Portion • V↓ P↓

3 Min. + 25 Min. Garzeit

1 TL Ghee • 5 EL Amaranth • ½ TL Ingwer, gemahlen • 1 EL Mandelstifte • 1 EL Rosinen • 200 ml heißes Wasser • 1 EL Mandelmus • 1 TL Ahornsirup • 1 TL Sesamsamen

- Ghee in einem Topf erhitzen.

- Amaranth zusammen mit Ingwer, Mandelstiften und Rosinen einrühren und sofort mit Wasser aufgießen. Zugedeckt 25 Min. köcheln lassen.

- Mandelmus und Ahornsirup unterrühren.

- Den Porridge mit Sesamsamen bestreut genießen.

Mein Gewürz-Tipp Amaranth und Sesam liefern viel Calcium und sind ideal für eine gute Knochengesundheit. Wenn du auf Kuhmilchprodukte als Calciumlieferanten verzichten möchtest, sind sie ein geeigneter Ersatz. Auch Gewürze haben Einfluss auf die Knochen: Ich habe in diesem Rezept trockenen Ingwer gewählt, weil er die Knochen nicht so austrocknet wie frischer Ingwer.

Der Porridge für Winter und Frühjahr

Smoothy-Karotten-Porridge

Glutenfrei, laktosefrei, vegan

Für 1 Portion • V↓ P↓ K↓

6 Min. + 4 Min. Garzeit

1 Karotte • 1 TL Kokosfett • 1 TL Rohrzucker • 1 TL Ingwer, gemahlen • ½ TL Zimt, gemahlen • ½ TL Sternanis, gemahlen • 5 EL Hirseflocken (alternativ: Buchweizenflocken) • 1 EL Cashewkerne, gehackt • 200 ml heißes Wasser • 1 EL Zitronensaft

- Karotte grob raspeln.
- Kokosfett in einem Topf erhitzen. Die Karotte mit Zucker bei kleiner Hitze 1 Min. dünsten, bis sie anfängt, feucht zu werden.
- Gewürze einrühren.
- Flocken, Cashewkerne und Wasser dazugeben und alles 2 Min. köcheln lassen. Anschließend – wenn möglich – noch einige Min. zugedeckt ziehen lassen.
- Mit Zitronensaft abschmecken.

Mein Gewürz-Tipp Diesen Porridge empfehle ich Personen mit Unverträglichkeiten. Er ist glutenfrei, laktosefrei und hat fast keine Fruktose. Durch die Zubereitung mit Gewürzen ist er auch bei Reizdarm-Symptomen gut verträglich.

Wohltuend an stressigen Arbeitstagen

Energie-Booster-Porridge mit Bockshornkleesamen

Liefert Energie für den Tag

Für 1 Portion • V↓ P↓

5 Min. + 5 Min. Garzeit

2 große Königsdatteln (Medjool) • 1 EL Mandeln (möglichst über Nacht in Wasser eingeweicht und enthäutet) • 1 EL Ghee • ½ TL Bockshornkleesamen • 4 EL Haferflocken • 1 EL Erdmandeln • ½ TL Rohrzucker • ½ TL Ingwer, gemahlen • 1 EL Rosinen (möglichst über Nacht in Wasser eingeweicht) • 250 ml Vollmilch (alternativ: Mandelmilch) • 1 Prise Steinsalz

- Datteln in kleine Stücke schneiden. Mandeln in Stifte schneiden.
- Ghee in einem Topf erhitzen. Bockshornkleesamen unzerkleinert im Ghee anrösten.
- Haferflocken, Erdmandeln und den Zucker dazugeben und bei geringer Hitze anrösten. Die Flocken bekommen durch den Zucker einen leichten Karamellgeschmack.
- Ingwer, Rosinen, Datteln und Mandeln unterrühren. Mit Milch aufgießen und salzen.
- Etwa 2–3 Min. köcheln lassen, anschließend noch einige Minuten zugedeckt ziehen lassen.

Mein Gewürz-Tipp Bockshornkleesamen gelten im Ayurveda als Heilmittel bei Schwäche. Moderne Studien aus dem Kraftsport belegen die leistungssteigernde Wirkung des Gewürzes.

Köstlich in drei Variationen

Haferbrei mal drei mit Äpfeln

Liefert Energie für den Tag

Für 1 Portion • V↓ • P↓ • K↓

5 Min. + 5 Min. Garzeit

Grundrezept

- 1 EL Ghee
- 1 Msp. Zimt, gemahlen
- ½ TL Kardamom, gemahlen
- 1 Msp. Vanille, gemahlen
- 100 ml Wasser
- 1 EL Rosinen (möglichst über Nacht in Wasser eingeweicht)
- Zitronensaft
- 1 Prise Steinsalz

Bei Vata-Symptomen (Reizdarm, Blähungen, trockener Husten, steife Gelenke) hinzufügen:

- 1 kleinen Apfel (süß-säuerlich)
- 5 EL Haferflocken (Zartblatt)
- ½ TL Ingwer, gemahlen
- 1 EL Walnüsse, gehackt
- 1 TL Rohrzucker

Bei Pitta-Symptomen (Übersäuerung, Migräne, Entzündungen) hinzufügen:

- 1 kleinen Apfel (süßherb)
- 5 EL Haferflocken (Vollkorn)
- 1 EL Kokosflocken
- ½ TL Ingwer, gemahlen
- 1 TL Ahornsirup (herb)

Bei Kapha-Symptomen (Völlegefühl, Müdigkeit, träger Stoffwechsel) hinzufügen:

- 1 kleinen Apfel (herb)
- 5 EL Hirseflocken
- 1 cm Ingwerwurzel
- 1 Msp. Sternanis

- Apfel schälen, vom Kerngehäuse befreien und in mundgerechte Stücke schneiden.
- Ghee in einem Topf erhitzen.
- Flocken mit den Gewürzen (und ggf. dem Zucker) kurz anrösten. Apfelstücke (und ggf. Nüsse) dazugeben.
- Mit Wasser aufgießen und die restlichen Zutaten dazugeben.
- 2–3 Min. köcheln lassen. Vor dem Verzehr möglichst noch etwas zugedeckt ziehen lassen und warm genießen.

Mein Tipp Bei Kapha-Überschuss wie Völlegefühl und trägem Stoffwechsel ist kein Frühstück in der Regel das noch bessere Frühstück.

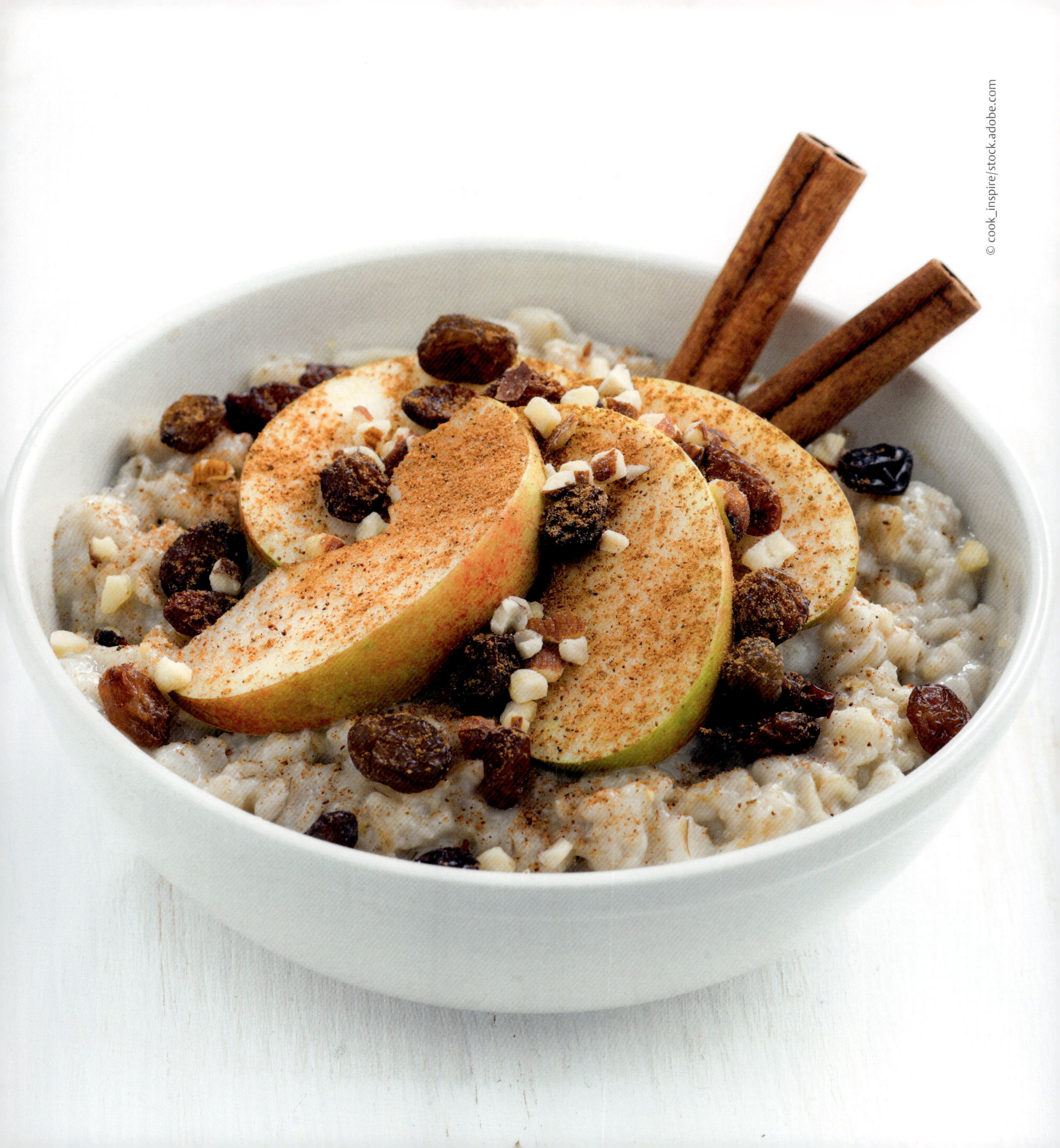

Angenehm wärmend

Schnelle Hafer-Zimt-Waffeln

Liefert Energie für den Tag

Für 4 Waffeln • V↓ P↓

3 Min. + 15 Min. Quell- und Backzeit

200 g Haferflocken, Feinblatt • 2 EL Kokosflocken • 1 TL Zimt, gemahlen • 1 Msp. Nelken, gemahlen • ½ TL Kurkuma • ¼ TL Bourbonvanille • 1 Prise Steinsalz • 2 EL Rohrzucker • 4 EL Ghee • 300 ml heißes Wasser

- Haferflocken und Kokosflocken zusammen mit den Gewürzen sowie Salz und Zucker in einer Schüssel vermischen. Ghee dazugeben. Mit heißem Wasser übergießen und 10 Min. quellen lassen. Je nach Flockenart ggf. noch etwas Wasser dazugeben.

- Das Waffeleisen vorheizen.

- Den Teig mit einem Pürierstab oder im Mixer pürieren. Jeweils 2 EL Teig auf das Waffeleisen geben und die Waffeln goldbraun backen.

- Die schnellen Waffeln sind auch ideal zum Mitnehmen für unterwegs und zum Ausbacken in der Ferienwohnung, wenn ein Backofen fehlt.

Das passt dazu Zum Frühstück passen zu den Waffeln der gebratene Apfel mit Anis und Fenchel (Seite 72) oder die Kardamom-Aprikosen (Seite 124).

Mein Gewürz-Tipp Die kühlenden Nelken sind eine prima Zutat zum wärmenden Zimt, weil sie für etwas Ausgleich sorgen. Die wärmende Wirkung wird dadurch als harmonischer empfunden. Auch geschmacklich sind die beiden Gewürze ein gutes Duo.

Ideal bei Haut- und Gelenkentzündungen

Goldener Milchreis – extra schnell

Glutenfrei

Für 1 Portion • V↓ P↓

6 Min. + 3 Min. Ziehzeit

250 ml Vollmilch (oder Mandelmilch) • ½ TL Kurkuma • ½ TL Kardamom, gemahlen • 1 EL Rohrzucker • 1 Prise Steinsalz • 5 EL Reisflocken (ca. 50 g) • 1 EL Mandelstifte

- Milch, Kurkuma, Kardamom, Zucker und Salz in einem Topf zum Kochen bringen.

- Reisflocken und Mandelstifte dazugeben und 5 Min. kochen lassen. Immer wieder umrühren, damit der Brei nicht anbrennt.

- Sobald die Flocken die Milch komplett aufgenommen haben, den Herd ausschalten und den Brei zugedeckt noch 3 Min. nachziehen lassen. Dann servieren.

- Dieser Milchreis schmeckt auch als süßes Abendessen in den Wintermonaten.

Mein Gewürz-Tipp Kurkuma ist hier eine wichtige Zutat: Sie färbt den Brei nicht nur schön golden, sondern sie wirkt auch entzündungshemmend.
Ich empfehle zudem eingeweichte, geschälte Mandeln. Diese lindern Entzündungen – im Gegensatz zu trockenen Mandeln mit Schale – besser, da sie das Pitta-Dosha besänftigen.

» Schnelle Hafer-Zimt-Waffeln

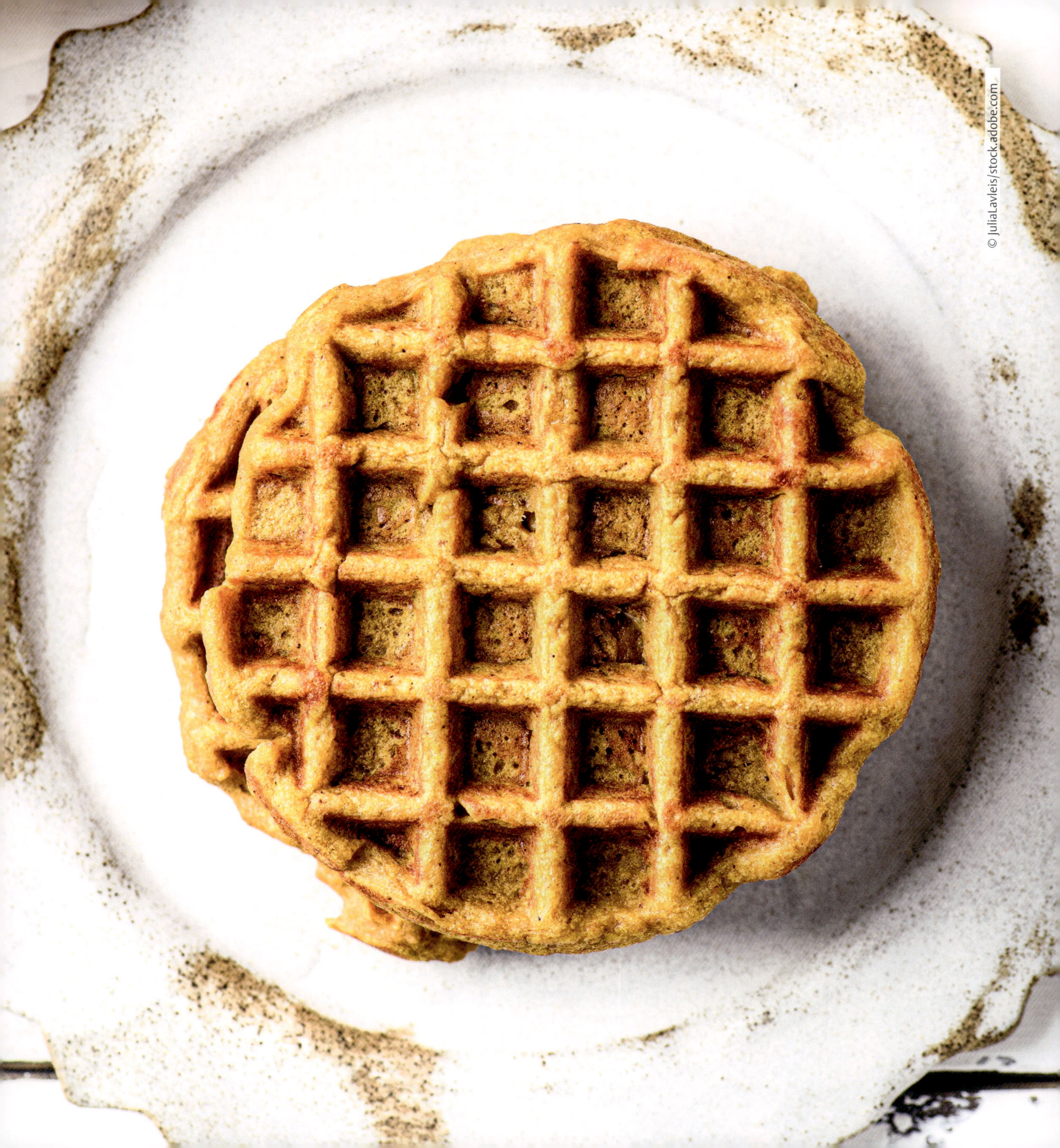

Bei verschleimten Atemwegen

Mais-Honig-Brei

Glutenfrei, laktosefrei
Für 1 Portion • K↓
5 Min. + 4 Min. Garzeit

250 ml Reismilch • 3 EL Maisgrieß • 2 EL Mandeln, gehackt • ½ TL Kardamom, gemahlen • ½ TL Ingwerpulver • ½ TL Zimt, gemahlen • 1 TL Honig • 1 TL Pistazien, gehackt

- Milch in einem Topf zum Kochen bringen. Maisgrieß unterrühren und aufkochen lassen. Hitze reduzieren und den Grieß etwa 3 Min. köcheln lassen.
- Mandeln, Kardamom, Ingwerpulver und Zimt unterrühren.
- Dein Brei 1–2 Min. zugedeckt ziehen lassen. Etwas abkühlen lassen. Mit Honig süßen und mit Pistazien dekorieren.

Wichtig Honig sollte nie über 40 Grad erhitzt werden. Deshalb immer erst zum Schluss zu den leicht abgekühlten Speisen geben.

Mein Gewürz-Tipp Kardamom, Zimt und Honig sind ein wirksames Trio zum Schleimlösen bei Erkältungen. Auch Mais wirkt schleimreduzierend.

Bei sensiblem Darm

Gebratener Apfel mit mit Gewürzen

Glutenfrei
Für 1 Portion • V↓ P↓
3 Min. + 3 Min. Garzeit

¼ TL Anissamen • ½ TL Fenchelsamen • 1 Apfel • 1 EL Ghee • 1 Msp. Rohrzucker

- Anis- und Fenchelsamen fein mörsern. Apfel schälen, vierteln und vom Kerngehäuse befreien. In Spalten schneiden.
- Ghee in der Pfanne erhitzen, die Apfelspalten zusammen mit den gemörserten Gewürzen und dem Zucker 1–2 Min. anbraten. Dabei die Apfelspalten immer wieder wenden. Zugedeckt noch einige Sekunden nachziehen lassen.
- Warm als leichtes warmes Frühstück, als Dessert oder als Beilage wie ein Chutney zu einem Hauptgang servieren.

Mein Gewürz-Tipp Anis und Fenchel sorgen für Harmonie im Darm. Personen mit Apfelunverträglichkeit bekommt der Apfel mit diesen Gewürzen zubereitet meist besser.

Beliebt bei Kindern

Mandel-Carob-Aufstrich

Glutenfrei, laktosefrei
Für 1 Glas à ca. 170 ml • V↓ P↓
15 Min.

100 g Mandeln • 3 EL Kokosöl • 1 EL Carobpulver • ½ TL Kardamom, gemahlen • ½ TL Sternanis, gemahlen • ¼ TL Bourbonvanille, gemahlen • 2 EL Honig • 1 Prise Steinsalz

- Mandeln mit kochendem Wasser überbrühen und einige Minuten ziehen lassen. Dann Schalen pellen.
- Mandeln in einen hohen Mixbecher geben und zusammen mit den restlichen Zutaten fein pürieren.
- Die Creme hält sich in einem Schraubglas abgefüllt gut eine Woche im Kühlschrank. Sie passt als Aufstrich für das schnelle Frühstück zu einem getoasteten Brot.

Mein Gewürz-Tipp Sternanis ist meine Frühstückszutat im Winter. Das Gewürz hilft, in der Erkältungszeit die Gesundheit zu schützen. Aus der Shikimisäure des Sternanis wird ein bekanntes Grippeschutzmittel hergestellt.

Für Liebhaber von herzhaftem Frühstück

Frühstücksgemüse auf Kurkuma-Couscous

Vegan

Für 1 Portion • P↓

10 Min. + 5 Min. Garzeit

3 EL Couscous • ¼ TL Kurkuma • 100 ml heiße Gemüsebrühe • ½ TL Fenchelsamen • ½ TL Muskatblüte • 1 Frühlingszwiebel (alternativ: Schalotte) • 1 Karotte • ½ Fenchelknolle • 1 EL Kokosfett • Steinsalz • 80 ml heißes Wasser • etwas Zitronensaft • frische Petersilie

- Couscous in einen Becher geben. Kurkuma darüberstreuen und mit Gemüsebrühe aufgießen. Zugedeckt ziehen lassen.

- Fenchelsamen und Muskatblüte fein mörsern. Frühlingszwiebel klein schneiden. Karotte und Fenchel klein schneiden.

- Kokosfett in einem Topf erhitzen. Fenchelsamen und Muskatblüte kurz anrösten. Frühlingszwiebel dazugeben und kurz andünsten.

- Das klein geschnittene Gemüse dazugeben und andünsten. Salzen und mit Wasser aufgießen. Zugedeckt 5 Min. köcheln lassen. Mit Zitronensaft abschmecken.

- Den gequollenen Couscous in eine Schale geben, darüber das Gemüse verteilen und mit Petersilie bestreuen.

Mein Gewürz-Tipp Ein Frühstück muss nicht immer süß sein. Wenn dir nach »herzhaft« ist, ist das dein Frühstück. Zu viel Schärfe würde ich am frühen Morgen vermeiden. Deshalb habe ich milde Gewürze ausgesucht: Fenchelsamen, Muskatblüte und etwas Kurkuma.
Das Gericht eignet sich gut zum Mitnehmen ins Büro.

Herzhaft und leicht verträglich

Leichtes Reis-Gemüse-Süppchen mit Safran

Glutenfrei

Für 4 Portionen • P↓ K↓

6 Min. + 20 Min. Garzeit

4 Safranfäden • 2 Karotten • 1 Frühlingszwiebeln • 3 Stangen Staudensellerie • 1 EL Ghee • 1 EL Curryblätter • 3 Nelken • 2 EL Kokosflocken • 1 Msp. Kurkuma • 50 g Basmatireis • 750 ml Gemüsebrühe • Steinsalz • Abrieb von ½ Bio-Zitrone • 1 Msp. Rohrzucker • ½ TL Zitronensaft • frische Kräuter

- Safranfäden in einer Tasse mit 2 EL warmem Wasser einweichen. Karotten klein würfeln. Frühlingszwiebel fein hacken und Staudensellerie in kleine Würfel schneiden.

- Ghee erhitzen, darin Curryblätter, Nelken, Kokosflocken und Kurkuma anrösten. Frühlingszwiebel dazugeben und mit andünsten. Gemüse und Reis hinzufügen und mit andünsten.

- Mit Gemüsebrühe aufgießen. Salz und Zitronenschale dazugeben und alles etwa 15 Min. köcheln lassen. Safran samt Einweichwasser unterrühren. Alles nochmals 3–5 Min. garen.

- Die Suppe mit Rohrzucker und Zitronensaft abschmecken und mit frischen gehackten Kräutern bestreut servieren.

Mein Gewürz-Tipp Curryblätter sind »Agni-deepana«, das heißt, sie verstärken sanft die Verdauungskraft. Diese Wirkung tut bei Kapha-Dominanz gut.
Frische Curryblätter schmecken unvergleichlich besser als getrocknete. Sie sind auf großen Märkten erhältlich.

HAUPTGERICHTE

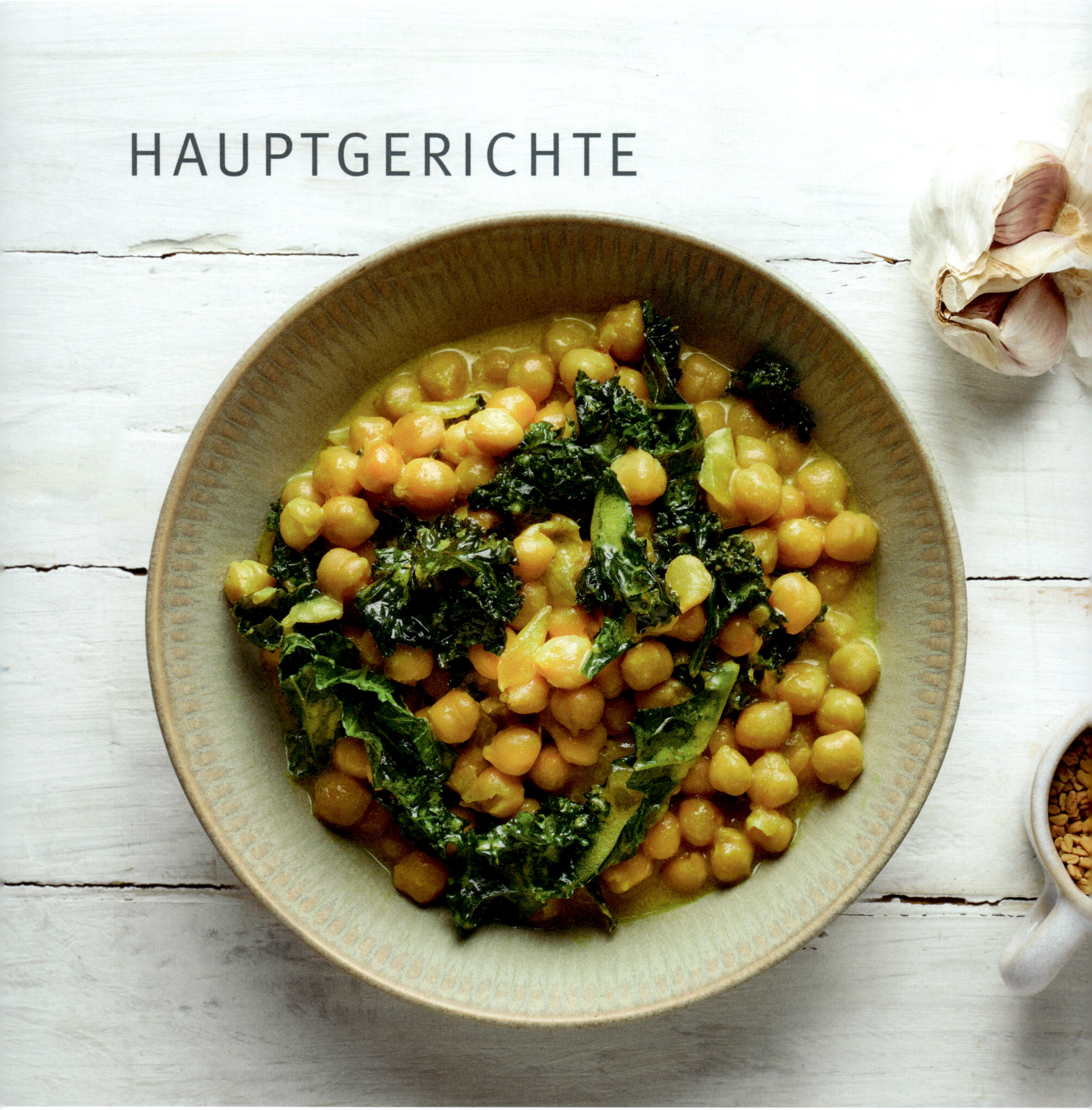

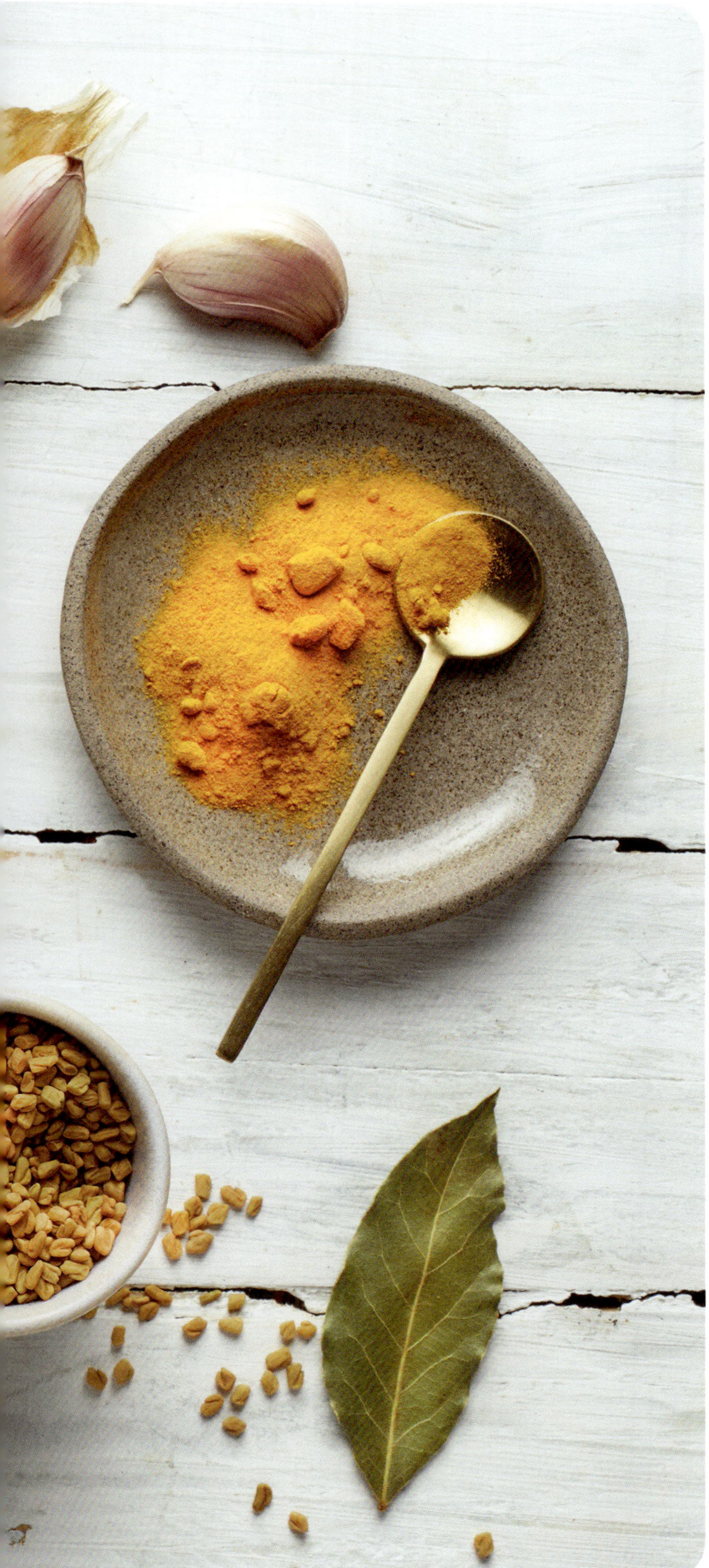

Hauptgerichte sind die großen Mahlzeiten am Tag. Im Ayurveda ist die größte Mahlzeit idealerweise das Mittagessen, denn zwischen 10 und 14 Uhr ist unsere Verdauungskraft am stärksten. Da darf der Teller etwas üppiger gefüllt sein – immer abgestimmt auf deine Dosha-Dominanz und deine aktuelle Wohlfühlsituation. Und ja, es braucht nicht mehrere Gänge und eine komplizierte Zubereitung. Auch einfache Gerichte mit köstlichen und passend ausgesuchten Gewürzen sind ein Fest für die Geschmacksknospen und lassen viele kleine, aber auch größere Beschwerden nach und nach verschwinden. Probiere dein Lieblingsrezept gleich einmal aus!

« Kichererbsen-Grünkohl-Curry (Seite 88)

Wohlfühlgericht für Darm und Haut

Leichtes Zucchini-Gemüse

Glutenfrei

Für 4 Portionen • V↓ P↓

2 Min. + 10 Min. Garzeit

1 Schalotte • ½ TL Kreuzkümmel • 1 TL Fenchelsamen • 3 Zucchini • ½ TL Pippali, gemahlen • ½ TL Ingwer, gemahlen • 2 EL Ghee • Steinsalz • frische Kräuter, z. B. Dill oder Borretsch

- Schalotte fein hacken. Kreuzkümmel und Fenchelsamen fein mörsern. Zucchini samt Schale grob raspeln oder in feine Würfel oder Streifen schneiden.

- Ghee in einem Topf erhitzen. Kreuzkümmel, Fenchelsamen, Pippali und Ingwer kurz anrösten. Hitze reduzieren. Schalotte dazugeben und andünsten.

- Zucchini unterrühren und andünsten. Salzen und 2 Min. zugedeckt sanft köcheln lassen.

- Frische Kräuter klein schneiden und unter das Gemüse heben.

Mein Gewürz-Tipp Fenchelsamen habe ich für dieses Rezept bewusst als Gewürz ausgewählt. Sie unterstreichen die Eigenschaften der Zucchini: befeuchtend und kühlend – was Darm und Schleimhäuten guttut. Zudem sind die Samen blähungswidrig und können in der Menopause die Hormone sanft regulieren.

Bei trägem Stoffwechsel und Müdigkeit

Salat aus gerösteten Radieschen

Glutenfrei, laktosefrei, vegan

Für 4 Portionen • K↓

8 Min. + 5 Min. Garzeit

2 kleine Bund Radieschen • 2 Knoblauchzehen • 1 Schalotte • 1 TL Koriandersamen • 1 TL Fenchelsamen • 3 EL Olivenöl • ¼ TL Chilipulver • 1 EL Ahornsirup • Abrieb und Saft von ½ Bio-Zitrone • Steinsalz • Koriandergrün oder Petersilie

- Radieschen putzen und halbieren, große Radieschen vierteln. Knoblauchzehe und Schalotte fein hacken. Koriander- und Fenchelsamen fein mörsern.

- 2 EL Olivenöl in einer Pfanne erhitzen, Koriandersamen, Fenchelsamen und Chilipulver kurz anrösten. Hitze reduzieren. Schalotte, Knoblauch und Radieschen dazugeben und unter Rühren einige Minuten anrösten. Die Radieschen dürfen an der Schnittstelle etwas bräunlich werden.

- Für das Dressing restliches Olivenöl, Ahornsirup, Zitronenabrieb und -saft vermischen. Radieschen und Salz unterrühren. Zugedeckt einige Minuten durchziehen lassen. Koriandergrün hacken, vor dem Anrichten untermischen.

Das passt dazu Im Sommer zur Grillparty passen Rucola und Feta-Würfel als Ergänzung sehr gut in den Salat.

Mein Gewürz-Tipp Dieser Salat darf gerne etwas »spicy« werden. Eine Zusatzprise Chilipulver tut dem Salat gut. Zusammen mit Knoblauch und Radieschen hilft Chili dem trägen Stoffwechsel auf die Sprünge.

Günstig für Blutzucker- und Blutfettwerte

Lauwarmer Linsensalat mit Ofengemüse

Laktosefrei, vegan, glutenfrei

Für 4 Portionen • P↓ K↓

15 Min. + 40 Min. Gar- und Backzeit

- 1 Knoblauchzehe
- 1 kleine Zwiebel
- 6 EL Olivenöl zum Marinieren
- 1 Lorbeerblatt
- ⅓ Zimtstange
- 1 Msp. Asafoetida
- 250 g Berglinsen
- 300 ml heißes Wasser
- 4 Karotten
- 1 Fenchelknolle
- 2 rote Paprikaschoten
- 2 Schalotten
- 1 ½ TL Fenchelsamen
- 1 TL Koriandersamen
- 1 TL Pimentkörner
- 1 TL Steinsalz
- Pfeffer schwarz, frisch gemahlen
- 1 EL Olivenöl, kaltgepresst
- 2 EL Balsamessig
- frische Kräuter, z. B. Dill

● Knoblauch und Zwiebel klein hacken.

● 2 EL Olivenöl in einem Topf erhitzen. Darin Lorbeerblatt, Zimtstange und Asafoetida kurz anrösten. Hitze reduzieren, dann Knoblauch und Zwiebel mit anrösten.

● Linsen unterrühren, mit dem Wasser ablöschen und in ca. 40 Min. weich kochen. Evtl. noch etwas Flüssigkeit dazugeben. Die Linsen sollten zum Schluss alles Wasser aufgesaugt haben.

● Für das Backofengemüse Karotten, Fenchel und Paprika in mundgerechte Stücke schneiden. Schalotten vierteln. Fenchel-, Koriander- und Pimentsamen fein mörsern.

● In einer Schüssel 4 EL Olivenöl mit den gemörserten Gewürzen vermischen. Salz und Pfeffer dazugeben. Das Gemüse in der Öl-Gewürz-Mischung marinieren. Auf einem mit Backpapier ausgelegten Backblech verteilen und 30 Min. im vorgeheizten Backofen bei 180 Grad Umluft backen.

● Das noch warme Ofengemüse mit den Linsen in einer Schüssel vermischen. 1 EL Olivenöl und den Balsamessig dazugeben. Je nach Wunsch mit frischen Kräutern und Pfeffer abschmecken.

● Zugedeckt noch einige Minuten ziehen lassen und den Linsensalat lauwarm servieren.

Mein Gewürz-Tipp Zimtstangen passen wunderbar zu Linsen. Sie wirken nicht nur harmonisch im Geschmack, sondern Zimt macht Linsen auch verträglicher, weil er Vata senkt.

Bei hohem Blutdruck und trägem Stoffwechsel

Warmer Rote-Bete-Linsen-Salat mit Feta

Glutenfrei

Für 4 Portionen • P↓ K↓

15 Min. + 30 Min. Garzeit

- 1 TL Fenchelsamen
- ½ TL Koriandersamen
- 400 g Rote Bete
- 3 EL Olivenöl zum Braten
- ½ TL Ingwer, gemahlen
- ¼ TL Sternanis, gemahlen
- 200 g Linsen, z. B. Puy-Linsen
- 1 TL Rohrzucker
- 300 ml heißes Wasser
- 300 g Feta
- 3 EL Balsamessig
- 4 EL Olivenöl, kaltgepresst
- Steinsalz
- schwarzer Pfeffer, gemahlen
- frischer Dill

● Fenchel- und Koriandersamen fein mörsern. Rote Bete schälen und in ca. 2 cm dicke Würfel schneiden.

● Olivenöl zum Braten in einem Topf erhitzen. Fenchel- und Koriandersamen, Ingwer und Sternanis darin kurz schwenken.

● Hitze reduzieren. Dann Linsen und Rote Bete einrühren und ebenfalls kurz anschwitzen. Zuckern und leicht karamellisieren lassen. Mit heißem Wasser aufgießen und ca. 30 Min. köcheln lassen, bis die Rote Bete gar ist, aber noch Biss hat und die Linsen weich sind. Ggf. immer wieder etwas Wasser aufgießen. Zum Schluss sollte kein überschüssiges Wasser vorhanden sein.

● In der Zwischenzeit den Feta in 2 cm dicke Würfel schneiden. Essig und Öl in einer großen Schüssel verrühren. Dann Rote Bete und Linsen unterrühren. Zum Schluss vorsichtig den Feta daruntermischen. Die Würfel sollten nicht zerfallen.

● Mit Salz und Pfeffer abschmecken. Zugedeckt ziehen lassen.

● Dill klein schneiden. Den warmen Salat damit bestreuen, anrichten und genießen!

Mein Gewürz-Tipp Dill ist im Ayurveda ein »Deepana«-Kraut, das die Verdauungskraft stärkt und entkrampft.

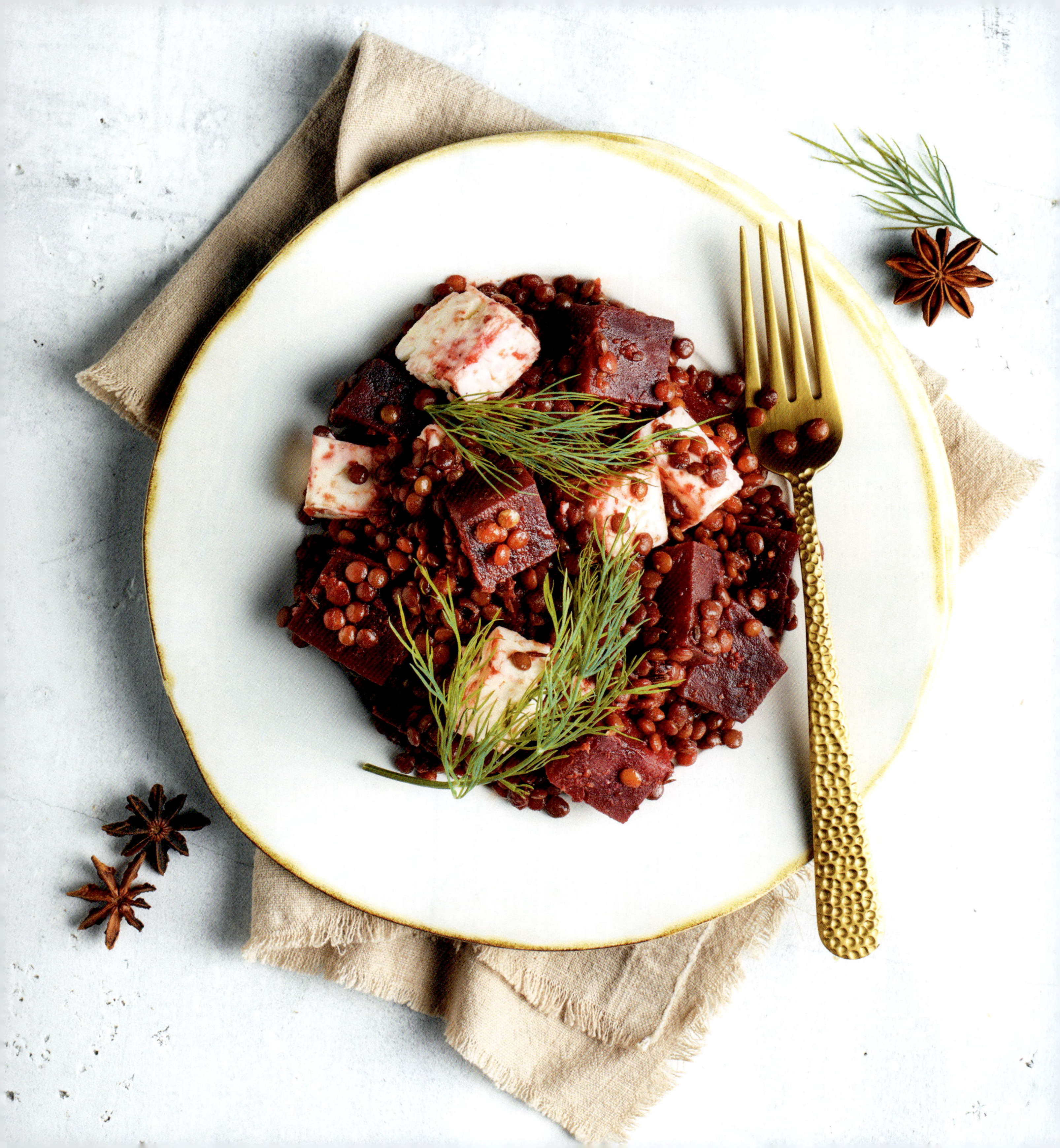

Köstliches Anti-Stress-Gericht

Fruchtiger Fenchel-Cashew-Reis

Glutenfrei

Für 4 Portionen • V↓

20 Min.+ 15 Min. Garzeit

- 2 EL getrocknete Sauerkirschen
- 2 EL Ghee
- 4 EL Cashewkerne
- 200 g Basmatireis
- 400 ml heißes Wasser
- 2 TL Fenchelsamen
- ½ TL Koriandersamen
- ½ TL Muskatblüte
- 2 große Fenchelknollen
- ½ TL Rohrzucker
- ¼ TL Chilipulver
- Steinsalz
- Abrieb von ½ Bio-Zitrone
- schwarzer Pfeffer
- 80 ml Gemüsebrühe

● Sauerkirschen in einer Tasse mit heißem Wasser übergießen und zugedeckt ziehen lassen.

● 1 EL Ghee in einem Topf erhitzen. Cashewkerne anrösten, bis sie leicht bräunlich werden. Einige schöne Kerne für die Dekoration herausnehmen und beiseitelegen.

● Reis in den Topf zu den Cashews geben und kurz mit anrösten. Salzen und mit heißem Wasser aufgießen. Zugedeckt 15 Min. köcheln lassen.

● In der Zwischenzeit Fenchel- und Koriandersamen sowie Muskatblüte mörsern.

● Das Fenchelgemüse in Stücke schneiden. Etwas Fenchelgrün für die Dekoration am Schluss beiseitelegen.

● In einer Pfanne 1 EL Ghee erhitzen und die gemörserten Gewürze darin anrösten. Gemüse dazugeben. Zucker, Chilipulver, Salz, Zitronenabrieb, Pfeffer und die eingeweichten Sauerkirschen (ohne Wasser) hinzufügen und 1 Min. unter Rühren andünsten.

● Mit Brühe aufgießen. Zugedeckt 5 Min. kochen, bis das Gemüse weich, aber noch bissfest ist.

● Den gegarten Reis in die Pfanne unter das Gemüse mischen und noch 2–3 Min. ziehen lassen.

● Mit Cashewkernen und Fenchelgrün dekoriert servieren.

Variante Anstelle von Sauerkirschen passen auch getrocknete Berberitzen oder Cranberrys zu dem Gericht. Beide liefern eine wunderbar fruchtige Säure.

Mein Gewürz-Tipp In diesem Rezept profitierst du gleich zweimal von Fenchel: Fenchelgemüse wirkt entspannend und besänftigend auf dein Vata-Dosha, das bei Stress meist erhöht ist – gut für Darm und Nerven! Fenchelsamen intensiviert die Wirkung des Gemüses. Deshalb: Genieße Fenchel in stressigen Zeiten – in zweifacher Hinsicht!

Für mehr Leichtigkeit

Kichererbsen-Wraps mit Spinatfüllung

Vegan, glutenfrei, laktosefrei

Für 4 Wraps • K↓

⏲ 15 Min. + 15 Min. Garzeit

Für die Wraps

- 1 TL Koriandersamen
- 180 g Kichererbsenmehl
- 1 TL Kurkuma
- ½ TL Chilipulver
- 3 EL Olivenöl
- 1 TL Steinsalz
- 400 lauwarmes Wasser
- Olivenöl zum Ausbacken

Für die Füllung

- ½ rote Chilischote
- 1 Zwiebel
- 1 Knoblauchzehe
- 600 g frischer Spinat
- 2 EL Olivenöl
- ½ TL Ingwerpulver
- ½ TL Bockshornkleesamen
- ¼ TL Asafoetida
- ½ TL Muskatnuss, gemahlen
- Zitronensaft
- Steinsalz

● Koriandersamen fein mörsern.

● Kichererbsenmehl mit Koriandersamen, Kurkuma und Chilipulver vermischen. Olivenöl und Steinsalz dazugeben. Nach und nach das Wasser unterrühren und zu einem glatten Teig verrühren. Zugedeckt einige Minuten ruhen lassen.

● Die Chilischote ohne Kerne sowie die Zwiebel und den Knoblauch fein hacken. Spinat waschen. Stiele klein schneiden, Blätter in 1–2 cm dicke Streifen schneiden.

● Olivenöl in einem Topf erhitzen. Ingwerpulver, Bockshornkleesamen, Asafoetida und Muskatnuss kurz darin schwenken (Vorsicht: Diese Gewürze verbrennen leicht!). Hitze reduzieren. Chilischote, Zwiebel und Knoblauch dazugeben und kurz anrösten.

● Den feuchten Spinat hinzufügen. Gut umrühren und 1 Min. abdeckt dünsten. Bei Bedarf etwas Wasser dazugeben, damit der Spinat nicht anbrennt. Weitere 2 Min. zugedeckt dünsten.

● Mit Salz und einem Spritzer Zitronensaft abschmecken. Den Herd ausschalten und den Spinat zugedeckt ziehen lassen.

● In der Zwischenzeit die Wraps ausbacken: Dazu wenig Olivenöl in einer beschichteten Pfanne erhitzen. Ein Viertel des Teiges gleichmäßig in der Pfanne verstreichen. Von beiden Seiten 1–2 Min. backen. Mit dem Rest des Teiges ebenso verfahren.

● Die fertigen Wraps auf Teller geben. Jeweils ein Viertel der Spinatfüllung darauf verteilen und aufrollen.

Das passt dazu Süßsaures Chutney (Seite 120)

Mein Gewürz-Tipp Bockshornkleesamen senken Kapha und helfen beim Abnehmen. Das Gewürz hat zudem einen positiven Einfluss auf hohe Cholesterin- und Blutzuckerwerte. Studien belegen eine Senkung des HbA1c-Wertes im Blut.

Der Klassiker – unübertroffen!

Vegane Schupfnudeln

Vegan, laktosefrei
Für 4 Portionen • V↓
25 Min. + 8 Min. Garzeit

1,2 kg Kartoffeln (mehligkochend) • 50 g Sojamehl • 75 g Dinkelmehl • 2 EL Kartoffelstärke • ½ TL Muskatnuss, frisch gerieben • 1 Msp. Pippali, gemahlen • 3 TL Steinsalz • etwas Mehl zum Ausrollen • Öl zum Braten

- Kartoffeln mit Schale in ca. 20 Min. weich kochen.

- Gekochte Kartoffeln etwas abkühlen lassen und noch warm schälen. Durch eine Kartoffelpresse drücken und mit den übrigen Zutaten zu einem Teig kneten. Wenn möglich, etwas ruhen lassen.

- Teig auf einer bemehlten Arbeitsfläche zu daumendicken Rollen formen. Je 3 cm lange Stücke abschneiden und diese zu Schupfnudeln formen.

- Öl in einer Pfanne erhitzen und die Schupfnudeln darin von allen Seiten goldbraun ausbacken.

Das passt dazu Aromatisch-fruchtiger Apfel-Rotkohl (rechts)

Mein Gewürz-Tipp Muskatnuss besitzt sehr viele heilsame Inhaltsstoffe. Als Gewürz wirkt sie beruhigend. Doch sollte Muskatpulver nicht überdosiert werden: Große Mengen können verstopfend wirken. Eine komplette Nuss kann eine berauschende Wirkung hervorrufen und giftig sein.

Durch die Gewürze gut bekömmlich

Aromatisch-fruchtiger Apfel-Rotkohl

Vegan, glutenfrei
Für 4 Portionen • P↓
15 Min. + 20 Min. Garzeit

1 kleiner Rotkohl (ca. 800 g) • 1 Zwiebel • 2 Äpfel (z. B. Boskoop) • 1 EL Olivenöl • 6 Nelken • 2 Lorbeerblätter • 1 EL Rohrzucker • ½ TL Sternanis, gemahlen • 1 TL Ingwerpulver • 200 ml heißes Wasser • 1 EL Apfelessig • Steinsalz

- Rotkohl hobeln oder in feine Streifen schneiden. Zwiebel klein hacken. Äpfel schälen, vom Kerngehäuse befreien und in Stücke schneiden.

- Olivenöl in einem Topf erhitzen. Nelken und Lorbeerblätter darin kurz anrösten. Hitze reduzieren. Zwiebelwürfel und Zucker dazugeben und leicht karamellisieren lassen.

- Sternanis und Ingwer kurz mitrösten. Apfelwürfel hinzufügen und mit andünsten.

- Rotkohl dazugeben, mit andünsten, dann mit Wasser aufgießen. Essig und Salz unterrühren. 20 Min. garen.

Variante Statt Äpfeln schmecken auch Birnen oder Quitten im Rotkohl. Eine besonderes Geschmackserlebnis sind Cranberrys. Dafür einfach 2 EL davon klein schneiden und mitkochen.

Mein Tipp Als Beilage empfehle ich Schupfnudeln (links) sowie die proteinreichen scharf-würzigen Belugalinsen (Seite 84).

» Vegane Schupfnudeln mit aromatisch-fruchtigem Apfel-Rotkohl

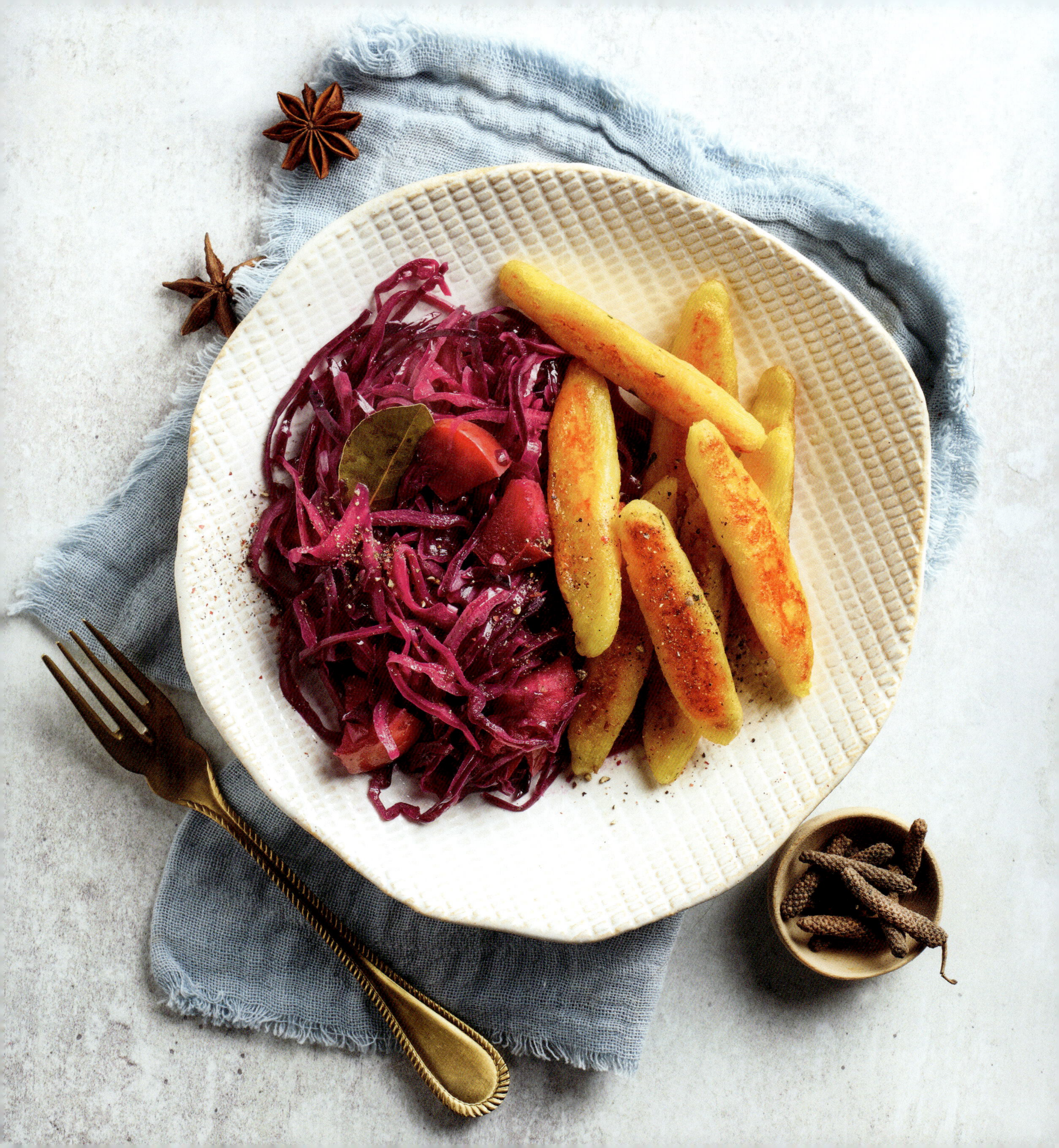

Die Gourmetlinsen – sehr proteinreich!

Scharf-würzige Belugalinsen

Vegan, glutenfrei
Für 4 Portionen • P↓ K↓
6 Min. + 25 Min. Garzeit

2 Knoblauchzehen • 1 Schalotte • 1 cm Ingwerwurzel • 1 rote Chilischote • ½ TL Fenchelsamen • ½ TL Koriandersamen • 2 EL Olivenöl • 1 Lorbeerblatt • ½ TL Asafoetida • 200 g Belugalinsen • 500 ml heißes Wasser • Steinsalz • 1 Prise schwarzer Pfeffer • ¼ TL Zitronensaft

- Knoblauch, Schalotte und Ingwerwurzel schälen und fein hacken. Chilischote halbieren, entkernen und ebenfalls fein hacken.
- Fenchel- und Koriandersamen mörsern.
- Olivenöl im Topf erhitzen. Fenchel- und Koriandersamen, Lorbeerblatt und Asafoetida dazugeben und kurz anrösten. Hitze reduzieren.
- Zwiebeln, Knoblauch, Ingwer und Chilischote hinzufügen und mit andünsten.
- Linsen einstreuen und mit Wasser aufgießen. Zugedeckt ca. 25 Min. köcheln lassen. Sobald die Linsen weich sind, mit Salz, Pfeffer und Zitronensaft abschmecken.

Mein Tipp Je kleiner die Linse, umso aromatischer ist sie. Denn die meisten Geschmacksstoffe befinden sich in den Schalen. Gib deshalb kleinkörnigen Sorten den Vorzug.

Herrlich roter Blickfang auf dem Teller

Paprika-Aprikosen-Sauce

Glutenfrei
Für 4 Portionen • V↓ P↓
10 Min. + 12 Min. Garzeit

2 Trockenaprikosen • 3 rote Paprikaschoten • 1 Schalotte • 1 EL Ghee • ½ TL Kurkuma • ½ TL Piment, gemahlen • ¼ TL Chilipulver • ½ TL Ingwer, gemahlen • 5 EL Hafersahne • 1 TL Rohrzucker • Steinsalz

- Trockenaprikosen in Stücke schneiden und in einer Tasse mit heißem Wasser knapp bedeckt ziehen lassen.
- Paprika waschen und halbieren. Kernhaus entfernen und in 1–2 cm dicke Stücke schneiden. Schalotte fein hacken.
- Ghee in einem Topf erhitzen. Kurkuma, Piment, Chili- und Ingwerpulver dazugeben und kurz im Fett schwenken. Hitze reduzieren und Schalotte darin kurz andünsten.
- Paprika und Aprikosen (samt Wasser) hinzufügen und in ca. 10 Min. weich kochen. Evtl. noch etwas Wasser dazugeben. Hafersahne unterrühren und alles mit einem Pürierstab fein pürieren. Mit Salz und Zucker abschmecken.
- Passt prima zu Kardamom-Polenta (Seite 96).

Mein Tipp Bei Vata-Überschuss sollten Paprika rot und vollreif sein, dann können sie gut vertragen werden. Bei Pitta-Überschuss verwende lieber grüne Sorten, die herb im Geschmack sind. Bei Kapha-Überschuss sind scharfe Pfefferschoten am besten geeignet.

Bei Arthrose und schmerzenden Gelenken

Spitzkohleintopf mit Linsen und Kreuzkümmel

Glutenfrei, laktosefrei, vegan

Für 4 Portionen • P↓ K↓

15 Min. + 20 Min. Garzeit

- 700 g Spitzkohl
- 5 mittelgroße Kartoffeln
- 1 große Zwiebel oder 1 Gemüsezwiebel
- 2 Knoblauchzehen
- ½ rote Chilischote
- 3 TL Kreuzkümmel
- 1 TL Koriandersamen
- 2 EL Olivenöl
- ½ TL Kurkuma
- ¼ TL Muskatnuss, frisch gerieben
- 1 Prise Asafoetida
- 50 g gelbe oder rote Linsen
- 750 ml Gemüsebrühe
- Steinsalz

• Kohl vierteln, den Strunk entfernen und den Kohl in 1 cm dicke Scheiben schneiden. Kartoffeln schälen und in mundgerechte Würfel schneiden. Zwiebel und Knoblauch fein hacken.

• Chilischotenhälfte entkernen und ebenfalls fein hacken. 1 TL Kreuzkümmel und den Koriandersamen mörsern.

• Öl in einem Topf erhitzen. Gemörserte Kreuzkümmel- und Koriandersamen anrösten. Hitze reduzieren. Kurkuma, Muskatnuss und Asafoetida dazugeben und ebenfalls kurz anrösten.

• Zwiebel, Knoblauch und Chilischote dazugeben und anrösten.

• Kohl, Kartoffeln und Linsen hinzufügen und anbraten. Mit der Brühe aufgießen und 17 Min. bei milder Hitze garen. Salzen und evtl. mit Chilipulver nachwürzen, falls Schärfe fehlt.

• 2 TL Kreuzkümmel unzerkleinert in einer Pfanne fettfrei anrösten, bis sich der Duft entfaltet.

• Den Eintopf auf Teller verteilen und die gerösteten Kreuzkümmelsamen als Topping darüberstreuen.

Mein Gewürz-Tipp Studien belegen, dass Kreuzkümmel, Koriander und Muskat schmerzlindernd bei Arthrose wirken. Sie sind Bestandteile einer klassischen Arthrose-Gewürzmischung (Seite 60). Das Kreuzkümmel-Topping dient nicht nur der Optik und dem Genuss, es hat zudem einen schmerzlindernden Effekt. Kurkuma sowie die Flavonoide und Senfölglycoside des Kohls wirken entzündungshemmend und durchblutungsfördernd.

Beruhigt die Nerven, entspannt den Darm

Basilikum-Spinat-Risotto mit Kurkuma-Zwiebeln

Glutenfrei

Für 4 Portionen • V↓ P↓

10 Min. + 25 Min. Garzeit

- 1 TL Koriandersamen
- 1 Schalotte
- 200 g Babyspinat
- 3 EL Ghee
- 2 Lorbeerblätter
- 300 g Risottoreis
- ¼ TL Muskatnuss, frisch gemahlen
- 1 TL Kurkuma
- ¼ TL Pippali, gemahlen
- 1 l warme Gemüsebrühe
- Steinsalz
- 6 Basilikumstängel
- Zitronensaft
- ½ TL Rohrzucker
- 1 Zwiebel

● Koriandersamen mörsern. Schalotte klein schneiden. Spinat waschen, Stängel klein schneiden.

● 2 EL Ghee in einem Topf mit dickem Boden erhitzen. Lorbeerblätter und Koriandersamen dazugeben und kurz anrösten. Hitze reduzieren. Schalotte unterrühren und etwas anrösten.

● Reis hinzufügen und einige Min. anbraten. Muskatnuss, ½ TL Kurkuma und Pippali unterrühren und mit etwas Gemüsebrühe aufgießen. Salzen, umrühren und zugedeckt bei geringer Temperatur köcheln lassen. Immer wieder umrühren und erneut mit etwas Brühe aufgießen.

● Nach 20 Min. Spinat dazugeben und weitere 2 Min. köcheln lassen. Herd ausschalten und das Risotto zugedeckt ziehen lassen.

● Basilikumblätter von den Stängeln abzupfen, grob hacken, unter das Risotto mischen und mit Zitronensaft und Zucker abschmecken.

● Für das Zwiebel-Topping Zwiebel in feine Ringe schneiden. 1 EL Ghee erhitzen und die Ringe zusammen mit ½ TL Kurkuma und je 1 Prise Salz und Pippali anrösten.

● Das Risotto auf Teller verteilen. Das Topping darübergeben.

Mein Gewürz-Tipp Koriandersamen, Lorbeer, Basilikum, Spinat und auch Reis beruhigen allgemein Vata und gleichen einen Überschuss am Luftelement aus. Insbesondere Koriandersamen können innere Unruhe und Ängste lindern.
Das Topping wirkt entzündungshemmend – und ist ein schöner Eyecatcher auf dem Risotto.

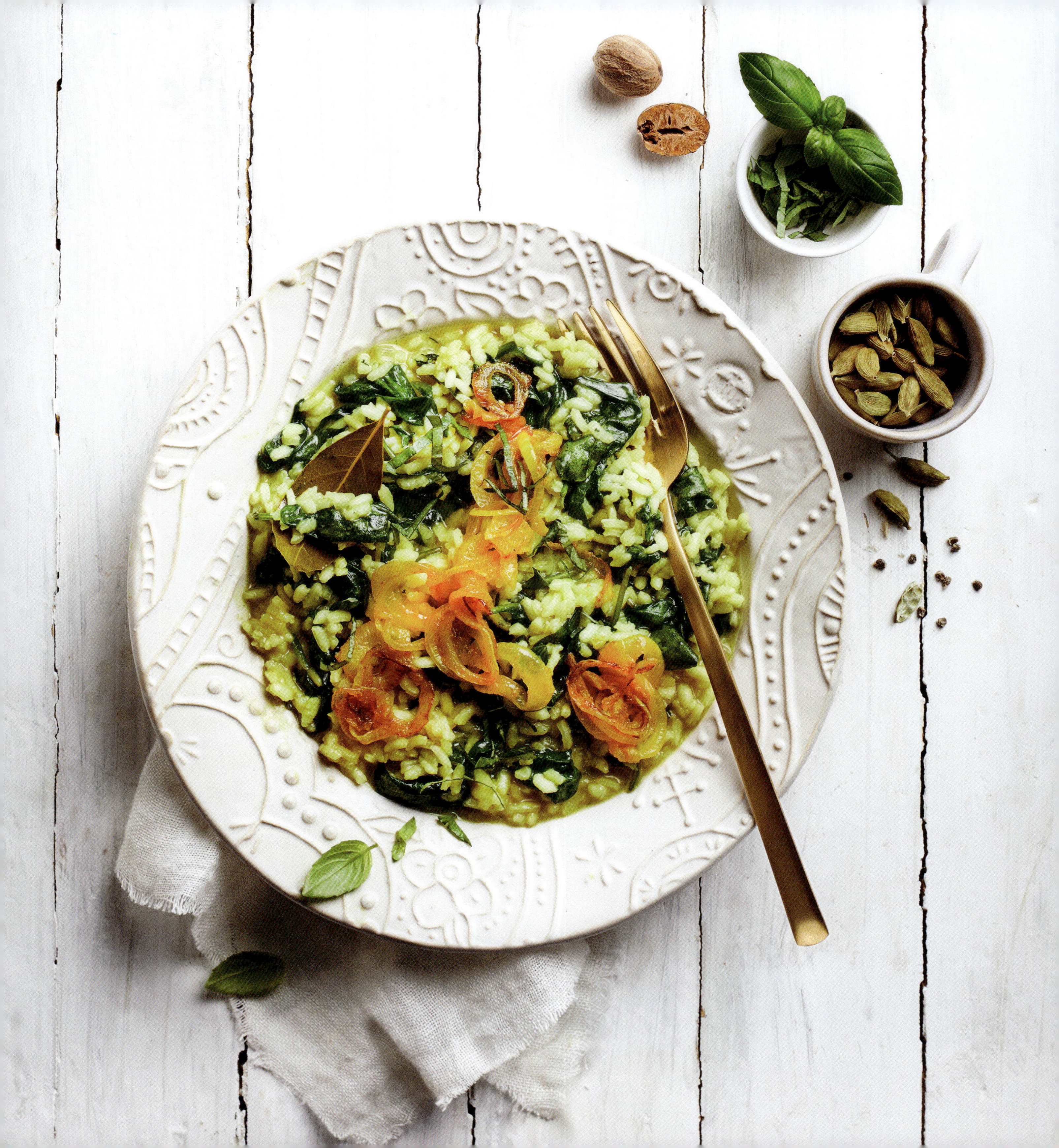

Ideal bei hohen Cholesterin- und Blutzuckerwerten

Kichererbsen-Grünkohl-Curry

Glutenfrei, laktosefrei, vegan

Für 4 Portionen • K↓

17 Min. + 8 Std. Einweichzeit + 1,5 Std. Garzeit

- 200 g Kichererbsen
- 2 Lorbeerblätter
- 8 Grünkohlblätter
- 1 Zwiebel
- 1 Knoblauchzehe
- 2 EL Olivenöl
- 1 Msp. Asafoetida
- 1 TL Bockshornkleesamen, gemahlen
- ½ TL Kurkuma
- Steinsalz
- schwarzer Pfeffer, frisch gemahlen
- 400 ml Kokosmilch
- 200 ml Gemüsebrühe

● Kichererbsen über Nacht einweichen.

● Am Folgetag Wasser abgießen und mit frischem Wasser und Lorbeerblättern in 1,5 Std. weich kochen. (Alternativ: gekochte Kichererbsen im Glas verwenden.) Gekochte Kichererbsen auf einem Sieb abtropfen lassen und mit frischem Wasser abspülen.

● Grünkohl von den Stielen abstreifen und in ca. 1–2 cm dicke Streifen schneiden.

● Zwiebel und Knoblauch schälen und fein hacken.

● Olivenöl in einem Topf erhitzen. Asafoetida, Bockshornkleesamen und Kurkuma kurz darin schwenken. (Vorsicht: Diese Gewürze verbrennen schnell!) Hitze reduzieren. Zwiebel und Knoblauch dazugeben und kurz mit anrösten.

● Grünkohl hinzufügen. Etwas andünsten, Kichererbsen dazugeben, salzen, pfeffern und mit Kokosmilch und Brühe aufgießen. Alles 5 Min. zugedeckt köcheln lassen, bis der Grünkohl gar ist.

Das passt dazu Zu diesem Curry passt wunderbar ein duftender Gewürzreis (Seite 89).

Mein Gewürz-Tipp Kurkuma und Bockshornklee können den Blutzucker sowie das Blutcholesterin positiv beeinflussen. Auch Kichererbsen haben diese Eigenschaft. Deshalb ist die Zutatenauswahl in diesem Gericht ideal für dich, wenn du diese Blutwerte positiv regulieren möchtest.

Drei Gewürzkombinationen mit unterschiedlicher Wirkung

Duftender Gewürzreis in drei Variationen

Glutenfrei

Für 4 Portionen V↓ P↓ K↓

⏲ 2 Min. + 20 Min. Garzeit

- 1 EL Ghee
- 220 g Basmatireis
- 450 ml heißes Wasser
- 1½ TL Steinsalz

Bei Vata-Symptomen (Reizdarm, Blähungen, trockener Husten, steife Gelenke) hinzufügen:

- 5 Kardamomkapseln
- ½ Zimtstange
- 2 Lorbeerblätter

Bei Pitta-Symptomen (Übersäuerung, Migräne, Entzündungen) hinzufügen:

- 5 Kardamomkapseln
- 1 TL Fenchelsamen
- 5 Gewürznelken

Bei Kapha-Symptomen (Völlegefühl, Müdigkeit, träger Stoffwechsel) hinzufügen:

- ½ Zimtstange
- 1 Sternanis, ganz
- 1 TL Senfsamen
- 2 Pippali-Früchte

Bei Vata-Symptomen:

● Kardamomkapseln leicht anmörsern, damit die Samenschalen aufplatzen. Zimtstange in grobe Stücke brechen. Lorbeerblätter vom Rand her einreißen.

● Ghee in einem Topf erhitzen. Alle Gewürze dazugeben und kurz anrösten. Reis dazugeben, umrühren und sofort mit Wasser aufgießen und salzen. Zum Kochen bringen. Etwa 15–20 Min. zugedeckt köcheln lassen.

● Herd ausschalten, zugedeckt noch etwas ziehen lassen.

Bei Pitta-Symptomen:

● Kardamomkapseln leicht anmörsern, damit die Samenschalen aufplatzen.

● Ghee in einem Topf erhitzen. Alle Gewürze dazugeben und kurz anrösten. Reis dazugeben, umrühren und sofort mit Wasser aufgießen und salzen. Zum Kochen bringen. Etwa 15–20 Min. zugedeckt köcheln lassen.

● Herd ausschalten und zugedeckt noch etwas ziehen lassen.

Bei Kapha-Symptomen:

● Zimtstange und Sternanis in grobe Stücke brechen.

● Ghee in einem Topf erhitzen. Den Senfsamen dazugeben. Wenn die Samen beginnen zu springen, sofort die anderen Gewürze hinzufügen und kurz anrösten.

● Reis dazugeben, umrühren und sofort mit Wasser aufgießen und salzen. Zum Kochen bringen. Etwa 15–20 Min. zugedeckt köcheln lassen.

● Herd ausschalten und zugedeckt noch etwas ziehen lassen.

Schnelles Gericht mit blutdrucksenkendem Gemüse

Süßkartoffeln mit Grünkohl überbacken

Glutenfrei

Für 4 Portionen • P↓ K↓

10 Min. + 25 Min. Gar- und Backzeit

- 4 Süßkartoffeln (à 200 g)
- 4 EL Olivenöl
- Steinsalz
- 200 g Grünkohl
- 1 Zwiebel
- ½ rote Chilischote
- 1 TL Koriandersamen
- ½ TL Muskatnuss, frisch gemahlen
- ¼ TL Chilipulver
- Zitronensaft
- 100 g Feta

● Süßkartoffeln schälen und halbieren. Die Hälften mit der Schnittstelle nach oben auf ein mit Backpapier ausgelegtes Backblech geben und rundherum mit 2 EL Olivenöl einpinseln.

● Mit etwas Steinsalz bestreuen und ca. 20 Min. bei 180 Grad Umluft im Ofen backen.

● In der Zwischenzeit den Grünkohl waschen. Die Blätter von den Stielen abstreifen und klein schneiden. Zwiebel klein hacken.

● Chili von den Kernen befreien und klein hacken. Koriandersamen fein mörsern.

● Restliches Olivenöl erhitzen. Koriandersamen, Muskatnuss und Chilipulver kurz darin schwenken. (Vorsicht: Muskatnuss wird schnell bitter!) Hitze reduzieren.

● Zwiebel und gehackte Chilischote dazugeben und ebenfalls anrösten. Grünkohl zum Schluss unterrühren und andünsten. Mit einer kleinen Tasse heißem Wasser aufgießen, salzen und zugedeckt 3 Min. köcheln lassen. Mit einem Spritzer Zitronensaft abschmecken.

● Die vorgebackenen Süßkartoffeln aus dem Ofen holen und jeweils mit etwas gedünstetem Grünkohl bedecken. Feta würfeln und darüberstreuen.

● Alles weitere 5 Min. backen.

Mein Tipp Süßkartoffel und Grünkohl haben durch ihren Kaliumgehalt und die sekundären Pflanzenstoffe eine blutdrucksenkende Wirkung.

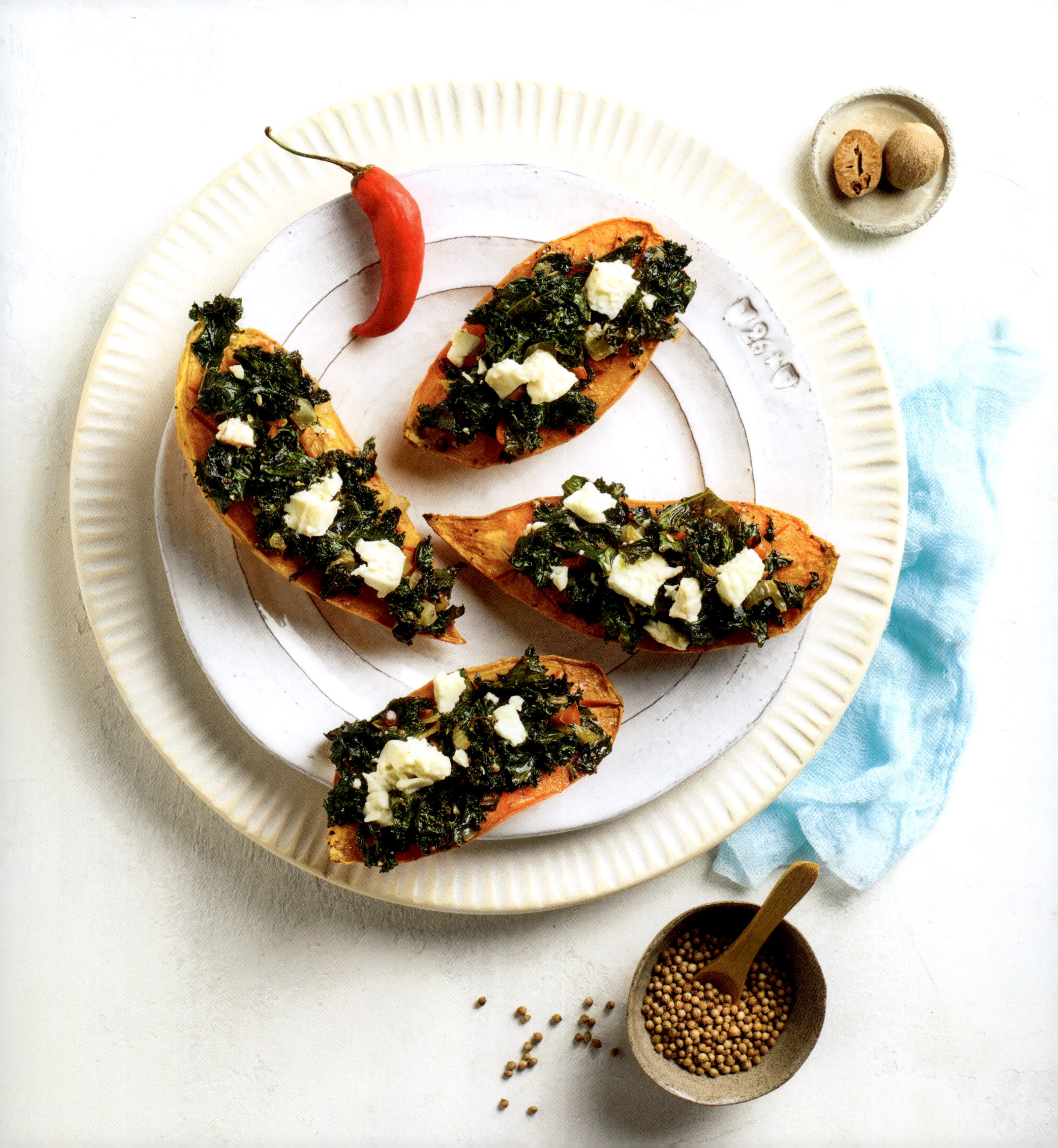

Wärmt herrlich an kalten Tagen

Ingwer-Karotten

Glutenfrei
Für 4 Portionen • V↓ K↓
10 Min. + 8 Min. Garzeit

500 g Karotten • 3 cm frischer Ingwer • 1 Schalotte • ½ TL Koriandersamen • 1 TL Kreuzkümmel • 1 EL Ghee • 1 Msp. Rohrzucker • 100 ml heißes Wasser • Steinsalz • 1 Msp. Pfeffer schwarz, gemahlen

- Karotten in Scheiben oder Stifte schneiden. Ingwer und Schalotte fein hacken. Koriandersamen und Kreuzkümmel fein mörsern.

- Ghee in einem Topf erhitzen, Koriander und Kreuzkümmel kurz anrösten. Hitze reduzieren. Schalotte und Ingwer dazugeben und kurz anbraten. Karotten mit dem Rohrzucker hinzufügen. Leicht karamellisieren lassen.

- Mit dem Wasser aufgießen. Salz und Pfeffer dazugeben. Zugedeckt 8 Min. köcheln lassen, bis die Karotten gar sind.

Variante Im Sommer nehme ich gemahlenen Kardamom statt frischen Ingwer.

Perfekt als Familiengericht

Buntes Ofengemüse

Glutenfrei, laktosefrei, vegan
Für 4 Portionen • V↓ P↓ K↓
8 Min. + 20 Min. Backzeit

½ Hokkaidokürbis • 2 Zucchini • 2 Pastinaken • 2 Schalotten • 1 TL Kreuzkümmel • 1 TL Fenchelsamen • ½ TL Ajowan • 4 EL Olivenöl • 2 Msp. Muskatnuss, gemahlen • ½ TL schwarzer Pfeffer, gemahlen • 1 TL Steinsalz • getrocknete Kräuter, z. B. Rosmarin und Thymian

- Gemüse putzen und in Scheiben bzw. Stifte schneiden. Schalotten schälen und achteln. Kreuzkümmel, Fenchelsamen und Ajowan mörsern.

- Olivenöl in einer Schüssel mit allen Gewürzen und etwas Salz vermischen. Gemüse, Schalotten und Kräuter dazugeben und gut vermengen.

- Alles auf ein Blech oder in eine Auflaufform geben und im Backofen bei 180 Grad Umluft ca. 20 Min. backen. Gemüse zwischendurch evtl. wenden.

Das passt dazu Cremige Polenta mit Kardamom (Seite 96)

Stoffwechselanregend

Leichte Zimt-Kurkuma-Hirse

Glutenfrei, laktosefrei, vegan
Für 4 Portionen • K↓
10 Min. + 20 Min. Garzeit

1 EL Kokosfett • ½ Zimtstange • 200 g Hirse • ½ TL Kurkuma • 700 ml heißes Wasser • Steinsalz

- Kokosfett in einem Topf erhitzen. Zimtstange darin kurz anrösten.

- Hirse und Kurkuma dazugeben, kurz anrösten und mit Wasser aufgießen. Salzen und zugedeckt 20 Min. köcheln lassen. Den Herd ausschalten und die Hirse noch einige Minuten zugedeckt ziehen lassen.

Mein Gewürz-Tipp Die beiden Gewürze Zimt und Kurkuma fördern wie auch Hirse ein Gefühl der Leichtigkeit.

Frühjahrsmüdigkeit ade

Leichtes Gersten-Risotto

Vegan

Für 4 Portionen • K↓

10 Min. + 35 Min. Garzeit

1 Zwiebel • 1 Knoblauchzehe • ½ Chilischote • 1 TL Kreuzkümmel • 1 TL Koriandersamen • ½ TL Ajowan • 1 EL Ghee • ½ TL Pippali, gemahlen • 250 g Gerstengraupen • 1 l Gemüsebrühe • 4 Stangen Staudensellerie (oder eine ½ Sellerieknolle) • 2 Karotten • 1 Pastinake • Steinsalz • Zitronensaft • frische Kräuter

- Zwiebel und Knoblauch hacken. Chilischote halbieren, entkernen und fein hacken. Kreuzkümmel, Koriander und Ajowan mörsern.
- Ghee in einem Topf erhitzen. Gewürze dazugeben und kurz anrösten. Hitze reduzieren. Zwiebel, Knoblauch und Chili mit anrösten. Gerstengraupen unterrühren, salzen und mit der Hälfte der warmen Gemüsebrühe aufgießen. Zugedeckt 17 Min. köcheln lassen. Ggf. immer wieder umrühren und Brühe nachgießen.
- Sellerie, Karotten und Pastinake klein schneiden.
- Das Gemüse unterrühren und mit der restlichen Brühe aufgießen. Weitere 15 Min. köcheln lassen, bis Gemüse und Graupen gar sind. Zugedeckt noch etwas ziehen lassen. Mit Salz und einem Spritzer Zitronensaft abschmecken und mit Kräutern bestreuen.

Mein Gewürz-Tipp Im Ayurveda wird Gerste bei hohen Blutfettwerten und bei Verschleimung empfohlen. Sie hilft, Körpergewicht zu reduzieren. Kreuzkümmel, Ajowan und Pippali intensivieren den Abnehm-Effekt.

Für gesunde und schöne Haut

Kokos-Quinoa mit Zucchini und Tofu

Glutenfrei, laktosefrei, vegan

Für 4 Portionen • V↓ P↓

10 Min. + 18 Min. Garzeit

1 TL Fenchelsamen • 1 EL Kokosöl • ½ TL Kurkuma • 1 Msp. Pippali, gemahlen • 3 EL Kokosflocken • 200 g Quinoa • 400 ml Gemüsebrühe • 2 Zucchini • 200 g Räuchertofu • Steinsalz • Zitronensaft • Koriandergrün

- Fenchelsamen mörsern.
- Kokosöl in einem Topf erhitzen. Fenchelsamen, Kurkuma, Pippali und Kokosflocken kurz anrösten. Hitze reduzieren.
- Quinoa dazugeben und mit Gemüsebrühe aufgießen. Zugedeckt 15 Min. garen.
- In der Zwischenzeit Zucchini längst vierteln und in Scheiben schneiden. Räuchertofu in mundgerechte Würfel schneiden.
- Klein geschnittenen Zucchini und Tofu zur Quinoa geben, salzen und weitere 2–3 Min. köcheln lassen. Evtl. nochmals Wasser oder Brühe nachgießen. Mit Zitronensaft abschmecken.
- Koriandergrün grob hacken und über die fertige Kokos-Quinoa streuen.

Mein Gewürz-Tipp Lebensmittel und Gewürze wie Zucchini, Quinoa, Tofu und Fenchelsamen sorgen für eine gesunde Hautfeuchtigkeit. Bei Hautunreinheiten ist Kurkuma mit ihrer blutreinigenden und entzündungshemmenden Wirkung sehr zu empfehlen.

Leichtes Gericht mit Wohlfühlfaktor

Gemüse-Zoodles in Safransauce

Glutenfrei, vegan, laktosefrei

Für 4 Portionen • V↓ P↓

13 Min. + 5 Min. Garzeit

- 5 Safranfäden
- 4 Karotten
- 2 Stangen Lauch
- 400 ml Kokosmilch
- 100 g Cashewkerne
- 1 EL Kokosfett
- ½ TL Ingwer, gemahlen
- ¼ TL Muskat, frisch gerieben
- ½ TL Kurkuma
- 100 ml Gemüsebrühe
- Steinsalz
- schwarzer Pfeffer, frisch gemahlen
- frische Kräuter

● Safranfäden in eine Tasse zerbröseln und mit 2 EL warmem Wasser einweichen.

● Karotten mit einem Spiralschneider zu »Zoodles« drehen. Alternativ die Karotten längs mehrmals durchschneiden und lange, dünne Streifen schneiden. Lauch quer halbieren, dann längs in Streifen schneiden.

● Kokosmilch zusammen mit den Cashewkernen mit einem Pürierstab fein pürieren.

● Kokosfett in einer Pfanne erhitzen. Ingwerpulver, Muskatnuss und Kurkuma darin kurz schwenken (Vorsicht: Muskat wird schnell bitter). Hitze reduzieren. Die Gemüsestreifen dazugeben und mit Gemüsebrühe aufgießen. Salzen und pfeffern. 3 Min. abgedeckt dünsten.

● Die Cashew-Kokosmilch unterrühren. Den eingeweichten Safran samt Einweichwasser ebenfalls dazugeben. Evtl. noch etwas Brühe nachgießen. Noch einmal aufkochen lassen und abschmecken.

● Mit frischen gehackten Kräutern anrichten.

Das passt dazu Gewürzreis (Seite 89) und Belugalinsen (Seite 84)

Mein Gewürz-Tipp Safran besitzt eine einzigartige Heilkraft. Achte beim Kauf stets auf gute Qualität und ziehe ganze Fäden dem Pulver vor. Safran mit seiner antidepressiven Wirkung passt nicht nur zu Süßspeisen, sondern auch Saucen und Suppen profitieren von seinem Aroma.

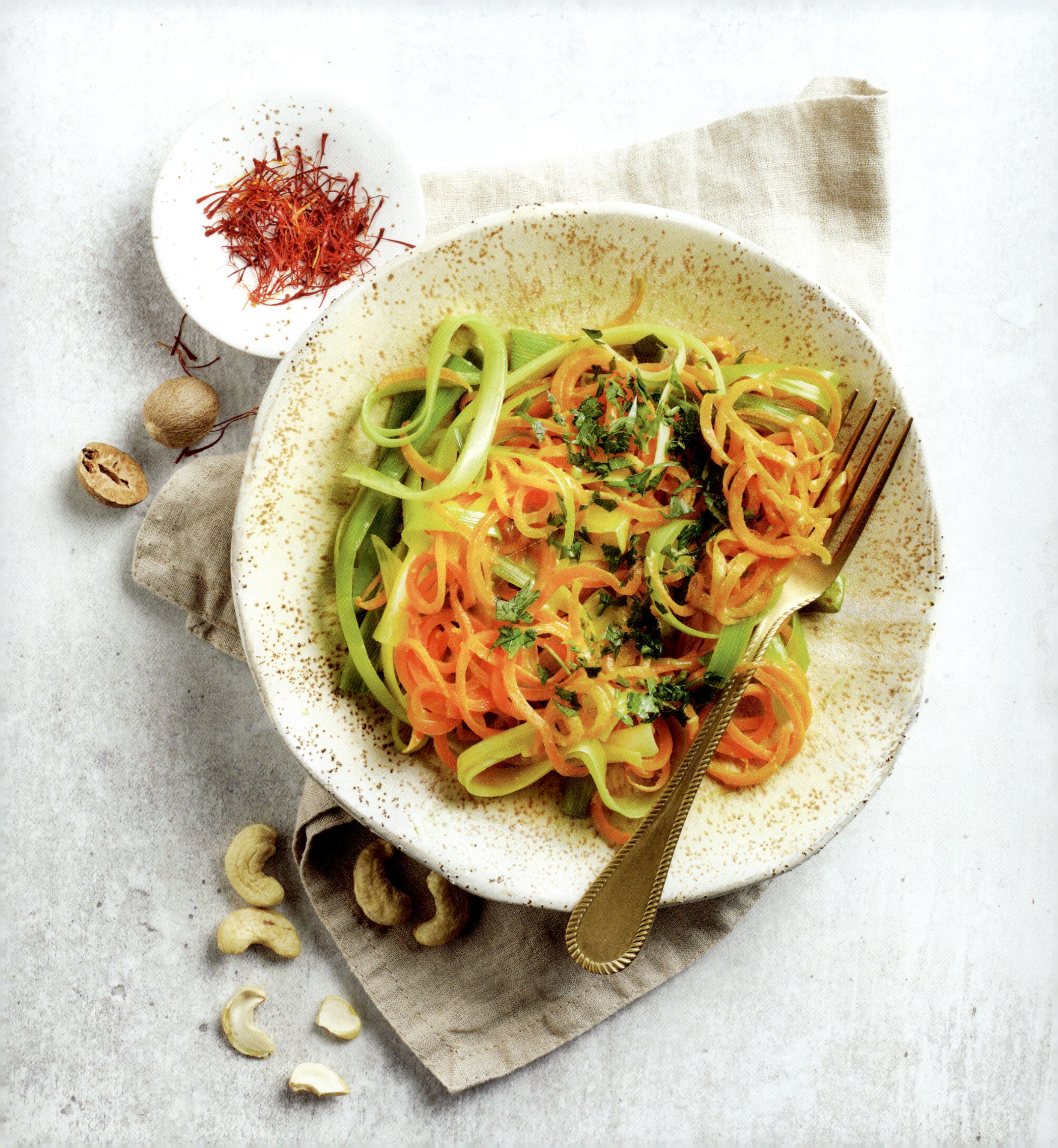

Power-Gemüse für gute Abwehrkräfte

Würziger Rosenkohl vom Blech

Laktosefrei
Für 4 Portionen • K↓
20 Min. + 25 Min. Backzeit

500 g Rosenkohl • 1 TL Piment, ganz • 1 TL Koriandersamen • ½ Bio-Zitrone • 4 EL Pflanzenöl • ½ TL Chilipulver • 1 TL Ahornsirup • 3 EL heißes Wasser • Steinsalz • Pfeffer, schwarz gemahlen

- Rosenkohl putzen, Röschen halbieren.

- Piment und Koriandersamen fein mörsern. Zitrone in feine Scheiben schneiden.

- In einer Schüssel Öl mit Koriandersamen, Piment, Chilipulver, Ahornsirup und Wasser vermischen. Rosenkohl und Zitronenscheiben darin schwenken. Salzen und pfeffern.

- Alles auf ein mit Backpapier ausgelegtes Backpapier geben und im vorgeheizten Backofen bei 180 Grad Umluft ca. 25 Min. backen. Immer wieder kontrollieren und wenden. Der Rosenkohl sollte nicht zu dunkel werden.

Das passt dazu Cremige Kardamom-Polenta (s. rechts).

Mein Tipp Koriandersamen passen wunderbar zu Rosenkohl. Sie sind nicht aufdringlich im Geschmack und sorgen mit ihrer entblähenden Wirkung für eine gute Verdauung.

Fix zubereitet bei lästiger Erkältung

Cremige Kardamom-Polenta

Glutenfrei
Für 4 Portionen • P↓ K↓
2 Min. + 10 Min. Garzeit

2 EL Ghee • 1 Lorbeerblatt • 1 TL Kardamom, gemahlen • 200 g Maisgrieß (Polenta) • 900 ml Gemüsebrühe • Steinsalz • 200 ml Hafersahne

- Ghee in einem Topf erhitzen. Lorbeerblatt darin kurz schwenken. Hitze reduzieren. Dann Kardamom und Maisgrieß dazugeben und unter Rühren wenige Sekunden anrösten.

- Mit Gemüsebrühe aufgießen. Gut umrühren. Salzen und einige Min. köcheln lassen.

- Kurz vor Ende der Kochzeit mit Hafersahne verfeinern.

- Evtl. noch Wasser nachgießen, falls die Polenta zu trocken wird. Sie soll schön sämig sein.

Das passt dazu Paprika-Aprikosen-Sauce (Seite 84)

Variante Reste der Polenta können nach dem Erkalten in Scheiben oder Würfel geschnitten und am Folgetag in Ghee gebraten werden.

Mein Gewürz-Tipp Kardamom und Polenta passen nicht nur aromatisch perfekt zusammen, sondern sie verstärken auch gegenseitig ihre Wirkung. Kardamom unterstützt die Schleim und Kapha reduzierende Eigenschaft der Polenta. Ein optimales Gericht für die Schnupfenzeit.

Proteinreiches Gericht mit Detox-Effekt

Schnelle Mungdal-Crêpes

Glutenfrei, vegan, laktosefrei

Für 5 Crêpes • V↓ P↓ K↓

8 Std. Einweichzeit + 12 Min. + 30 Min. Backzeit

- 150 g Mungdal (gelbe, geschälte Mungbohnen)
- 2 TL Fenchelsamen
- 2 TL Kreuzkümmel
- 2 Schalotten
- 200 ml Reismilch
- 3 EL Reismehl
- 1 Msp. Asafoetida
- ¼ TL Chilipulver
- ½ TL Kurkuma
- ½ TL Ingwerpulver
- Steinsalz
- 1 Prise Rohrzucker
- Kokosfett oder anderes Bratöl zum Ausbacken

● Mungdal über Nacht in reichlich Wasser einweichen.

● Am Folgetag die Bohnen in ein Sieb geben. Mit klarem Wasser abspülen und abtropfen lassen.

● Fenchel und Kreuzkümmel mörsern, Schalotten fein hacken.

● Mungbohnen mit Reismilch aufgießen. Mit dem Pürierstab fein pürieren. Reismehl, Asafoetida, Chilipulver, Kurkuma, Ingwerpulver, Salz und Zucker unterrühren.

● Kokosfett in einer Pfanne erhitzen. Je eine kleine Kelle Mungbohnenteig in die Pfanne geben. Glatt streichen und sofort mit einem Topping aus gehackten Schalotten sowie Fenchel und Kreuzkümmel bestreuen. Hitze reduzieren und goldbraun backen. Crêpe wenden, von der zweiten Seite backen. Die Schalotten und die Gewürze sollen schön anbraten. Aus dem restlichen Teig vier weitere Crêpes backen.

Das passt dazu Cashew-Basilikum-Dip (Seite 114).

Mein Tipp Mungbohnen können im Kühlschrank durchaus 2–3 Tage einweichen und sind dann immer einsatzbereit. Sie sind in der ayurvedischen Ernährung hochgelobte Heilmittel. Mungbohnen reinigen den Körper und nähren gleichzeitig aufgrund des hohen Proteingehalts. Zudem sind sie im Ayurveda die am besten verdaulichen Hülsenfrüchte, weil sie kaum blähen.

Ein Power- und Beauty-Gericht

Kabeljau in Kokossauce

Glutenfrei, laktosefrei

Für 4 Portionen • V↓ P↓

10 Min. + 9 Min. Garzeit

1 kg Kabeljaufilet • 1 EL Zitronensaft • Steinsalz • 1 Zwiebel • ½ Stange Lauch • ½ Chilischote • 1 EL Kokosöl • 1 Lorbeerblatt • 1 TL Bockshornkleesamen, gemahlen • schwarzer Pfeffer, gemahlen • 200 ml Gemüsebrühe • 400 ml Kokosmilch • frischer Dill

- Fisch waschen, mit Küchenkrepp trocken tupfen. Mit Zitronensaft beträufeln und salzen. In portionsgerechte Stücke schneiden und durchziehen lassen.

- Zwiebel fein hacken. Lauch halbieren und in sehr feine Halbringe schneiden. Chilischote ohne Kerne ebenfalls fein hacken.

- Kokosöl erhitzen. Lorbeerblatt darin kurz anrösten. Zwiebel und Chilischote dazugeben und kurz andünsten. Dann Bockshornkleesamen einrühren und kurz mit anrösten. Lauch dazugeben und andünsten. Mit Brühe und Kokosmilch ablöschen. Pfeffern und salzen, 6 Min. zugedeckt köcheln lassen.

- Kabeljau in die Kokossauce geben und weitere 3 Min. köcheln lassen. Schmeckt herrlich mit Dill bestreut.

Mein Gewürz-Tipp Bockshornkleesamen ergänzen Fisch wunderbar im Geschmack. Zudem liefert das Gewürz zusätzlich Eiweiß und unterstützt die Haar- und Hautgesundheit. Ich gebe die Bockshornkleesamen hier erst nach den Zwiebeln in die Pfanne, weil das Pulver im heißen Fett sehr schnell bitter wird.

Wohlfühlrezept bei allen Dosha-Symptomen

Hühnchen-Kokos-Curry

Glutenfrei

Für 4 Portionen • V↓ P↓ K↓

5 Min. + 20 Min. Garzeit

500 g Hühnchenbrustfilets (alternativ: Pute) • 2 Schalotten • 2 cm frischer Ingwer • 1 TL Muskatblüte • 3 EL Ghee • 3 Nelken • ½ TL Ingwerpulver • 2 Lorbeerblätter • 200 ml Gemüsebrühe • 200 ml Kokosmilch • Steinsalz • 1 EL Reismehl • 3 EL Cashewnüsse • ½ TL Zitronensaft

- Hühnchenfleisch waschen, mit Küchenkrepp trocken tupfen, in portionsgerechte Stücke (max. 3 cm dick) schneiden.

- Schalotten schälen und fein würfeln. Ingwer samt Schale in feine Scheiben schneiden. Muskatblüte fein mörsern.

- Ghee in einer Pfanne erhitzen, Schalotten und die Filetstücke darin goldbraun anbraten.

- Gegen Ende Ingwerscheiben, Nelken, Ingwerpulver, Lorbeerblätter und Muskatblüte kurz mit anbraten.

- Mit Gemüsebrühe und Kokosmilch aufgießen. Salzen und alles 15 Min. köcheln lassen. Reismehl fein darüberstreuen und unterrühren. Cashewnüsse und Zitronensaft hinzufügen und noch einige Min. weiter köcheln lassen bis das Fleisch gar ist.

Mein Gewürz-Tipp Für Gäste entferne ich vor dem Servieren Nelken, Ingwerscheiben und Lorbeerblätter. Wer möchte, kann Nelken und Ingwerscheiben mitessen.

» Kabeljau in Kokossauce

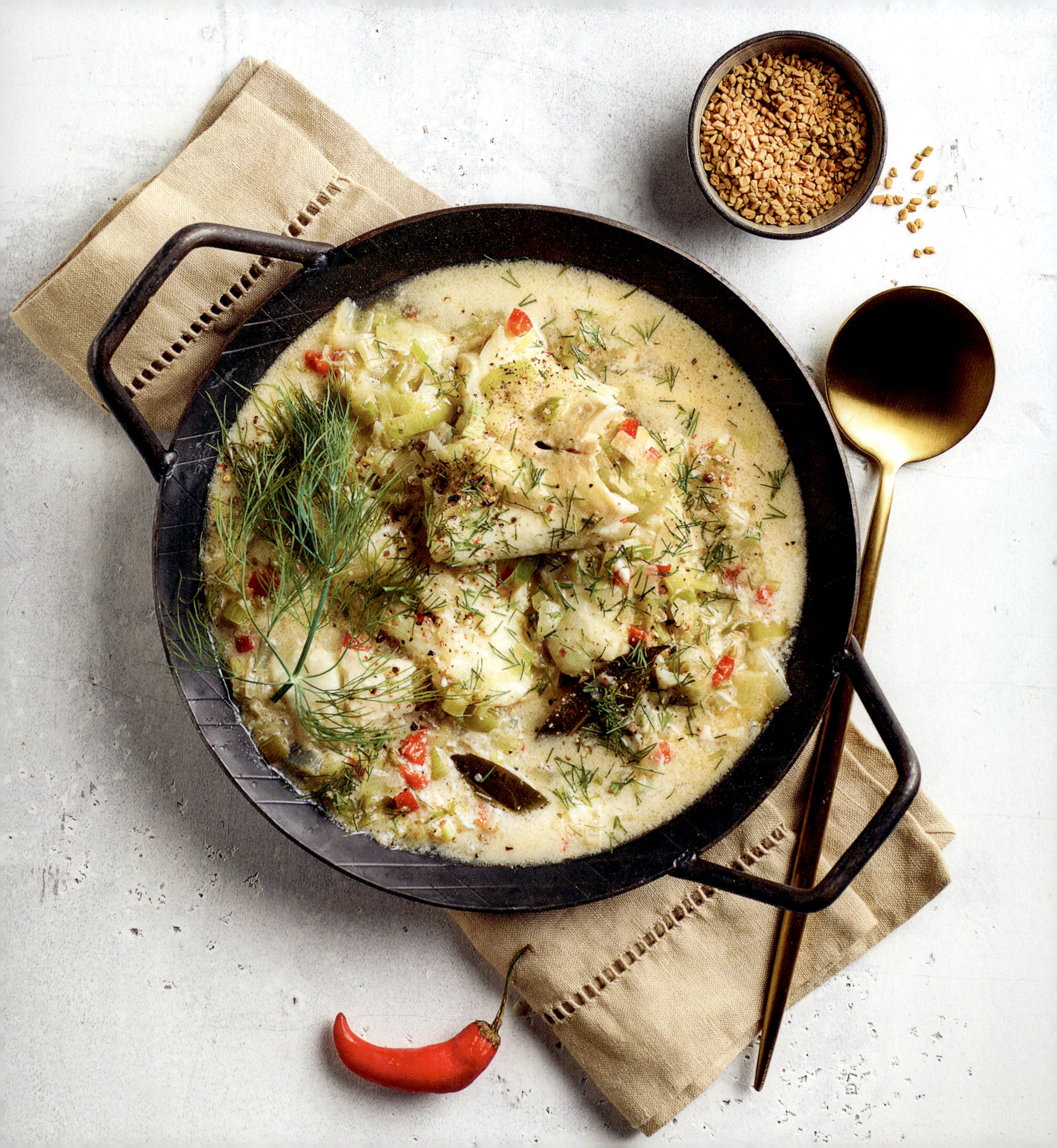

SUPPEN UND SNACKS

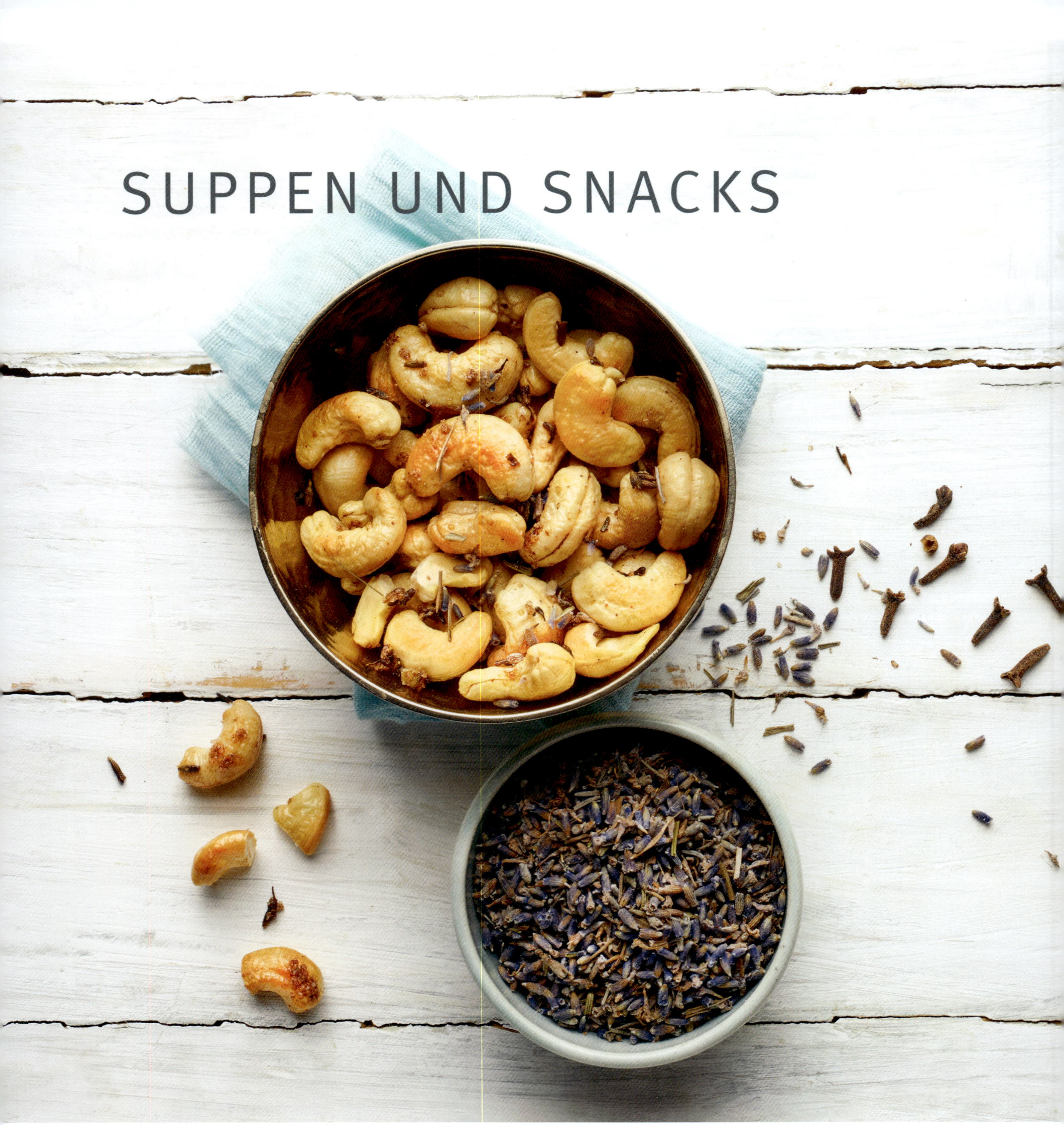

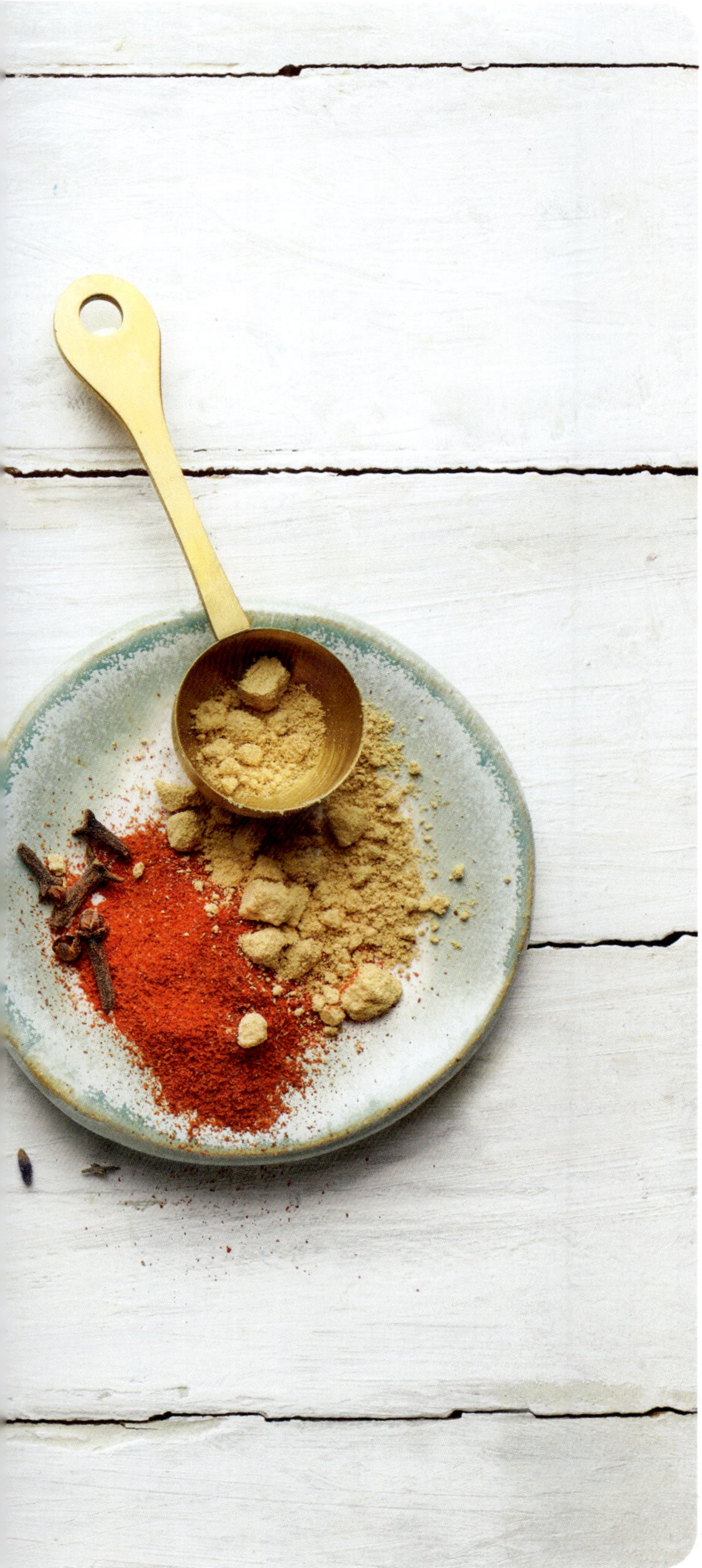

Suppen sind leicht verdaulich und gut bekömmlich. Sie passen in jeden Speiseplan. Mit dem richtigen Gewürzmix entstehen nicht nur köstliche Lieblingsspeisen, sondern auch nahrhafte Heilsuppen, die bei vielen Beschwerden helfen können. Als Abendessen sind leichte Suppen ideal, weil sie einen erholsamen Schlaf fördern. Und auch im Sommer lässt sich ein warmes, leichtes Süppchen mit kühlenden Zutaten genießen. Ich habe auf den folgenden Seiten sehr unterschiedliche Suppen zusammengestellt. Suche nach deinen geschmacklichen Vorlieben aus und danach, welche Wirkung du im Körper erreichen möchtest. Brote und vegetarische Aufstriche runden das Suppenprogramm ab.

« Lovely Cashews mit Lavendel (Seite 117)

Wunderbar leicht verdaulich

Fruchtig-scharfe Quittensuppe

Glutenfrei
Für 4 Portionen • K↓
15 Min. + 23 Min. Garzeit

400 g Quitten • 500 g Kartoffeln • 1 Zwiebel • 2 EL Ghee • ½ TL Kurkuma • ½ TL Chilipulver • ½ TL Piment, gemahlen • ½ TL Ingwer, gemahlen • ¼ TL Muskat, gerieben • 1 TL Rohrzucker • 1 TL Steinsalz • 1 l Gemüsebrühe • ½ Granatapfel • 1 TL Ghee • 1 Prise Chilipulver

- Quitten schälen, vierteln und das Kernhaus entfernen. Kartoffeln schälen und in kleine Stücke schneiden. Zwiebel fein hacken.
- Ghee in einem Topf erhitzen. Die Gewürze in dem Fett kurz schwenken. Hitze reduzieren. Zwiebel dazugeben und 1 Min. andünsten.
- Quitten, Kartoffeln, Zucker und Salz dazugeben und mit andünsten. Mit Brühe aufgießen und alles ca. 20 Min. kochen. Die Suppe fein pürieren.
- Granatapfelkerne aus dem Granatapfel lösen.
- Ghee in einer Pfanne erhitzen und die Granatapfelkerne darin kurz erhitzen. Mit Chilipulver würzen.
- Die Suppe auf Teller verteilen und mit den Granatapfelkernen bestreut anrichten.

Mein Gewürz-Tipp Wenn Chili im Spiel ist, kann es schnell etwas scharf werden. Deshalb tut hier ein Gegenspieler gut. Der Granatapfel gleicht die Schärfe sanft aus.

»Happy mood«-Suppe – Entspannung pur

Feines Mandel-Safran-Süppchen

Glutenfrei
Für 4 Portionen • V↓
10 Min. + 20 Min. Garzeit

1 TL Fenchelsamen • ½ TL Ajowan • 500 g Kartoffeln • 2 Knoblauchzehen • 1 EL Ghee • ½ TL Kurkuma • ½ TL Pippali, gemahlen • 1 l Gemüsebrühe • Steinsalz • 1 Prise Rohrzucker • 5 EL Mandelmus • 4 Safranfäden, eingeweicht • 2 EL Mandelblättchen

- Fenchelsamen und Ajowan mörsern. Kartoffeln schälen und in kleine Würfel schneiden. Knoblauch fein hacken.
- Ghee in einem Topf erhitzen. Fenchelsamen, Ajowan, Kurkuma und Pippali darin kurz anrösten. Hitze reduzieren.
- Die Kartoffelwürfel dazugeben und andünsten. Mit Gemüsebrühe aufgießen, salzen und zuckern. Mandelmus einrühren und die Suppe ca. 15 Min. kochen. Kurz vor Ende der Kochzeit Safran samt Einweichwasser unterrühren.
- Mandelblättchen in einer Pfanne ohne Fett leicht anbräunen.
- Die Suppe fein pürieren und mit Mandelblättchen bestreuen.

Mein Gewürz-Tipp Kurkuma, Ajowan und Pippali sind »Agni-Deepana«, das heißt, sie verstärken die Verdauungskraft. Sie haben zudem eine antihistaminische Wirkung (siehe Antihistamin-Gewürzmischung Seite 61).

Hilft bei verschleimten Atemwegen

Scharfes Linsen-Kokos-Süppchen

Glutenfrei

Für 4 Portionen • K↓

15 Min. + 18 Min Garzeit

3 Karotten • ½ Stange Lauch • 2 Kartoffeln • 1 Zwiebel • 1 cm frischer Ingwer • 1 rote Chilischote • 1 TL Koriandersamen • 1 TL Kreuzkümmel • 1 EL Ghee • ½ TL Kurkuma • 150 g rote Linsen • 800 ml Gemüsebrühe • 200 ml Kokosmilch • Steinsalz • 1 TL Zitronensaft • frische Kräuter

- Karotten schälen und in kleine Würfel schneiden. Lauch der Länge nach halbieren und in Scheiben schneiden. Kartoffeln schälen und in Würfel schneiden. Zwiebel und Ingwer schälen und fein hacken. Chilischote halbieren, Kerne entfernen und fein hacken. Koriandersamen und Kreuzkümmel mörsern.

- Ghee in einem Topf erhitzen. Koriandersamen, Kreuzkümmel und Kurkuma kurz anrösten. Hitze reduzieren.

- Zwiebel, Ingwer und Chilischote dazugeben. Sobald die Zwiebel Farbe bekommt, Linsen und Gemüse unterrühren. Mit Gemüsebrühe aufgießen und alles zugedeckt 15 Min. köcheln lassen. Dann die Kokosmilch dazugeben und die Suppe weitere 1–2 Min. köcheln lassen.

- Mit Salz und Zitronensaft abschmecken. Je nach Vorliebe die Suppe stückig lassen oder fein pürieren. Mit frischen, gehackten Kräutern bestreut servieren.

Wichtig Wenn Kleinkinder mitessen, verzichte bitte auf Chilischote und Ingwerwurzel.

Tipp Noch intensiver ist die entschleimende Wirkung der Suppe ohne Kokosmilch.

Leichte Sommersuppe – gut bei Sonnenbrand

Kühlendes Zucchini-Minz-Süppchen

Vegan, glutenfrei, laktosefrei

Für 4 Portionen • P↓

15 Min. + 15 Min. Garzeit

3 Zucchini • 2 Kartoffeln • 1 TL Fenchelsamen • ½ TL Koriandersamen • ½ TL Muskatblüte • 1 Schalotte • 1 Knoblauchzehe • etwas frische Minze • 2 EL Kokosöl • ½ TL Rohrzucker • Steinsalz • ½ TL Pippali, gemahlen • 750 ml leichte Gemüsebrühe • Limettensaft

- Zucchini mit Schale in große Würfel schneiden. Kartoffeln schälen und ebenfalls würfeln.

- Fenchel- und Koriandersamen und Muskatblüte fein mörsern. Schalotte und Knoblauch fein hacken. Minze hacken.

- Kokosöl in einem Topf erhitzen. Zuerst Fenchel- und Koriandersamen und die Muskatblüte anrösten. Gleich danach Knoblauch und Schalotte dazugeben und anschwitzen. Zum Schluss Zucchini- und Kartoffelwürfel einrühren und andünsten. Zucker, Salz und Pippali dazugeben und mit Gemüsebrühe aufgießen. Zum Kochen bringen und ca. 10 Min. köcheln lassen.

- Die Suppe fein pürieren, mit Limettensaft abschmecken und mit Minze bestreut servieren.

Mein Gewürz-Tipp Fenchelsamen und Kokosöl wirken kühlend. Doch auch die Bitterstoffe in den grünen Schalen der Zucchini haben einen kühlenden Effekt. Deshalb: Im Sommer Zucchini möglichst mit Schale essen.

Beruhigende und wärmende Wintersuppe mit dreifacher Wirkung

Kürbis-Ingwer-Suppe in drei Gewürzvariationen

Glutenfrei

Für 4 Portionen • V↓ P↓ K↓

15 Min. + 15 Min. Garzeit

- 600 g Kürbis (z. B. Hokkaido)
- 2 große Kartoffeln
- 1 kleine Stange Lauch
- 1 TL Koriandersamen
- 1 TL Muskatblüte
- 2 EL Ghee
- je ½ TL Pippali und Kurkuma, gemahlen
- ½ TL Zitronensaft
- Steinsalz
- Petersilie
- Kürbiskerne

Bei Vata-Symptomen hinzufügen:

- 1 TL Ingwer, gemahlen
- 1 Msp. Asafoetida
- 750 ml Ingwerwasser (Seite 131)
- 200 ml Sahne
- ½ TL Rohrzucker

Bei Pitta-Symptomen hinzufügen:

- 1 TL Ingwer, gemahlen
- 1 Msp. Nelken, gemahlen
- 750 ml Gemüsebrühe
- 200 ml Kokosmilch
- ½ TL Rohrzucker

Bei Kapha-Symptomen hinzufügen:

- ½ TL Pimentsamen
- 1 Msp. Asafoetida
- 2 cm frischen Ingwer
- 1 l Ingwerwasser (Seite 131)
- ½ TL schwarzen Pfeffer

Bei Vata-Symptomen:

- Kürbis und Kartoffeln schälen, klein schneiden. Lauch in Halbringe schneiden. Koriander und Muskat mörsern.

- Ghee in einem Topf erhitzen. Gewürze kurz anrösten. Hitze reduzieren. Gemüse dazugeben, mit Ingwerwasser aufgießen. Ca. 20 Min. kochen lassen. Sahne dazugeben, aufkochen lassen. Mit Zitronensaft, Zucker und Salz abschmecken.

- Suppe pürieren und mit Petersilie und Kürbiskernen bestreut anrichten.

Bei Pitta-Symptomen:

- Kürbis und Kartoffeln schälen, klein schneiden. Lauch in Halbringe schneiden. Koriander und Muskat mörsern.

- Ghee in einem Topf erhitzen. Gewürze kurz anrösten. Hitze reduzieren. Ingwer dazugeben und kurz mit anrösten.

- Gemüse dazugeben und Brühe aufgießen. Ca. 20 Min. kochen lassen. Kokosmilch dazugeben, aufkochen lassen. Mit Zitronensaft. Zucker und Salz abschmecken.

- Suppe pürieren und mit Petersilie und Kürbiskernen bestreut anrichten.

Bei Kapha-Symptomen:

- Kürbis und Kartoffeln schälen, klein schneiden. Lauch in Halbringe schneiden. Ingwer hacken. Koriander, Muskat und Piment mörsern.

- Ghee in einem Topf erhitzen. Gewürze kurz anrösten. Hitze reduzieren. Ingwer dazugeben und kurz mit anrösten. Gemüse hinzufügen, mit Ingwerwasser aufgießen. Ca. 20 Min. kochen lassen. Mit Zitronensaft, Zucker und Salz abschmecken.

- Suppe pürieren und mit Petersilie und Kürbiskernen bestreut anrichten.

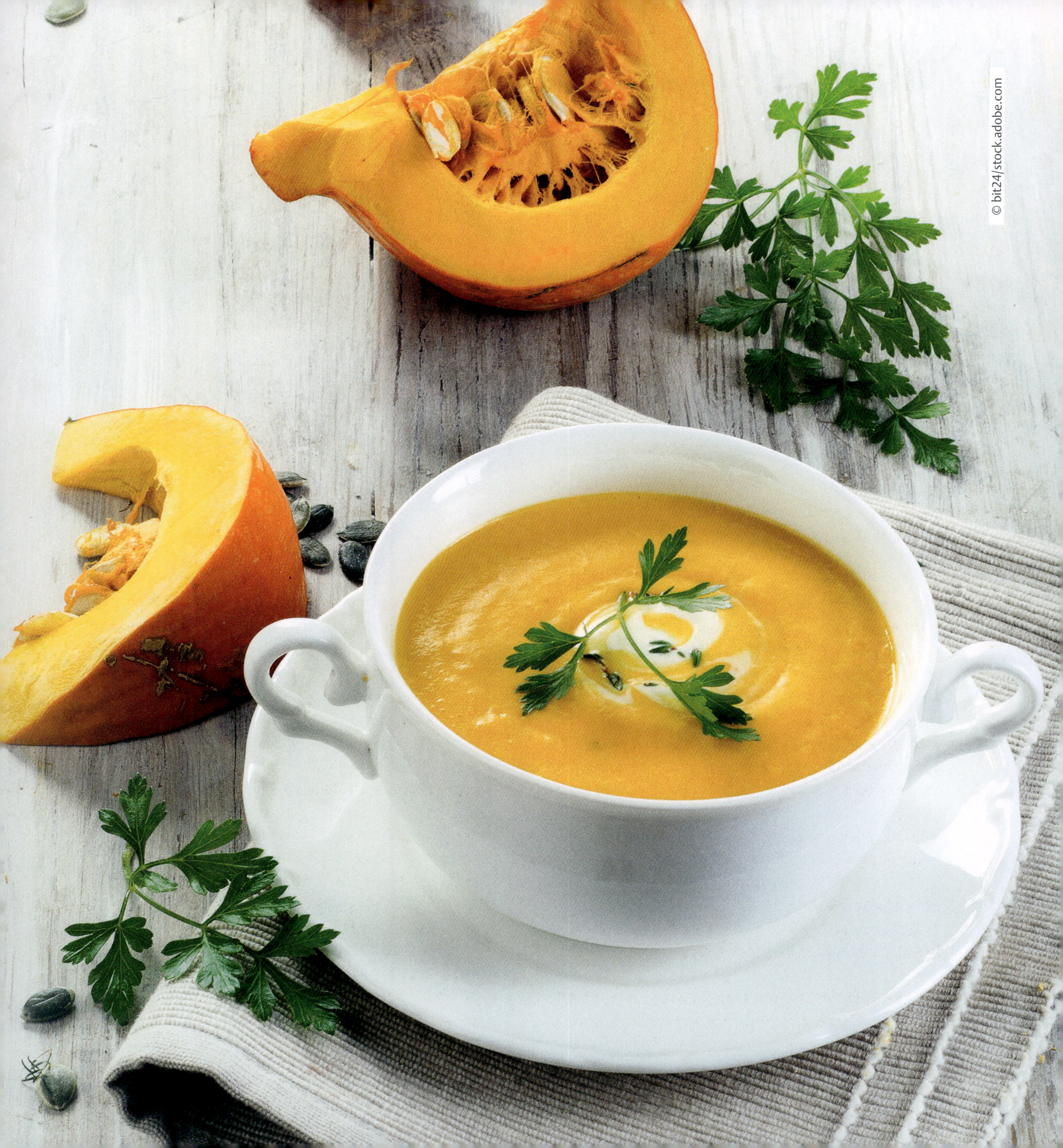

Bei nervösen Darmbeschwerden

Pastinakensuppe mit Zimt-Croûtons

Laktosefrei, vegan

Für 4 Portionen • V↓ P↓

10 Min. + 20 Min. Garzeit

3 mittelgroße Pastinaken • 1 Stange Lauch • ½ TL Ajowan • 2 TL Kreuzkümmel • 2 EL Olivenöl • ½ TL Kurkuma • ½ TL Pippali, gemahlen • 1 TL Ingwerpulver • 1 l Gemüsebrühe • Steinsalz • 3 Scheiben helles Dinkelbrot • 2 EL Olivenöl • 1 TL Zimt, gemahlen • 1 kleiner Becher vegane Creme • etwas frische Petersilie

- Pastinaken schälen und in Würfel schneiden. Lauch putzen, halbieren, waschen und in Scheiben schneiden. Ajowan und Kreuzkümmel fein mörsern.

- Olivenöl in einem Topf erhitzen. Ajowan, Kreuzkümmel, Kurkuma, Pippali und Ingwer dazugeben und kurz anrösten. Hitze reduzieren. Lauch und Pastinaken hinzufügen und kurz mit anrösten. Mit Gemüsebrühe aufgießen. Salzen und etwa 10–15 Min. köcheln lassen.

- Die Brotscheiben in Würfel schneiden. In einer Pfanne 2 EL Olivenöl erhitzen und die Würfel darin goldbraun rösten. Mit Zimt und Salz würzen. Vorsicht: Der Zimt darf nicht verbrennen!

- Die Suppe mit Crème fraîche verfeinern, nochmals kurz aufkochen lassen. Fein pürieren.

- Die Suppe auf Teller verteilen, mit Zimt-Croûtons und Petersilienblättern bestreut anrichten.

Mein Gewürz-Tipp Ingwer und Zimt sind die wärmsten Gewürze und damit ideal für die kalte Jahreszeit.

Wohltuend bei Übersäuerung

Blumenkohl-Süßkartoffel-Suppe

Glutenfrei

Für 4 Portionen • P↓

10 Min. + 15 Min. Garzeit

1 Schalotte • 1 kleiner Blumenkohl • 1 mittelgroße Süßkartoffel • 1 TL Koriandersamen • ½ TL Muskatblüte • 1 EL Ghee • ½ TL Pippali, gemahlen • ½ TL Kurkuma • 800 ml Gemüsebrühe • 200 ml Kokosmilch • Steinsalz • frisches Korianderkraut

- Schalotte fein hacken. Blumenkohl waschen und in kleine Röschen teilen. Süßkartoffel schälen und in 1–2 cm große Stücke schneiden. Koriandersamen und Muskatblüte fein mörsern.

- Das Ghee in einem Topf erhitzen. Koriandersamen, Muskatblüte, Pippali und Kurkuma dazugeben und kurz anrösten. Hitze reduzieren. Die Schalotte hinzufügen und mit andünsten.

- Das klein geschnittene Gemüse dazugeben und ebenfalls mit andünsten, mit Gemüsebrühe aufgießen und salzen. Etwa 15 Min. köcheln lassen. Kurz vor Ende der Garzeit die Kokosmilch hinzufügen.

- Die Suppe fein pürieren und mit gehacktem frischem Koriander servieren.

Mein Gewürz-Tipp Der Koriandersamen bringt mit seinem basischen Effekt Harmonie in die Suppe. Das Koriandergrün verstärkt den kühlenden Effekt von Blumenkohl und Süßkartoffeln. Muskatblüte oder Macis ist im Sommer der Muskatnuss vorzuziehen, da sie milder ist. Sie ist eines meiner Lieblingsgewürze und passt ideal zu Blumenkohl und Süßkartoffeln.

Leichtes Süppchen, stoffwechselanregend

Klare Gemüsesuppe zum Aufwärmen

Vegan, glutenfrei, laktosefrei
Für 4 Portionen • K↓
6 Min. + 8 Min. Garzeit

1 cm frischer Ingwer • 2 Knoblauchzehen • 2 Karotten • ½ Stange Lauch • 2 EL Olivenöl • ½ TL Kardamompulver • 1 Msp. Muskatnuss, frisch gerieben • ¼ TL Pippali, gemahlen • 1 Msp. Chilipulver • 1 l Gemüsebrühe • Zitronensaft • Steinsalz • optional: 1 Prise Rohrzucker • frische Kräuter

- Ingwerwurzel und Knoblauch schälen und fein hacken. Karotten in feine Streifen schneiden. Lauch ebenfalls in feine Streifen schneiden.

- Olivenöl in einem Topf erhitzen. Ingwer und Knoblauch darin anrösten. Hitze reduzieren. Kardamom, Muskatnuss, Pippali und Chilipulver dazugeben und kurz anrösten.

- Karotten hinzufügen und mit einer Tasse Brühe aufgießen. Zugedeckt 2 Min. köcheln lassen. Dann den Lauch dazugeben und mit der restlichen Brühe aufgießen. Nochmals 6 Min. köcheln lassen.

- Mit einen Spritzer Zitronensaft, Salz und evtl. einer Prise Rohrzucker abschmecken.

- Vor dem Servieren die Suppe mit gehackten frischen Kräutern bestreuen.

Mein Gewürz-Tipp Ingwer und Knoblauch verstärken sich in ihrer Wirkung und regen die Verdauungssäfte an. Ingwer mildert zudem den Knoblauchgeruch.

Für ein gutes Bauchgefühl

Detox-Suppe »Kichari«

Glutenfrei
Für 4 Portionen • V↓ P↓ K↓
8 Min. + 25 Min. Garzeit

200 g grünes Gemüse (z. B. Spinat, Mangold, Fenchel, Zucchini) • 1 TL Koriandersamen • 1 TL Fenchelsamen • 1 TL Kreuzkümmel • ½ TL Ajowan • 1 EL Ghee • ½ TL Senfsamen • ½ TL Kurkuma • 1 Prise Asafoetida • 100 g Basmatireis • 80 g gelbe Mungbohnen (ohne Schale) • 1 l Wasser • 1 TL Steinsalz • Zitronensaft

- Das Gemüse putzen und mundgerecht schneiden. Koriander- und Fenchelsamen, Kreuzkümmel und Ajowan mörsern.

- Ghee in einem Topf erhitzen. Senfsamen darin anrösten, bis die Samen aufspringen. Hitze reduzieren. Die restlichen Gewürze dazugeben und kurz mit anrösten.

- Gewaschenen Reis und Mungbohnen unterrühren. Mit Wasser aufgießen, Hitze reduzieren und alles zugedeckt köcheln lassen. Nach 10 Min. das Gemüse nach und nach, je nach Festigkeit, dazugeben und mitkochen lassen. Evtl. noch etwas Wasser dazugeben. Weiter köcheln lassen, bis die Mungbohnen anfangen zu zerfallen.

- Kichari mit Salz und Zitronensaft abschmecken. Herd abschalten und die Suppe etwas ziehen lassen.

Mein Gewürz-Tipp Die Detox-Gewürze Koriander, Fenchel und Kreuzkümmel findest du auch in meinem Detox-Tee (Seite 148). Senfsamen zählt zu den Kapha und Ama reduzierenden Gewürzen. Er intensiviert den reinigenden Effekt der Suppe.

Senkt den Blutdruck, gleicht Eisenverlust aus

Rote-Bete-Suppe mit Kreuzkümmel-Topping

Glutenfrei

Für 4 Portionen • V↓ K↓

10 Min. + 35 Min. Garzeit

- 500 g Rote Bete
- 1 Schalotte
- 1 Bio-Orange
- 3 TL Kreuzkümmel
- 1 ½ EL Ghee
- ½ TL Pippali, gemahlen
- ½ TL Bockshornkleesamen, gemahlen
- ½ TL Zimt, gemahlen
- 2 EL Kokosflocken
- 500 ml Gemüsebrühe
- 300 ml Kokosmilch
- Steinsalz

• Rote Bete waschen, schälen und in 1–2 cm große Würfel schneiden. Schalotte schälen und fein würfeln.

• Orange heiß abwaschen, abtrocknen, dann die Schale dünn abreiben. Saft auspressen und beiseitestellen.

• 1 TL Kreuzkümmel mörsern und beiseitestellen.

• Ghee in einem Topf erhitzen. Den gemörserten Kreuzkümmel kurz anrösten, dann die Schalottenwürfel mit anschwitzen. Die übrigen Gewürze und die Kokosflocken dazugeben und kurz anrösten. Diese Gewürze sind sehr sensibel und werden deshalb erst nach den Schalotten hinzugefügt.

• Rote Bete dazugeben. Alles nochmals gut durchrühren, mit Brühe aufgießen. Orangenschale und -saft dazugeben. Zum Kochen bringen. Die Suppe ca. 25 Min. köcheln lassen. Die Kokosmilch unterrühren und weiter kochen, bis die Rote Bete einen weichen Biss hat. Mit Salz abschmecken.

• Für das Topping den restlichen Kreuzkümmel unzerkleinert in einer beschichteten Pfanne leicht anrösten. Er sollte leicht bräunen und seinen typischen Duft abgeben.

• Die Suppe auf Teller verteilen und jeweils mit etwas Kreuzkümmel-Topping bestreuen.

Mein Gewürz-Tipp Bockshornkleesamen fördern die Verwertung von Eisen und die Bildung von roten Blutkörperchen. Deshalb gebe ich sie bewusst zur Roten Bete, um die Wirkung zu verstärken.
Kreuzkümmel sorgt für eine gute Bekömmlichkeit der Suppe und passt hervorragend zu Roter Bete und Kokos. Er wirkt gefäßschützend und unterstützt damit die blutdrucksenkende Wirkung der Suppe. Die ganzen Samen als Topping sind hier nicht nur dekorativ, sie verstärken auch den gefäßschützenden Effekt.

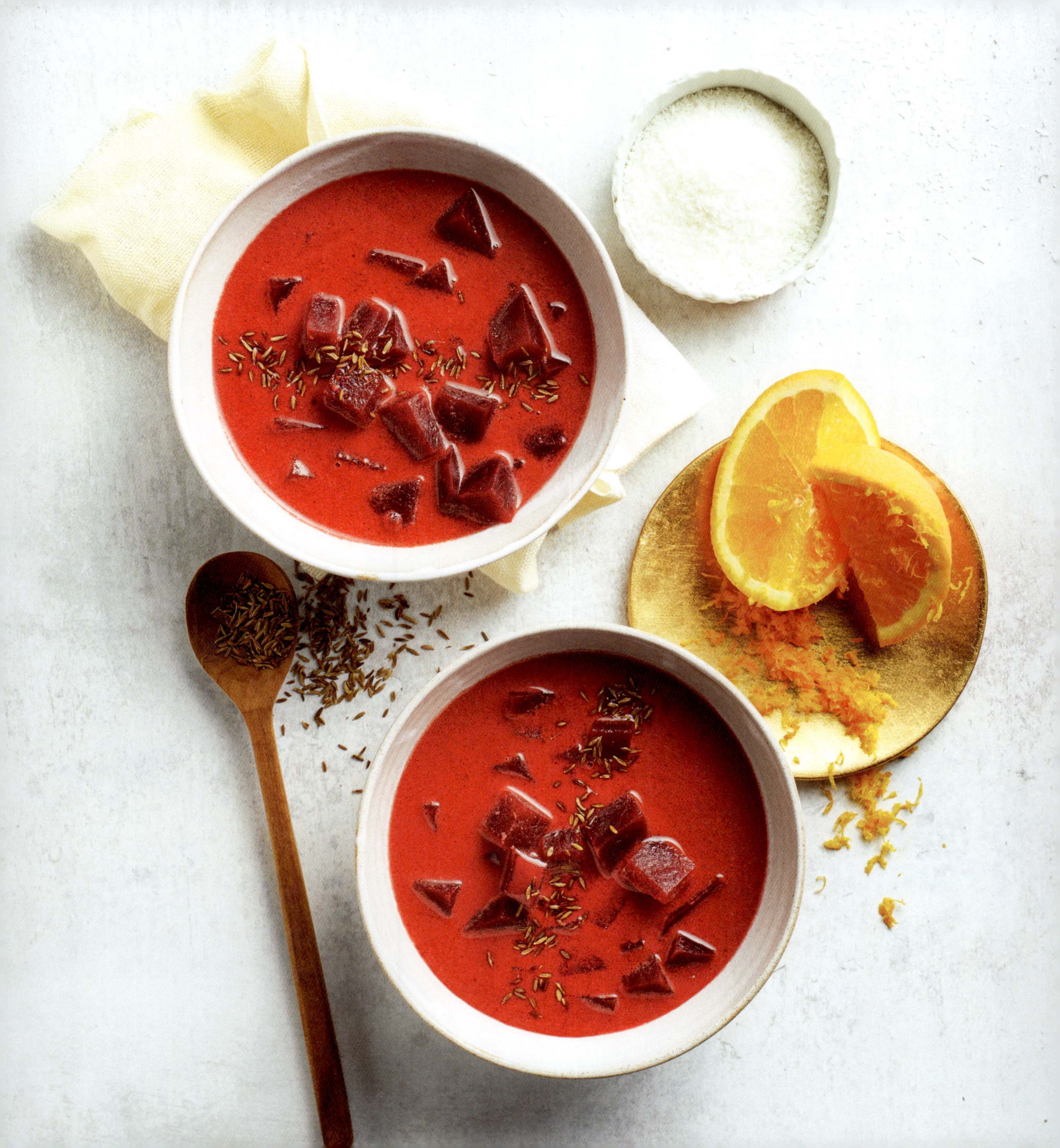

Hier freuen sich die Gelenke

Cremige Brokkolisuppe mit Mandeln

Glutenfrei
Für 4 Portionen • P↓
10 Min. + 10 Min. Garzeit

500 g Brokkoli • ½ Zwiebel • ½ TL Kreuzkümmel • 1 TL Koriandersamen • 1 EL Ghee • ½ TL Pippali, gemahlen • 1 Msp. Asafoetida • 80 g Mandeln, geschält (möglichst über Nacht eingeweicht) • ½ TL Muskat, frisch gerieben • 750 ml Gemüsebrühe • Steinsalz • 1 Msp. Rohrzucker

- Brokkoli waschen und in kleine Röschen teilen. Strunk in dünne Scheiben schneiden. Zwiebel fein hacken. Kreuzkümmel und Koriandersamen mörsern.

- Ghee erhitzen. Kreuzkümmel, Koriandersamen, Pippali und Asafoetida kurz darin anrösten. Hitze reduzieren. Zwiebel dazugeben und kurz andünsten. Dann Brokkoli und eingeweichte Mandeln (ohne Einweichwasser) unterrühren. Kurz andünsten. Frisch geriebene Muskatnuss dazugeben und mit Brühe aufgießen. Salzen und etwa 8 Min. köcheln lassen.

- Vier schöne Brokkoliröschen herausnehmen, in Scheiben schneiden und beiseitestellen.

- Die Suppe fein pürieren. Mit Zucker abschmecken und auf Teller verteilen. Mit Brokkoliröschen dekoriert anrichten.

Mein Gewürz-Tipp Brokkoli und eingeweichte Mandeln senken Pitta und helfen, Entzündungen zu lindern. Die Arthrose-Gewürzmischung Kreuzkümmel, Koriander und Muskat unterstützt zusätzlich bei Gelenkbeschwerden.

Hilft bei sensiblem Magen und Darm

Süßkartoffel-Pommes mit Schwarzkümmel

Vegan, glutenfrei, laktosefrei
Für 4 Portionen • V↓
10 Min. + 20 Min. Backzeit

2 große Süßkartoffeln • 1 TL Fenchelsamen • 1 TL Muskatblüte • 4 EL Olivenöl • 1 TL Steinsalz • 2 TL Schwarzkümmel • 2 TL Sesamsamen • ¼ TL schwarzer Pfeffer • ¼ TL Chilipulver

- Die Süßkartoffeln schälen und in ca. 1 cm dicke Stifte schneiden. Fenchelsamen und Muskatblüte fein mörsern.

- In einer großen Schüssel Olivenöl, Salz und alle Gewürze vermischen. Sesamsamen und die Süßkartoffelstifte dazugeben und – am besten mit der Hand – alles gut vermengen, sodass die Süßkartoffelstifte gut mariniert sind. Die Pommes auf ein mit Backpapier ausgelegtes Backblech geben und im vorgeheizten Ofen bei 200 Grad Umluft 15–20 Min. backen.

- Süßkartoffel-Pommes sind ein leckeres Fingerfood und eine ideale Beilage zu Linsen- oder Fleischgerichten.

Mein Gewürz-Tipp Schwarzkümmel ist ein Wohlfühl-Gewürz für die Darmschleimhaut. Zusammen mit Fenchelsamen sorgt er für Ruhe im Darm – ohne Blähungen!

» Süßkartoffel-Pommes mit Schwarzkümmel

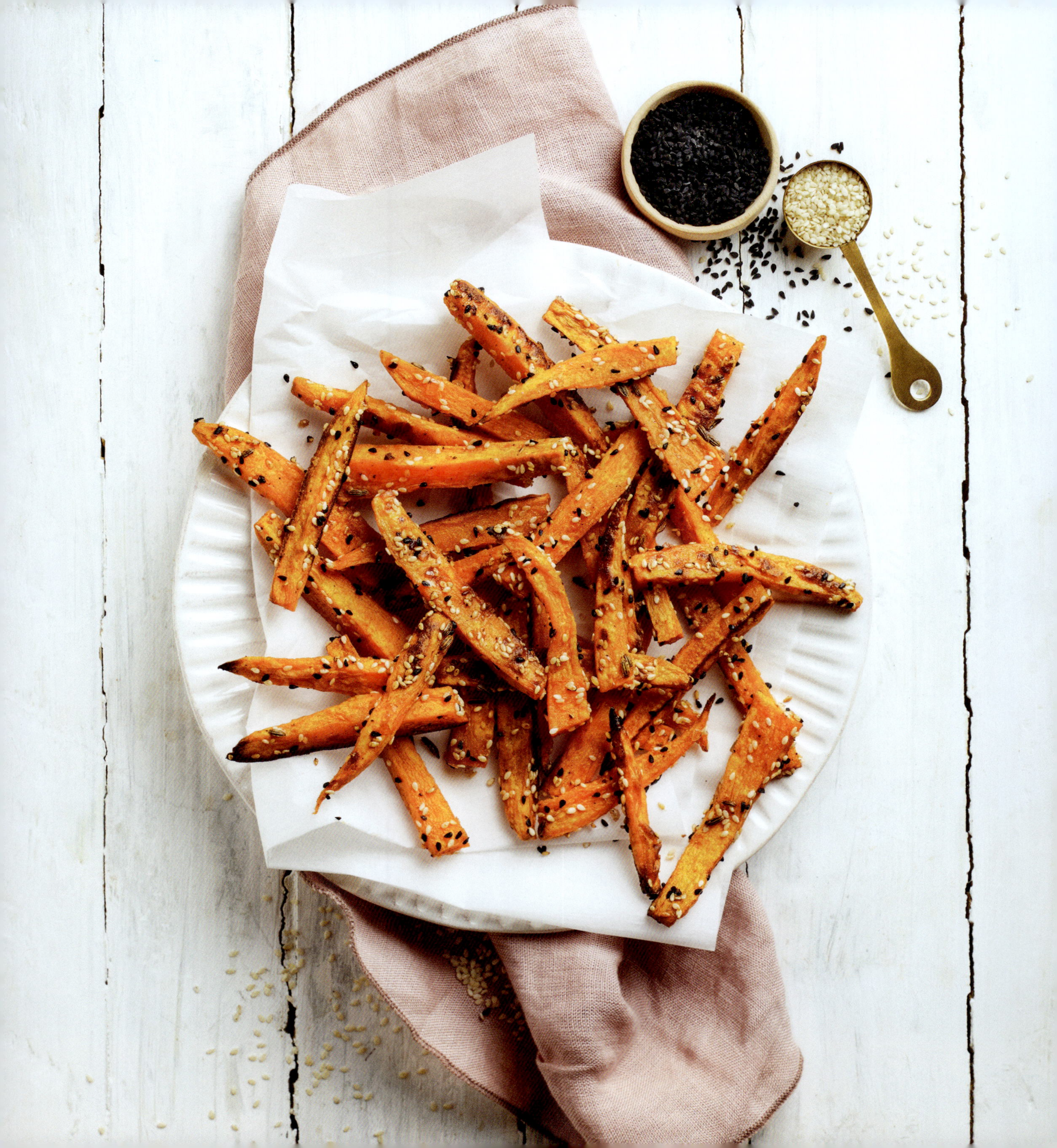

Passt gut zu einer Suppe am Abend

Gewürz-Knäckebrot

Vegan, glutenfrei, laktosefrei

Für 1 ½ Bleche • P↓ K↓

15 Min. + 45 Min. Backzeit

- 1 TL Fenchelsamen
- 1 TL Koriandersamen
- 1 TL Kreuzkümmel
- 4 EL Sesamsamen
- 2 EL Kürbiskerne
- 2 EL Leinsamen
- 2 EL Sonnenblumenkerne
- 3 EL Olivenöl
- 2 EL Mohn
- ½ TL Chili, gemahlen
- 50 g Maisstärke
- 50 g Kichererbsenmehl
- 1 TL Steinsalz
- 170 ml heißes Wasser

● Fenchel-, Koriandersamen und Kreuzkümmel mörsern und beiseitestellen.

● Sesamsamen, Kürbiskerne, Leinsamen und Sonnenblumenkerne in einer beschichteten Pfanne ohne Öl rösten, bis ein leicht nussiger Duft entsteht. Die Samen in eine Schüssel geben.

● In der Pfanne Olivenöl erhitzen. Darin die gemörserten Gewürze anrösten. Diese dann in die Schüssel zu den Samen geben.

● Mohn, Chilipulver, Maisstärke, Kichererbsenmehl, Salz und Wasser unterrühren.

● Den Teig 10 Min. quellen lassen.

● Zwei Backbleche mit Backpapier auslegen und die Masse darauf verteilen. Mit einer Teigkarte zu einer dünnen Schicht (max. 1 cm hoch) verstreichen.

● Die Teigplatten im vorgeheizten Backofen 45 Min. bei 150 Grad Umluft backen. Damit das Brot von beiden Seiten schön kross wird, empfiehlt es sich, es 5 Min. vor Ende der Backzeit zu wenden. Nach der Backzeit den Backofen ausschalten und das Brot noch für einige Minuten im Ofen lassen.

● Abgekühlt in Stücke brechen.

Mein Tipp Das Brot trocken in einer Dose lagern. So bleibt es gut eine Woche schön knusprig. Es eignet sich hervorragend zum Mitnehmen auf Reisen oder ins Büro. Das Brot hat einen hohen Ballaststoffanteil. Deshalb: Reichlich trinken nicht vergessen!

Für einen schönen Teint

Aromatischer Karottenaufstrich

Glutenfrei

Für 1 Schraubglas à 250 ml • V↓ K↓

5 Min. + 5 Min. Garzeit

2 Karotten • 1 Schalotte • ½ TL Kreuzkümmel • 3 EL Ghee • ½ TL Kurkuma • 1 TL Tomatenmark • Steinsalz • Zitronensaft

- Karotten grob raspeln. Schalotte fein hacken. Kreuzkümmel fein mörsern.
- Ghee im Topf erhitzen. Kreuzkümmel und Kurkuma darin anrösten. Hitze reduzieren. Schalotte dazugeben und 1 Min. dünsten. Die Karotten hinzufügen und salzen. Möglichst zugedeckt 3 Min. dünsten bzw. dämpfen.
- Wenn die Karotten weich sind, Tomatenmark hinzufügen und alles mit einem Pürierstab fein pürieren.
- Den Aufstrich mit Salz und einem Spritzer Zitronensaft abschmecken und in ein Schraubglas füllen.

Mein Tipp Karotten sind stoffwechselaktivierend und unterstützen die Zellerneuerung. Sie reinigen und bauen auf. Haut und Gelenke profitieren von dieser Wirkung. Kreuzkümmel und Kurkuma wirken hier unterstützend.

Feuert den Stoffwechsel an

Scharfer Linsenaufstrich

Vegan, glutenfrei, laktosefrei

Für 1 Schraubglas à 350 g • K↓

5 Min. + 12 Min. Garzeit

3 Knoblauchzehen • ½ Zwiebel • 1 cm frischer Ingwer • 1 rote Chilischote • ½ TL Fenchelsamen • ½ TL Koriandersamen • 2 EL Olivenöl • 1 TL Senfkörner • 1 TL Kurkuma • 1 Msp. Asafoetida • 120 g rote Linsen • 300 ml heißes Wasser • Steinsalz • 1 Msp. schwarzer Pfeffer

- Knoblauch und Zwiebel schälen und fein hacken. Ingwer schälen und ebenfalls fein hacken. Chilischote entkernen und fein hacken. Fenchel- und Koriandersamen mörsern.
- Olivenöl in einem Topf erhitzen. Senfsaat einstreuen und anrösten, bis sie anfängt zu springen. Hitze reduzieren. Dann Fenchel- und Koriandersamen, Kurkuma und Asafoetida dazugeben und kurz anrösten. Zwiebeln, Knoblauch, Ingwer und Chilischote hinzufügen und mit andünsten.
- Linsen einstreuen und mit Wasser aufgießen. Zugedeckt ca. 10 Min. köcheln lassen. Sobald die Linsen weich sind, salzen und pfeffern. Zugedeckt noch etwas ziehen lassen. Fein pürieren und mit Olivenöl verfeinern.
- Hält sich verschlossen im Kühlschrank gut eine Woche.

Mein Gewürz-Tipp Kochst du gerne scharf? Dann kombiniere mehrere scharfe Gewürze, um so ein interessantes Geschmackserlebnis zu erhalten. Unterschiedliche scharfe Gewürze verstärken zudem die Kapha senkende Wirkung.

Frische Bereicherung für Gemüsegerichte

Cashew-Basilikum-Dip

Vegan, laktosefrei, glutenfrei
Ergibt 400 ml • V↓
8 Std. Einweichzeit + 6 Min.

150 g Cashewkerne (Bruch) • 1 Bund Basilikum • 200 ml kaltes Wasser • ¼ TL Chilipulver • 1 TL Zitronensaft • Steinsalz

- Cashewkerne mit Wasser bedeckt über Nacht einweichen. Am Folgetag die Kerne in ein Sieb geben. Mit klarem Wasser abspülen und abtropfen lassen.

- Basilikumblätter abzupfen und in grobe Stücke schneiden.

- Cashewkerne zusammen mit frischem Wasser in einen Pürierbecher geben. Die Hälfte des Basilikums dazugeben und mit dem Pürierstab fein pürieren.

- Mit Chilipulver, Zitronensaft und Salz abschmecken. Die restlichen Basilikumblätter unterrühren und den fertigen Dip servieren.

Das passt dazu Dieser Dip schmeckt hervorragend zu den Mungdal-Crêpes (Seite 97).

Varianten Für einen erfrischenden grünen Aufstrich einfach weniger Flüssigkeit bei der Zubereitung verwenden. Dazu würde ich alle Basilikumblätter mit pürieren. Wenn du mehr Flüssigkeit dazugibst, erhältst du eine aromatische Sauce zum Eintunken.

Mein Gewürz-Tipp Basilikum wirkt appetitanregend, schleimlösend und blutreinigend – ein heilsamer Allrounder!

Schmeckt super zu Eintöpfen

Würziges Fladenbrot Chapati

Laktosefrei, vegan
Für 4 Fladen • V↓ P↓
15 Min. + 10 Min. Ruhe- und Bratzeit

1 TL Kreuzkümmel • 1 TL Koriandersamen • 250 g Dinkelmehl • 1 EL Olivenöl • ½ TL Ajowan • Steinsalz • lauwarmes Wasser • Olivenöl zum Ausbacken

- Kreuzkümmel und Koriandersamen mörsern.

- Mehl, Öl, Gewürze und Salz mit so viel Wasser mischen, dass es einen schönen glatten Teig gibt. Die Konsistenz sollte sich wie ein Ohrläppchen anfühlen.

- Vier tischtennisballgroße Teigkugeln formen und etwa 10 Min. zugedeckt ruhen lassen.

- Olivenöl in einer Pfanne erhitzen. Die Teigportionen mit einem Nudelholz zu kleinen Fladen auswellen und sofort in das heiße Fett geben.

- Die Fladen von beiden Seiten schön braun ausbacken.

Mein Gewürz-Tipp Meine Erfahrung zeigt, dass Kreuzkümmel sowie Ajowan glutenhaltige Speisen besser verträglich machen. Ausprobieren lohnt sich!

» Würziges Fladenbrot Chapati mit Cashew-Basilikum-Dip

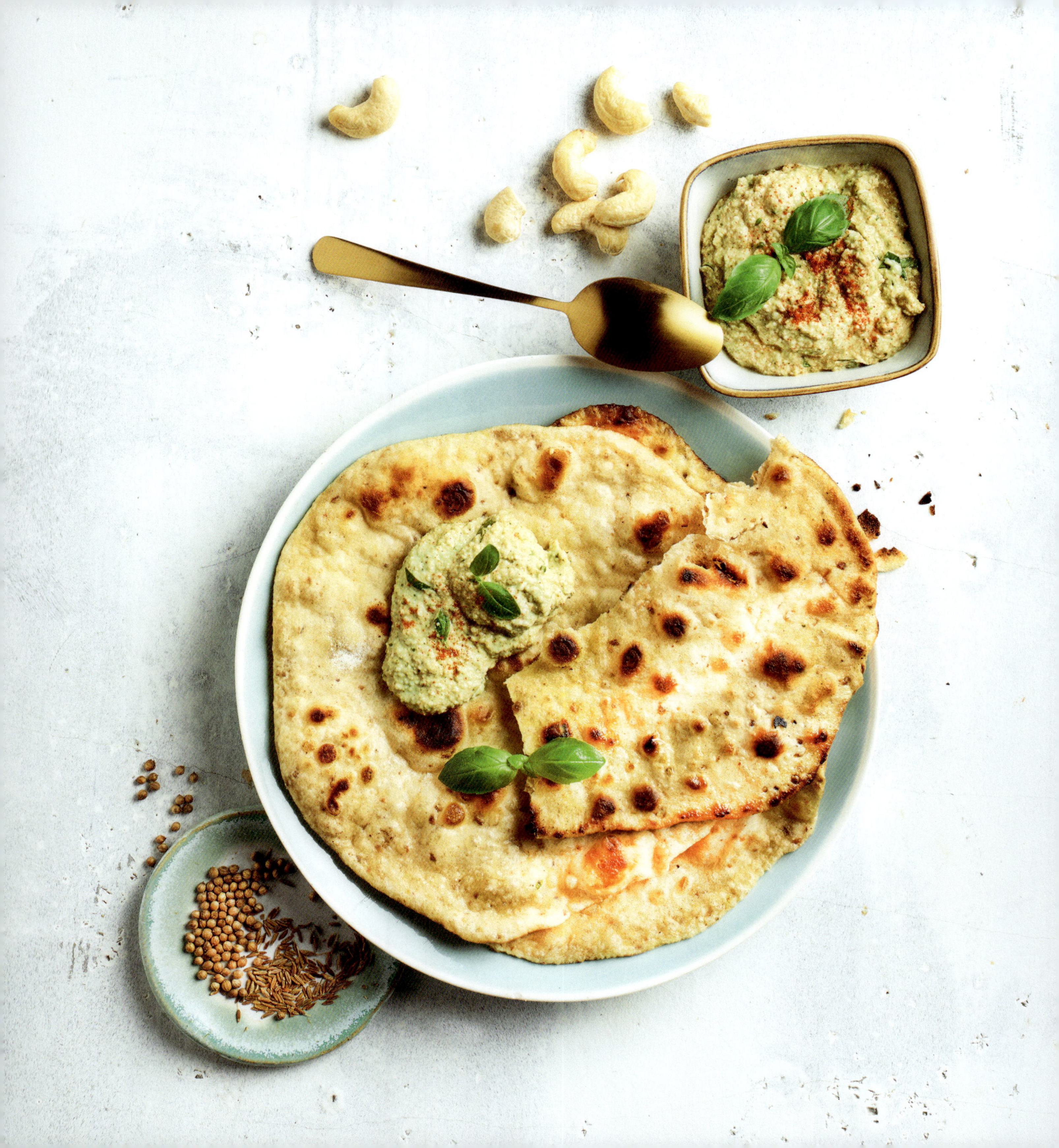

Aufstrich mit viel Eiweiß

Power-Protein-Hummus

Vegan, glutenfrei, laktosefrei
Für ein Schraubglas à 250 ml • P↓ K↓
8 Std. Einweichzeit + 1,5 Std. Vorkochzeit + 10 Min.

80 g Kichererbsen • 1 Lorbeerblatt • 1 kleine Zwiebel • 2 Knoblauchzehen • 1 TL Kreuzkümmel • ½ TL Ajowan • 6 EL Olivenöl • ½ TL Kurkuma • ½ TL Paprikapulver • 1 Prise Asafoetida • ¼ TL Cayennepfeffer, gemahlen • Steinsalz • 1 TL Tomatenmark

- Kichererbsen über Nacht einweichen. Am nächsten Tag mit reichlich Wasser und einem Lorbeerblatt mind. 1,5 Stunden weich kochen. Wasser abgießen und Lorbeerblatt entfernen. In einen Pürierbecher geben.
- Zwiebel und Knoblauch fein hacken. Kreuzkümmel und Ajowan fein mörsern.
- 2 EL Olivenöl in einem Topf erhitzen, Kreuzkümmel und Ajowan sowie Kurkuma und Asafoetida dazugeben und kurz mit anrösten. Hitze reduzieren. Dann Zwiebel und Knoblauch mit andünsten.
- Den Gewürzsud zu den Kichererbsen in den Pürierbecher geben. Salz und Cayennepfeffer hinzufügen. Mit dem restlichen Öl und dem Tomatenmark fein pürieren.
- Frisch in ein Schraubglas gefüllt, hält sich der Aufstrich im Kühlschrank eine Woche.

Mein Gewürz-Tipp Die Gewürze verhindern Blähungen, die Kichererbsen verursachen können. Vor allem Lorbeer und Asafoetida sind hier wichtige »Bodyguards«. Unbedingt darauf achten, dass die Kichererbsen schön weichgekocht sind!

Der Sattmacher bei Heißhunger

Kichererbsen-Snack

Vegan, glutenfrei, laktosefrei
Für 4 Portionen • P↓ K↓
6 Min. + 20 Min. Backzeit

1 Dose Kichererbsen, 400 g Abtropfgewicht (alternativ: 200 g getrocknete Kichererbsen) • ½ TL Kreuzkümmel • 4 Pimentkörner • 2 EL Olivenöl • 1 TL Kurkuma • 1 TL Paprikapulver, edelsüß • ¼ TL Chilipulver • ¼ TL Zimt, gemahlen • 1 Msp. Asafoetida • 1 TL Steinsalz • 1 Msp. Rohrzucker

- Kichererbsen aus dem Glas auf ein Sieb geben und mit Wasser abbrausen. Abtropfen lassen. Auf ein Küchenkrepp geben und etwas trocken lassen. Getrocknete Kichererbsen in reichlich Wasser 1,5 Stunden weich kochen, dann ebenfalls abtropfen und trocknen lassen.
- Kreuzkümmel und Piment fein mörsern.
- Olivenöl in eine Schüssel geben und alle Gewürze und Salz einrühren. Die Kichererbsen in die Öl-Gewürz-Mischung geben. Alles gut vermischen.
- Die Kichererbsen auf ein mit Backpapier ausgelegtes Backblech geben und im vorgeheizten Ofen bei 180 Grad Umluft ca. 20 Min. backen. Zwischendurch einmal mit einem Kochlöffel durchmischen.

Das passt dazu Die gebackenen Kichererbsen sind ideal als Topping für Salate oder als Einlage in Suppen.

Mein Tipp Kichererbsen haben viel Eiweiß und machen satt. Ihr hoher Ballaststoffgehalt hilft beim Abnehmen. Zusammen mit Kurkuma werden Kichererbsen auch für Diabetiker empfohlen.

Pikanter Snack – stoffwechselanregend

Spicy Cashews mit Chili

Glutenfrei, laktosefrei, vegan

Ergibt 1 kleine Schale à 60 g • K↓

4 Min. + 4 Min. Bratzeit

1 TL Kreuzkümmel • 4 Pimentkörner • 1 Zweig Rosmarin • 1 TL Olivenöl • 6 EL Cashewkerne (ca. 60 g) • 1 Msp. Rohrzucker • 1/4 TL Chilipulver • Steinsalz

- Kreuzkümmel und Pimentkörner fein mörsern. Rosmarinnadeln vom Zweig abstreifen und klein hacken.

- Olivenöl in einer Pfanne erhitzen. Cashewkerne unter Rühren bei niedriger Temperatur kurz anrösten.

- Kreuzkümmel, Piment, Zucker, Chili und Salz einstreuen und mit den Cashewkernen zusammen rösten. Zum Schluss den Rosmarin dazugeben und mit anrösten. Die Cashewmischung ist zum Schluss schön goldbraun und duftet herrlich aromatisch.

Das passt dazu Dieser Cashew-Snack eignet sich auch hervorragend als Topping für Suppen oder Salate.

Mein Gewürz-Tipp Der Scharfmacher Chili regt zusammen mit Rosmarin die Durchblutung der Schleimhäute an und verbessert so die Sekretion der Verdauungssäfte.

Beruhigend in stressigen Zeiten

Lovely Cashews mit Lavendel

Glutenfrei, laktosefrei, vegan

Ergibt 1 kleine Schale à 60 g • V↓

8 Min.

1 TL Kokosöl • 6 EL Cashewkerne (ca. 60 g) • 1/2 TL Ingwerpulver • 1 Msp. Bourbonvanille • 1 Msp. Nelke, gemahlen • 1 TL Rohrzucker • 1 Msp. Steinsalz • 2 TL Lavendelblüten, frisch oder getrocknet • 1/4 TL Chilipulver

- Kokosöl in einer Pfanne erhitzen. Cashewkerne unter Rühren bei niedriger Temperatur kurz anrösten.

- Ingwerpulver, Vanille, Nelken, Zucker und Salz einstreuen. Mit den Kernen zusammen kurz rösten. Lavendel und Chilipulver dazugeben und mit anrösten, bis die Mischung schön goldbraun ist und herrlich süß-aromatisch duftet.

Mein Tipp Wenn du frischen Lavendel benutzt, sind die Cashews etwa 2 Tage haltbar. Bei trockenem Lavendel kann die Mischung bis zu einer Woche in einem verschließbaren Glas aufbewahrt werden. Lovely Cashews passen sehr gut als Topping über den Frühstücksporridge oder über Desserts.

CHUTNEYS, DESSERTS UND GETRÄNKE

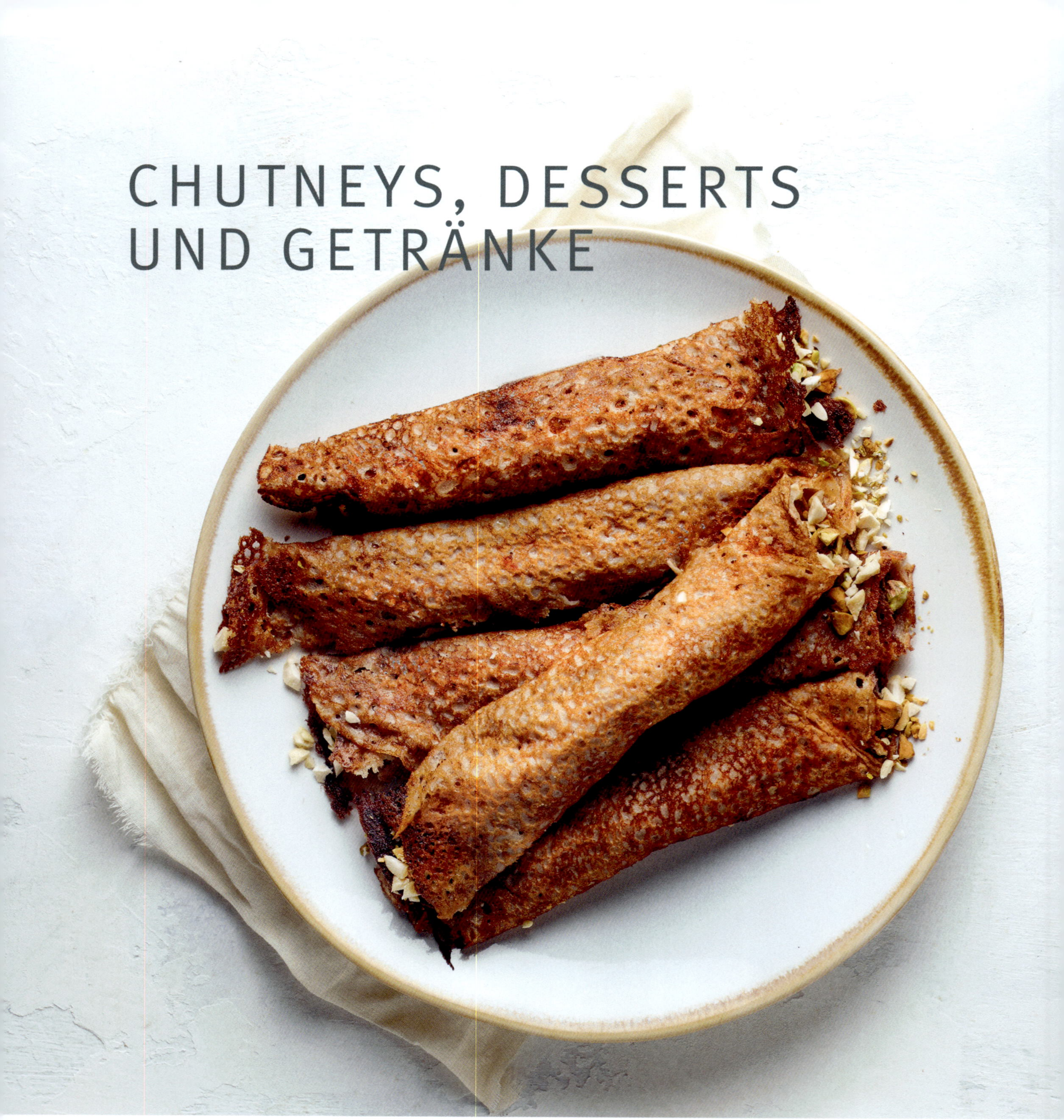

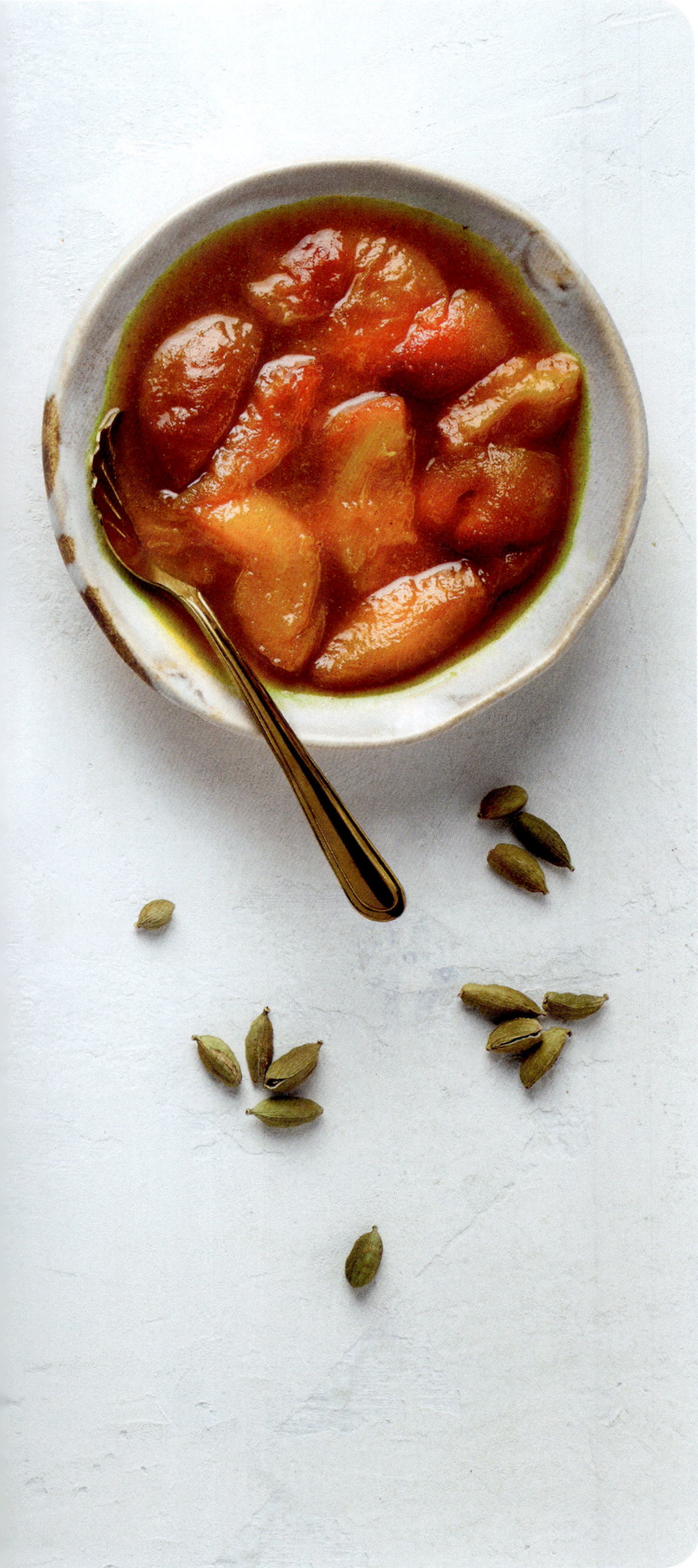

Chutneys, Desserts und Getränke – kleine Köstlichkeiten mit großer Wirkung. Mit den richtigen Gewürzen machen sie eine Mahlzeit erst perfekt und heilsam. Die kleinen Speisen müssen gar nicht aufwändig sein. Ich zeige dir auf den nachfolgenden Seiten sehr unterschiedliche Varianten von Chutneys und leckeren Desserts. Chutneys lassen sich für mehrere Tage vorbereiten. Wenn du einmal die Wirkung eines guten Chutneys verspürt hast, möchtest du es zu den Mahlzeiten nicht mehr missen. Bei den Getränken geht es weniger um Begleitgetränke zum Essen als vielmehr um kleine wichtige Mahlzeiten in flüssiger Form – mit Mehrwert für deine Gesundheit.

« Buchweizenpfannkuchen mit zimtiger Nussfüllung (Seite 130) und Kardamom-Aprikosen (Seite 124)

Besonders wohltuend für Frauen

Quitten-Ingwer-Chutney

Glutenfrei

Für 5 Schraubgläser à 250 ml • V↓ K↓

15 Min. + 15 Min. Garzeit

700 g Quitten • 2 Zitronen • 1 Schalotte • 40 g frischer Ingwer • 1 Knoblauchzehe • ½ TL Koriandersamen • 1 EL Ghee • ½ TL Nelken, gemahlen • ½ TL Zimt, gemahlen • 120 g Rohrzucker • 1 TL Weißweinessig • 100 g Rosinen • 200 ml Ingwerwasser (Seite 131) • Steinsalz • schwarzer Pfeffer, frisch gemahlen

- Quitten schälen, vierteln und vom Kernhaus befreien. Fruchtfleisch in Würfel schneiden. Zitronen auspressen und Saft über die gewürfelten Quittenstücke geben.

- Schalotte, Ingwer und Knoblauch schälen und fein hacken. Koriander fein mörsern.

- Ghee in einem Topf erhitzen. Koriandersamen, Nelken und Zimt kurz anrösten. Hitze reduzieren. Schalotte, Knoblauch und Ingwer einrühren und anschwitzen. Zucker dazugeben und leicht karamellisieren lassen. Quitten dazugeben, kurz andünsten und mit Ingwerwasser aufgießen. Restliche Zutaten unterrühren und ca. 15 Min. kochen, bis die Quitten weich sind.

- Das Chutney heiß in Gläser abfüllen. Hält sich im Kühlschrank ca. 1 Monat.

Mein Tipp Ich gebe den Zucker gleich mit den Schalotten und dem Ingwer dazu. Das Chutney schmeckt dann sehr viel besser, weil sich die Zellen der Früchte öffnen und so die Gewürzaromen besser aufnehmen.

Passt super in die Grillsaison

Scharfes Zucchini-Chutney mit Paprika

Vegan, glutenfrei

Für 1 Schraubglas à 450 g • K↓

10 Min. + 12 Min. Garzeit

¼ Chilischote • ½ rote Spitzpaprika • ½ Bio-Zitrone • ½ Zwiebel • 1 EL Olivenöl • 1 TL Senfsamen • ½ TL Kurkuma • ½ TL Ingwerpulver • 1 EL Rohrzucker • 100 ml heißes Wasser • 1 Zucchini

- Chilischote entkernen und fein hacken. Paprika ebenfalls entkernen und in feine Streifen schneiden. Zitrone abreiben und auspressen. Zwiebel klein schneiden.

- Olivenöl in einem Topf erhitzen und den Senfsamen im heißen Fett springen lassen. Hitze reduzieren. Dann Kurkuma und Ingwerpulver kurz im Fett mitschwenken. Zwiebel, Chili und Paprika dazugeben und kurz andünsten. Zuckern. Mit 100 ml heißem Wasser aufgießen und 5 Min. kochen lassen.

- In der Zwischenzeit Zucchini ungeschält der Länge nach vierteln und in ½ cm breite Stücke schneiden. Zucchini unterrühren. Evtl. noch etwas Wasser dazugeben und das Chutney weitere 5 Min. köcheln lassen.

- Gut verschlossen im Schraubglas hält sich das Chutney im Kühlschrank 3–4 Tage.

Variante Wer es gerne etwas »soßiger« möchte: Das Chutney lässt sich mit einem Pürierstab in Sekunden in eine Grillsauce verwandeln.

Mein Gewürz-Tipp Chili, Senfsamen und Kurkuma bilden hier eine schöne Schärfe, welche die Verdauungskraft ankurbelt.

Hilft bei zu viel Hitze im Körper

Mildes Apfel-Chutney mit Cranberrys

Glutenfrei

Für 3 Schraubgläser à 250 g • P↓

10 Min. + 10 Min. Garzeit

3 EL Cranberrys • 4 Äpfel (am besten Boskoop) • 1 kleine Schalotte • 1 EL Ghee • ½ TL Ingwerpulver • ½ TL Kardamom • ½ TL Kurkuma • ½ TL Piment, gemahlen • 3 EL Rohrzucker • 100 ml Wasser • Saft von ½ Zitrone • Steinsalz

- Cranberrys klein schneiden und mit heißem Wasser bedeckt einweichen. Äpfel schälen und das Kerngehäuse entfernen. In kleine Würfel schneiden. Schalotte schälen und klein hacken.
- Ghee in einem Topf erhitzen. Ingwerpulver, Kardamom, Kurkuma und Piment darin kurz schwenken. Hitze reduzieren.
- Gehackte Schalotte dazugeben und mit anschwitzen. Hitze reduzieren.
- Apfelwürfel, Cranberrys (mit Einweichwasser) und Zucker unterrühren. Mit Wasser aufgießen und zugedeckt ca. 10 Min. köcheln lassen.
- Mit Zitronensaft und Salz abschmecken.
- Heiß in Gläser abfüllen. Hält sich im Kühlschrank ca. 1 Monat.

Mein Tipp Säure – wie hier durch den Zitronensaft – darf im Chutney nie fehlen. Sie verbessert den Geschmack einer Speise und wirkt stimulierend auf die Verdauung. Genau dafür ist ein gutes Chutney da.

Süß mit leichter Schärfe

Aprikosen-Chutney

Glutenfrei, laktosefrei, vegan

Für 1 Schraubglas à 300 g • V↓ K↓

10 Min. + 3 Min. Garzeit

250 g frische Aprikosen • ½ Zwiebel • 3 cm frischer Ingwer • ½ Chilischote • 1 EL Kokosöl • 4 Nelken • ½ TL Piment, gemahlen • 3 EL Rohrzucker • 2 EL Rosinen • Saft von ½ Zitrone • Steinsalz • Wasser nach Bedarf

- Aprikosen entsteinen und in kleine Stücke schneiden. Zwiebel fein hacken. Ingwer schälen und fein hacken. Chilischote entkernen und fein hacken.
- Kokosöl in einem Topf erhitzen. Nelken kurz anrösten. Hitze reduzieren. Piment dazugeben und mit anrösten.
- Zwiebel-, Ingwer- und Chiliwürfel hinzufügen und mit andünsten. Zucker dazugeben und alles etwas karamellisieren lassen. Aprikosen und übrige Zutaten untermischen und alles etwa 2–3 Min. köcheln lassen. Wasser bei Bedarf zugeben.

Mein Tipp Möchtest du das Chutney auf Vorrat kochen? Dann gib etwas mehr Wasser dazu, sodass die Aprikosen nachher mit Flüssigkeit bedeckt sind. Für die Aufbewahrung das Chutney heiß in Gläser füllen und kühl stellen. Es hält sich so 2–3 Wochen.
Die Haltbarkeit des Chutneys verlängert sich, wenn du es ohne Zwiebeln kochst. Denn die Zwiebeln könnten nach einiger Zeit gären.

Mein Gewürz-Tipp Aprikosen unterstützen mit ihren Faserstoffen die Verdauung. Die scharfen Gewürze Chili, Ingwer und Piment verstärken diesen Effekt.

Unterstützt die Verdauung

Birnen-Chutney mit Ingwer

Glutenfrei
Für 4 Portionen • K↓
8 Min. + 8 Min. Garzeit

2 cm frischer Ingwer • ½ Chilischote rot • 1 Bio-Zitrone • 3 Birnen • 1 EL Ghee • 6 Nelken • ½ TL Sternanis, gemahlen • ½ TL Kurkuma, gemahlen • 1–2 EL Rohrzucker • 1 EL Wasser • 1 TL Reismehl • Steinsalz

- Die Ingwerwurzel schälen und fein hacken. Chilischote entkernen und ebenfalls fein hacken. Von der Zitrone mit einem Zestenschneider Zesten abschneiden, dann den Saft auspressen. Birnen schälen, vierteln, vom Kerngehäuse befreien und würfeln.

- Ghee in einem Topf erhitzen. Nelken kurz anrösten. Hitze reduzieren. Sternanis und Kurkuma hinzufügen, kurz im Ghee schwenken. Ingwer und Chili dazugeben und mit andünsten. Birnen und Zesten unterrühren. Zucker unterrühren und leicht karamellisieren lassen.

- Den Zitronensaft dazugeben. Zusätzlich mit Wasser aufgießen. Ca. 5 Min. zugedeckt köcheln lassen, bis die Birnen weich sind, aber noch gut Biss haben. Nach Belieben das Chutney mit Reismehl etwas andicken.

- Das Chutney mit Salz abschmecken und in Servierschalen abfüllen.

- Zum Aufbewahren heiß in Schraubgläser füllen und kühl lagern. Hält sich 2–3 Monate.

Mein Gewürz-Tipp Ingwer und Chili bringen Schärfe auf den Teller und halten den Stoffwechsel auf Trab. Sie können so ein Völlegefühl nach dem Essen verhindern.

Das Sommer-Chutney

Frisches Koriander-Chutney

Glutenfrei, laktosefrei, vegan
Für 1 Glas à ca. 350 g • V↓ K↓
10 Min.

3 Rosinen • 3 EL Kokosflocken • 2 Bund frischer Koriander • 1 Bio-Zitrone • ½ rote Chilischote • 2 EL Ahornsirup • Steinsalz • schwarzer Pfeffer, frisch gemahlen

- Rosinen grob hacken und zusammen mit den Kokosflocken in eine Tasse geben. Mit etwas heißem Wasser begießen und zugedeckt ziehen lassen.

- In der Zwischenzeit den Koriander vorbereiten: Große Stiele und welke Blätter entfernen, den Rest fein hacken und in eine Schüssel geben.

- Zitronenschale abreiben, Zitrone auspressen. Abrieb und Saft zum Koriander geben.

- Chilischote aufschlitzen. Kerne entfernen. Die halbe Schote fein hacken und über den Koriander geben.

- Eingeweichte Rosinen und Kokosflocken ebenfalls unter den Koriander mischen. Mit Ahornsirup, Salz und Pfeffer abschmecken.

- Im Kühlschrank hält sich das Chutney 1–2 Tage.

Mein Gewürz-Tipp Chilischote ist nicht gleich Chilischote. Jede Schote hat ihre eigene Schärfe. Deshalb lieber zunächst wenig Schote ohne Samen verwenden und später nachwürzen. Bei milden Sorten darf es gerne eine ganze Schote oder sogar mehr sein.

» Birnen-Chutney mit Ingwer

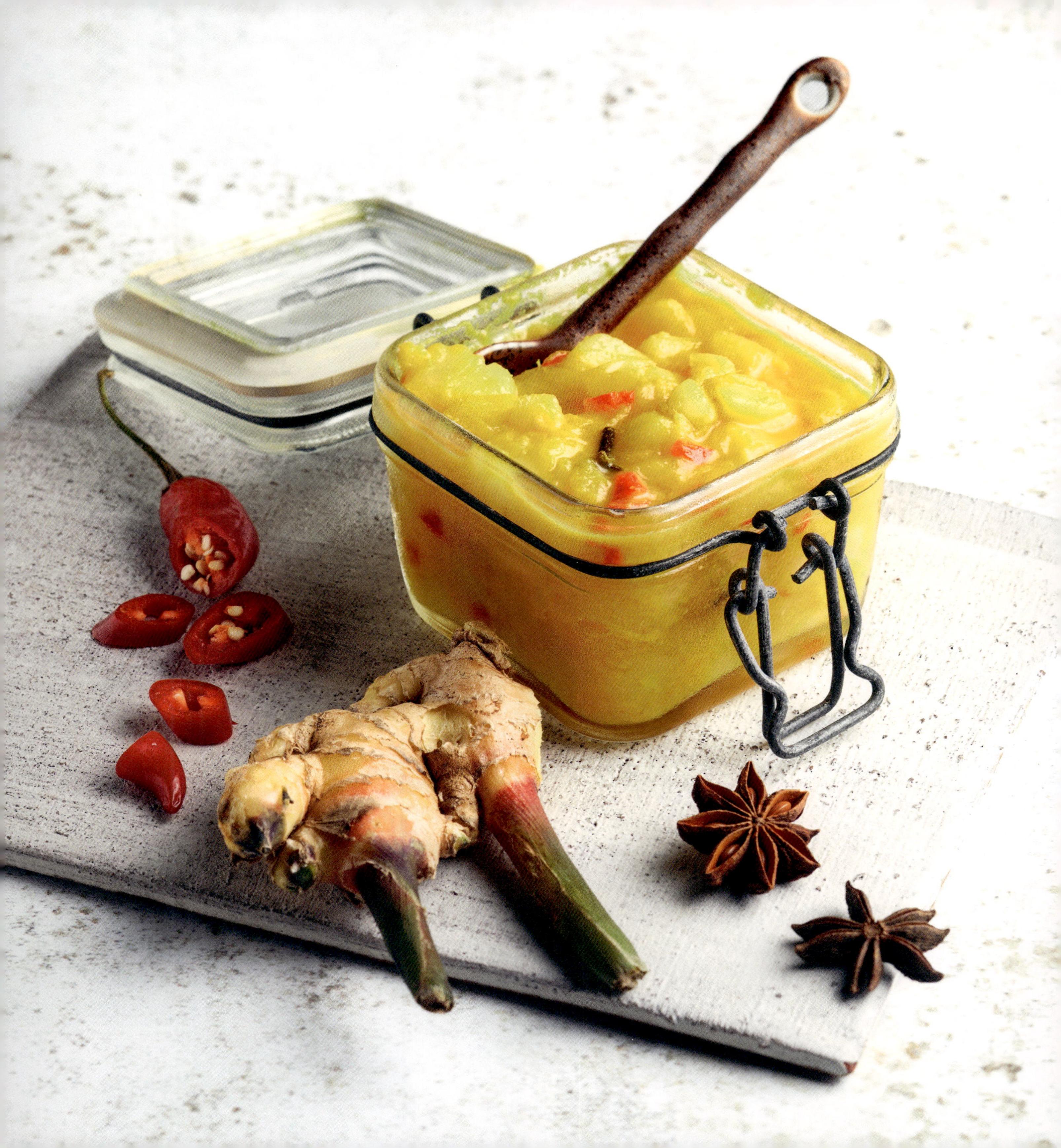

Bei Entzündungen im Mund

Rhabarber-Ingwer-Kompott

Glutenfrei, vegan

Für 4 Portionen • V↓ P↓

5 Min. + 6 Min. Garzeit

800 g Rhabarber • 3 cm frischer Ingwer • 1 TL Ghee • 5 EL Rohrzucker • 4 EL heißes Wasser • 2 EL Rosinen

- Rhabarber putzen und in Stücke schneiden. Ingwerwurzel schälen und fein hacken.
- Ghee in einem Topf erhitzen, den Ingwer darin kurz anrösten. Hitze reduzieren.
- Rhabarber und Zucker dazugeben und andünsten. Mit Wasser ablöschen und Rosinen hinzufügen.
- Das Kompott zugedeckt 5 Min. sanft köcheln lassen. Anschießend noch etwas auf dem Herd stehen lassen.

Mein Gewürz-Tipp Rhabarber und Ingwer ergänzen sich in ihrer antientzündlichen Wirkung. Im Geschmack profitiert Rhabarber von der erfrischenden Schärfe des Ingwers. Wer es nicht so süßlich mag, lässt die Rosinen weg.

Schnell und einfach, angenehm kühlend

Kardamom-Aprikosen

Glutenfrei, vegan, laktosefrei

Für 4 Portionen • V↓ P↓

4 Min. + 5 Min. Garzeit

8–10 Aprikosen • 8 Kardamomkapseln • 1 EL Kokosfett • 1 Prise Kurkuma • ¼ TL Bourbonvanille • ½ TL Rohrzucker • 6 EL Orangensaft • 1 Prise schwarzer Pfeffer, frisch gemahlen

- Aprikosen vierteln und Kerne entfernen. Kardamomkapseln im Mörser anstoßen. Spelzen entfernen und die Samen fein mörsern.
- Kokosfett in einem Topf erhitzen. Kardamom, Kurkuma und Vanille kurz darin schwenken und Aprikosen gleich dazugeben. Hitze reduzieren. Zuckern und kurz andünsten.
- Mit Orangensaft aufgießen und zugedeckt etwa 4 Min. sanft köcheln lassen. Immer wieder umrühren und kontrollieren, ob die Flüssigkeit noch reicht. Evtl. etwas Wasser oder Orangensaft hinzufügen. Garzeit und Flüssigkeitsmenge hängen von Reifegrad und Konsistenz der Aprikosen ab. Je weicher sie sind, desto weniger Flüssigkeit benötigen sie.
- Die Aprikosen auf Dessertschalen verteilen und mit wenig frisch gemahlenem Pfeffer bestreut servieren.

Mein Gewürz-Tipp Der schwarze Pfeffer wirkt erhitzend und sollte für das Sommerdessert nur als dezenter Geschmackskick verwendet werden. Er rundet das Aroma in diesem Rezept wunderbar ab. Der kühlende Kardamom führt hier die Regie.

Beruhigt in stressigen Zeiten

Mohnkuchen mit Zimt und Tonkabohne

Glutenfrei

Für 1 kleine Kasten- oder Gugelhupfform • V↓

20 Min. + 50 Min. Backzeit

2 EL Walnüsse • 140 g Butter • 160 g Rohrzucker • 200 g Mohn, fein gemahlen • 160 g Buchweizenmehl • 50 g Mais- oder Kartoffelstärke • 1 Pck. Backpulver • 1 ½ TL Zimt, gemahlen • 1 TL Tonkabohne, frisch gerieben • ½ TL Muskatnuss, frisch gerieben • Abrieb von ½ Bio-Orange • 1 Prise Steinsalz • 300 ml Hafermilch • Öl zum Ausfetten

- Walnüsse fein hacken und beiseitestellen.

- Butter und Zucker schaumig schlagen.

- Mohn, Mehl, Stärke und Backpulver mit Gewürzen, Orangenschalenabrieb, Walnüssen und Salz vermischen. Diese Mischung nach und nach unter Rühren in die Schaummasse einrieseln lassen. Hafermilch dazugeben und gut verrühren.

- Teig in eine geölte Kastenform füllen. Im vorgeheizten Ofen bei 160 Grad Unter-/Oberhitze (Umluft: 140 Grad) ca. 50 Min. backen.

- Etwas auskühlen lassen, dann aus der Form nehmen. In Stücke schneiden und mit frisch geschlagener Sahne – gerne mit Tonkabohne verfeinert – servieren.

Wichtig Schwangere und Kleinkinder sollten auf Mohnkuchen wegen seines Morphingehaltes verzichten.

Mein Gewürz-Tipp Ich verwende Tonkabohnen oft anstelle der sehr teureren Bourbonvanille. Beide gleichen einen Vata-Überschuss aus.

Bei trägem Stoffwechsel und Erkältung

Fruchtige Hafer-Cookies mit Ingwer und Zimt

Glutenfrei, vegan, laktosefrei

Für 20 Stück • K↓

10 Min. + 15 Min. Backzeit

4 Trockenaprikosen • 1 EL Rosinen oder Cranberrys • 1 cm frischer Ingwer • 1 Bio-Zitrone • 100 g Haferflocken • 1 TL Zimt, gemahlen • ½ TL Ingwerpulver • 1 Msp. Nelken, gemahlen • 1 Msp. Muskatnuss, gemahlen • 2 EL Mandelmus • 1 EL Ahornsirup • 1 Prise Steinsalz

- Trockenaprikosen in kleine Stücke schneiden (Rosinengröße). Zusammen mit den Rosinen in eine Tasse geben und knapp mit heißem Wasser bedecken. Einige Minuten ziehen lassen.

- Ingwer schälen und fein hacken. Die Hälfte der Zitronenschale abreiben, den Abrieb beiseitestellen.

- Haferflocken mit den trockenen Gewürzen mischen.

- Aprikosen und Rosinen samt Einweichwasser, Mandelmus, Ingwer und Zitronenabrieb zur Haferflockenmischung geben. Mit Ahornsirup und Salz abschmecken. Wenn möglich, noch etwas ziehen lassen.

- Mit feuchten Händen walnussgroße Kugeln formen und diese auf ein mit Backpapier ausgelegtes Backblech setzen. Die Kugeln etwas flach drücken, damit schöne Cookies entstehen. Im vorgeheizten Backofen bei 175 Grad Umluft 15 Min. backen.

Mein Gewürz-Tipp Frischer Ingwer und Zimt sind ein effektives Duo, das Schleim aus den Atemwegen abtransportiert. Deshalb passen diese Cookies sehr gut auch in die Erkältungszeit.

Seelenschmeichler an kalten Tagen

Schneller Apfel-Crumble zum Wohlfühlen

Laktosefrei, vegan

Für 4 Portionen • V↓ P↓

10 Min. + 25 Min. Backzeit

3 Äpfel • 1/4 TL Koriandersamen • 4 EL geschälte Mandeln (ca. 40 g) • 2 EL Haferflocken, Feinblatt • 3 EL Kokosfett • 2 EL Rohrzucker • 5 EL Dinkelmehl (ca. 50 g) • 1/2 TL Ingwer, gemahlen • 1 TL Zimt, gemahlen • 1 Msp. Muskatnuss • 1 Prise Steinsalz

- Äpfel schälen und vierteln, vom Kerngehäuse befreien und in Würfel schneiden. Koriandersamen fein mörsern.
- Für die Streusel Mandeln und Haferflocken mit einem Mixer oder Pürierstab zerkleinern. Mit Kokosfett, Zucker und Mehl verkneten.
- Die Gewürze und etwas Salz dazugeben und so vermischen, dass eine schöne Streuselmasse entsteht.
- Die Apfelwürfel in eine Auflaufform geben. Die Streuselmasse gleichmäßig darauf verteilen.
- Im vorgeheizten Backofen bei 170 Grad Umluft 25 Min. backen.

Mein Gewürz-Tipp Zimt, Koriandersamen und Ingwer ergeben eine wunderbare Geschmackskomposition. Sie sorgen für ein wohliges, warmes Gefühl in den tristen Wintermonaten.

Für den sensiblen Darm

Karotten-Halva mit Kardamom

Glutenfrei, vegan, laktosefrei

Für 4 Portionen • V↓ P↓

5 Min. + 4 Min. Garzeit

6 Karotten • 6 Kardamomkapseln • 2 EL Kokosfett • 1 EL Rohrzucker • 1 Msp. Zimt, gemahlen • 2 EL Mandelstifte • 1 EL Hafermilch (oder Mandelmilch) • 1 TL Rosenwasser • 1 EL Pistazienkerne

- Karotten fein raspeln. Kardamomkapseln entspelzen und die Samen fein mörsern.
- Kokosfett in einem Topf erhitzen, darin die geraspelten Karotten zusammen mit dem Zucker unter Rühren bei niedriger Temperatur einige Minuten andünsten. Die Karotten sollen karamellisieren und ihren süßen Geschmack abgeben.
- Kardamom, Zimt und Mandelstifte einrühren, mit der Hafermilch aufgießen. Zugedeckt ca. 2 Min. köcheln lassen. Mit Rosenwasser abschmecken und noch 1 Min. nachziehen lassen.
- Die Pistazien hacken. Das Dessert in Schalen oder Förmchen zum Stürzen füllen und mit den gehackten Pistazien dekorieren. Noch warm servieren.

Mein Gewürz-Tipp Kardamom und Rosenwasser wirken ausgleichend, kühlend und besänftigend. Das Karotten-Dessert ist wunderbar für alle, die aufgrund von Unverträglichkeiten viele andere Süßspeisen nicht gut vertragen.

» Karotten-Halva mit Kardamom

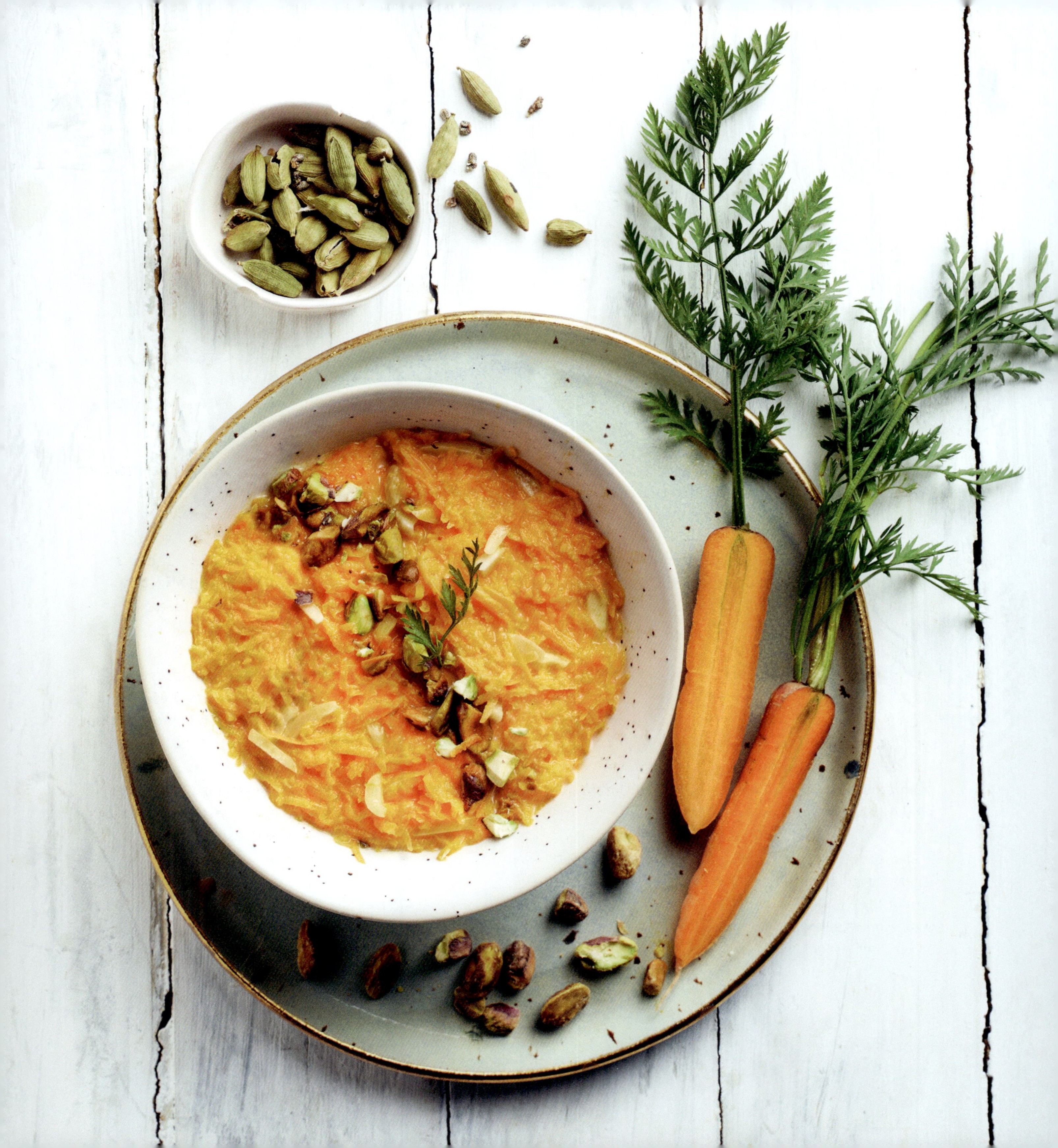

Nervenbalsam und Hautschmeichler

Göttliches Mandeldessert mit Carob und Zimt

Glutenfrei

Für 4 Portionen • V↓ P↓

15 Min. + 25 Min. Gar- und Ziehzeit

50 g Mandeln • 4 EL Reismehl • 4 EL Rohrzucker • 1 EL Carobpulver • 1 TL Zimt • ½ TL Kardamom, gemahlen • 6 EL Sahne • 200 ml Milch • 1 EL Rosenwasser • Mandeln oder Pistazienkerne zur Dekoration

- Mandeln mit heißem Wasser übergießen, 10 Min. stehen lassen, dann mit kaltem Wasser abschrecken und aus der Schale pellen.

- Geschälte Mandeln in einem Topf mit Wasser bedecken, nochmals aufkochen und 10 Min. zugedeckt ziehen lassen. Mandeln mit dem Wasser in einen Pürierbecher geben und fein pürieren.

- Reismehl, Zucker, Carobpulver und die Gewürze mit der Sahne in einem Schälchen verrühren.

- Milch in einem Topf zum Kochen bringen. Angerührte Reismehl-Carob-Mischung und das Mandelpüree in die heiße Milch einrühren. Nochmals kurz kochen lassen. Mit Rosenwasser abschmecken.

- In Dessertschälchen füllen. Mandeln hacken und den Mandelpudding damit dekorieren.

Mein Tipp Dieses Dessert ist zeitlich etwas aufwändiger. Doch die Mühe lohnt sich allemal. Eingeweichte, enthäutete Mandeln sind ein wahres Elixier für schöne Haut. Ich verwende Carob anstelle von Kakao. Denn Johannisbrotmehl enthält im Gegensatz zu Kakao viele Ballaststoffe und stopft nicht.

Kühlend im Sommer und bei innerer Hitze

Vegane Kokoskugeln

Glutenfrei, vegan, laktosefrei

Für 4 Portionen • P↓

12 Min.

8 Datteln entsteint (möglichst weich) • 4 EL Kokosflocken • 1 TL Kardamom, gemahlen • 2 EL Mandelmus • 1 EL Kokosmehl • 1 TL Rosenwasser • 4 EL Kokosflocken zum Wälzen

- Datteln vierteln und in einen Mixbecher geben.

- Kokosflocken, Kardamom, Mandelmus, Kokosmehl und Rosenwasser dazugeben und alles mit einem Pürierstab fein pürieren.

- Mit den Händen Kugeln formen und in Kokosflocken wälzen. Die fertigen Kugeln möglichst kühl lagern.

- Im Kühlschrank können die Kugeln 4–5 Tage aufbewahrt werden.

Mein Gewürz-Tipp Datteln, Kokosnuss, Mandeln und Rosenwasser haben alle eine angenehm kühlende Wirkung auf unseren Körper. Kardamom passt hier wunderbar als Gewürz, da es diese Wirkung unterstreicht.

» Göttliches Mandeldessert mit Carob und Zimt

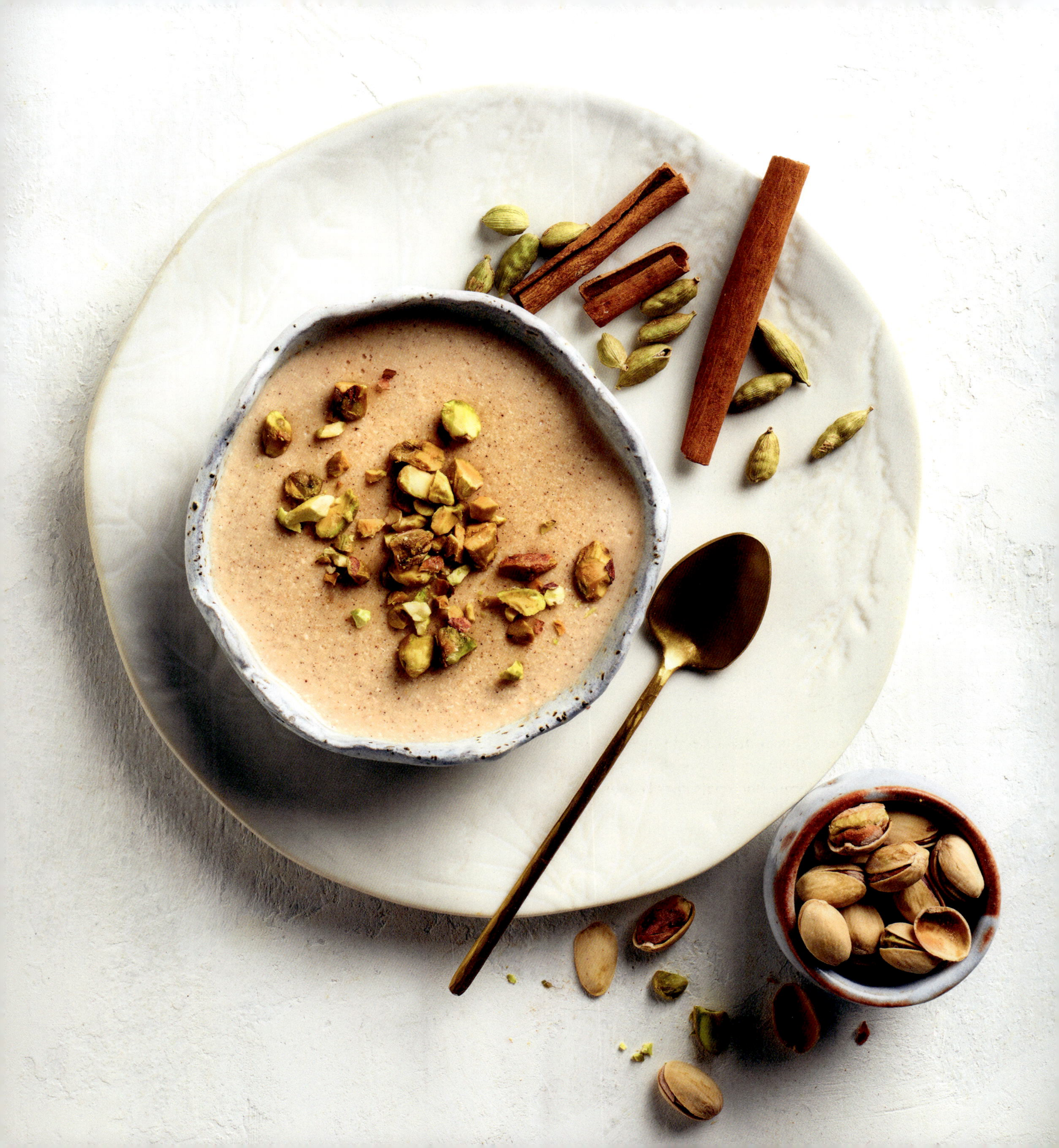

Der Stimmungsaufheller

Buchweizenpfannkuchen mit zimtiger Nussfüllung

Vegan, laktosefrei

Für 8 Pfannkuchen • V↓

10 Min. + 15 Min. Backzeit

- 1 Banane
- 170 g Buchweizenmehl
- 50 g Dinkelmehl
- 1 TL Rohrzucker
- 1 TL Steinsalz
- 350 ml Mandelmilch (oder andere Pflanzenmilch)
- Kokosöl zum Ausbacken
- 3 EL Nüsse (z. B. Walnüsse, Cashewkerne)
- 2 EL Rohrzucker
- 1 TL Zimt, gemahlen
- 1/4 TL Bourbon-Vanille
- Kokosöl zum Bestreichen

● Für den Pfannkuchenteig Banane schälen und in einem Pürierbecher fein pürieren.

● In einer Schüssel Buchweizen- und Dinkelmehl mit der pürierten Banane verrühren. Zucker und Salz dazugeben. Nach und nach die Milch einrühren und alles zu einem glatten Teig verrühren. Beiseitestellen und etwas ziehen lassen.

● In der Zwischenzeit Nüsse fein hacken. In einem Schälchen mit Zucker, Zimt und Vanille vermischen und den Teig beiseitestellen.

● Kokosfett in einer Pfanne erhitzen. Jeweils 1 kleine Kelle Teig in die Pfanne geben, dünn verstreichen und von beiden Seiten golden ausbacken. Mit dem restlichen Teig ebenso verfahren.

● Auf die noch heißen Pfannkuchen mit einem Pinsel wenig Kokosfett streichen, damit sie die Füllung besser aufnehmen. Auf jeden Pfannkuchen etwas von der Nuss-Gewürz-Mischung streuen und den Pfannkuchen aufrollen.

● Aufgerollt in eine Auflaufform geben und durchziehen lassen. Evtl. im Backofen bei 50 Grad bis zum Servieren warm halten.

Das passt dazu Kardamom-Aprikosen (Seite 124) oder Rhabarber-Ingwer-Kompott (Seite 124)

Mein Gewürz-Tipp Zimt und Vanille tun Körper und Seele gut. Vanille erzeugt »Ojas«, die subtile Wohlfühl-Energie. Zimt wärmt und wirkt beruhigend. Zusammen passen sie immer, wenn du dich nach »Kuschel-Atmosphäre« sehnst.

Der Immunbooster in der Erkältungszeit

Ingwerwasser

Glutenfrei, laktosefrei, vegan

Für 1 Liter • V↓ K↓

2 Min. + 10–15 Min. Garzeit

1 daumenbreites Stück frischer Ingwer • 1 l Wasser

- Den Ingwer ungeschält in feine Scheiben schneiden.

- Im Wasser 10–15 Min. sanft köcheln lassen. Herd ausschalten und das Getränk etwas stehen lassen, bis die Ingwerstücke nach unten gesunken sind. Dann das Ingwerwasser in eine Thermoskanne füllen. In kleinen Schlucken trinken.

Mein Tipp Ingwerwasser stärkt die Verdauungskraft. Es sollte wegen seiner anregenden Wirkung vor allem am Vormittag und nur in kleinen Mengen abends getrunken werden. Ideal ist es als Kurgetränk während einer Detox-Kur, weil es den Stoffwechsel immer wieder anregt. In kleinen Schlucken wirkt es am besten.

Zum Abkühlen an heißen Tagen

Kardamomwasser

Glutenfrei, laktosefrei, vegan

Für 1 Liter • P↓

2 Min. + 10 Min. Garzeit

3 Kardamomkapseln • 1 l Wasser

- Kardamomkapseln leicht anmörsern und in einem Topf mit dem Wasser 10 Min. sanft köcheln lassen.

- Den Herd ausschalten und das Wasser etwas stehen lassen, bis die Kardamomkapseln nach unten gesunken sind. Dann das Getränk in eine Thermoskanne füllen.

Mein Gewürz-Tipp Wenn es draußen heiß ist, tendiert man zu kalten Getränken. Dieses Getränk kühlt auch, wenn es warm getrunken wird. Kardamom wirkt sanft kühlend und wohltuend auf den ganzen Körper. Nicht nur im Sommer, sondern auch bei brennenden Empfindungen im Körper, Entzündungen und Sodbrennen.

Wunderbar kühlendes Nachmittagsgetränk

Kardamom-Lassi

Glutenfrei

Für 4 Portionen • V↓ P↓

3 Min.

8 Kardamomkapseln • 400 g Naturjoghurt (3,8 % Fett) • 600 ml Wasser • 2 EL Rohrzucker • 1 EL Rosenwasser

- Die Kardamomkapseln im Mörser anstoßen. Die Spelzen entfernen und die Samen fein mörsern.
- Die restlichen Zutaten zusammen mit dem Kardamom mit einem Schneebesen oder Pürierstab in einem Pürierbecher schaumig schlagen.
- Bei Zimmertemperatur servieren.

Mein Gewürz-Tipp Es lohnt sich, die Kardamomsamen frisch zu mörsern. Deren Aroma und Wirkung übertreffen das von gemahlenem Kardamom um ein Vielfaches. Die kühlende Wirkung von Kardamom wird durch Joghurt und Rosenwasser verstärkt.

Rezept zum Coverfoto

Goldene Milch

Glutenfrei

Für 1 Portion • V↓ P↓ K↓

2 Min. + 1 Min. Garzeit

250 ml Kuhmilch (alternativ: Hafer- oder Mandelmilch) • ½ TL Kurkuma • ½ TL Kardamom, gemahlen • 1 Msp. Zimt, gemahlen • 1 Prise Pippali (alternativ: schwarzer Pfeffer) • 1 TL Ghee oder Mandelöl • evtl. etwas Rohrzucker

- Die Milch mit den Gewürzen zum Kochen bringen. Kurz aufkochen lassen und noch einige Min. zugedeckt ziehen lassen.
- Mit Mandelöl oder Ghee verfeinern, evtl. etwas süßen und schluckweise genießen.

Variante Ich empfehle die goldene Milch gerne als Abendgetränk vor dem Zubettgehen. Für einen besseren Schlaf gib 1 Msp. Muskatnuss frisch gerieben dazu. Dieser Zusatz hilft dir beim Einschlafen, da Muskat eine beruhigende Wirkung hat.

Mein Gewürz-Tipp Öl und Pfeffer sind wichtige Zutaten bei einer goldenen Milch. Sie verbessern die Wirksamkeit des gelben Wirkstoffs Curcumin.
Die goldene Milch unterstützt Knochen, Gelenke und das Immunsystem – ein echtes Superfood-Getränk!

» Goldene Milch

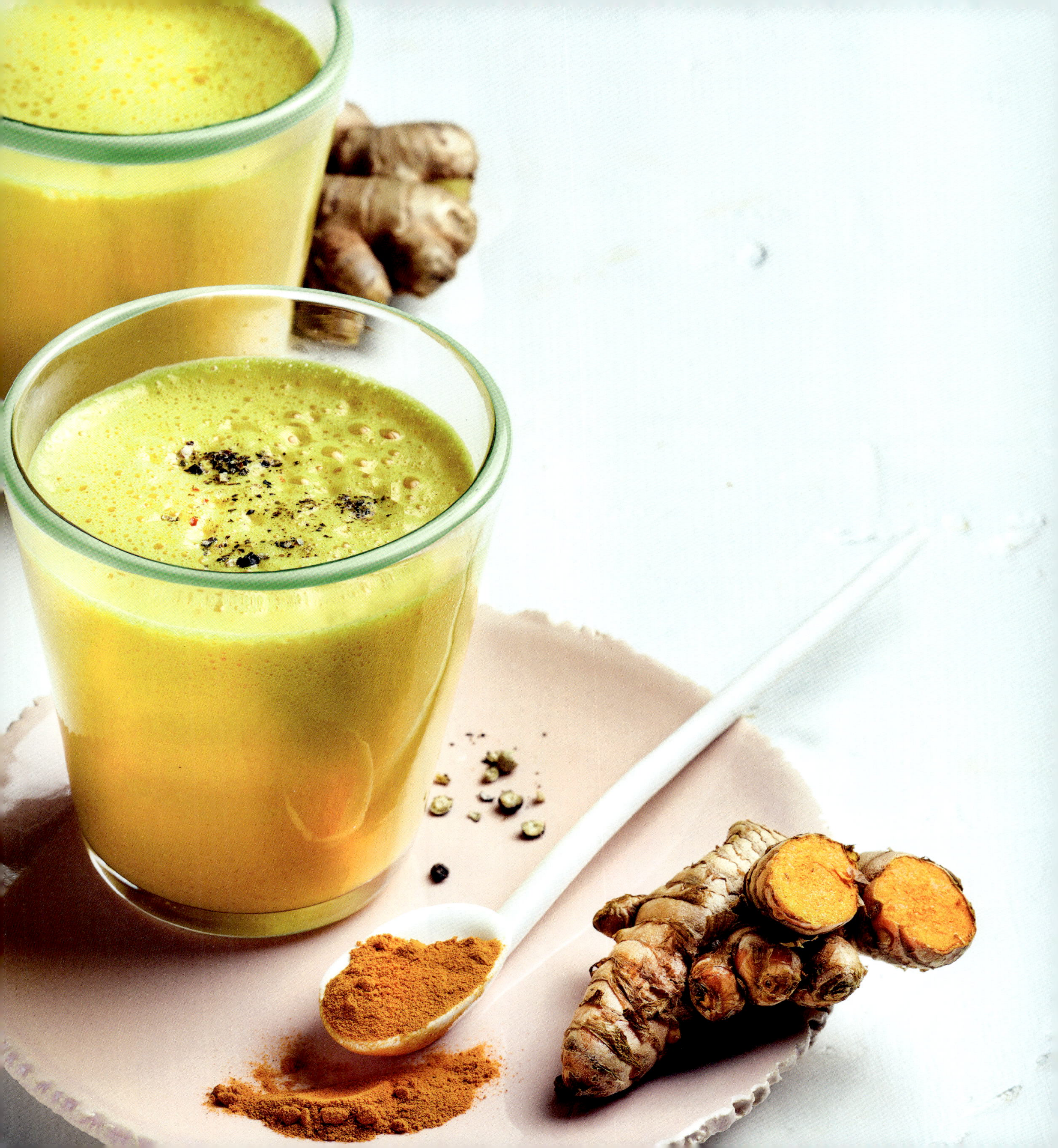

Je nach Gewürzen wärmend oder kühlend

Chai (ayurvedischer Gewürztee)

Glutenfrei

Für 4 Portionen • V↓ P↓ K↓

12 Min. + 10 Min. Ziehzeit

- 1 l Wasser
- 200 ml Milch (Kuh-, Hafer-, Reismilch)
- 6 Nelken
- 3 Kardamomkapseln
- 1 Zimtstange
- 2 Sternanis
- 2 EL Rooibostee

Bei Vata-Symptomen hinzufügen:

- 4 Pimentsamen
- 4 EL Rohrzucker

Bei Pitta-Symptomen hinzufügen:

- 1 TL Fenchelsamen
- 2 EL Rohrzucker

Bei Kapha-Symptomen hinzufügen:

- 3 Scheiben frischen Ingwer mit Schale
- 1 schwarzes Pfefferkorn

● Kardamomkapseln und Nelken mit den Pimentsamen (bzw. den Fenchelsamen bei Pitta-Symptomen oder dem Pfefferkorn bei Kapha-Symptomen) leicht anmörsern. Zimtstange und Sternanis in Stücke brechen.

● Wasser, Milch und die Gewürze zum Kochen bringen. 10 Min. zugedeckt köcheln lassen. Beiseitestellen.

● Rooibostee dazugeben und zugedeckt nochmals 10 Min. ziehen lassen.

● Tee abseihen, ggf. süßen und genießen!

Tipp Wer mag, kann dem Gewürztee statt Rooibostee auch 2 EL schwarzen Tee zugeben. Schwarzer Tee (in einem Teebeutel) sollte erst die letzten 2 Minuten hinzugefügt werden, um eine anregende Wirkung zu erzielen. Wenn er die komplette Ziehzeit mitzieht, wirkt er beruhigend – ähnlich wie Rooibostee.
Der abgeseihte Gewürzsud kann ein zweites oder sogar drittes Mal angesetzt werden.

Ideal als Starter für ein gutes Menü

Ayurvedischer Aperitif

Glutenfrei, laktosefrei

Für 4 Portionen • K↓

3 Min. + 10 Min. Garzeit

1 EL Kreuzkümmel • 1 TL Pfefferkörner • 1 EL Koriandersamen • 1 cm frischer Ingwer • 750 ml Traubensaft • Honig • Steinsalz • Zitronensaft nach Belieben • 4 frische Kräuterzweige zur Dekoration

- Kreuzkümmel, Pfefferkörner und Koriandersamen grob mörsern. Ingwer schälen und fein hacken.

- Die Gewürze zusammen mit dem Ingwer und dem Traubensaft in einen Topf geben und zum Kochen bringen. 10–15 Min. köcheln lassen. Dann abseihen und abkühlen lassen.

- Mit Honig, Salz und Zitronensaft abschmecken.

- Mit frischen Kräuterzweigen dekoriert servieren.

Mein Tipp Auch optische Reize wirken anregend auf deine Verdauungskraft! Lege deshalb Wert auf eine schöne »Verpackung« deines Aperitifs: Serviere ihn in einem schönen Glas, dekoriert mit frischen Kräutern wie zum Beispiel einem Minz- oder Basilikumstängel. Gäste freuen sich, wenn sie vor dem Essen mit diesem alkoholfreien Getränk begrüßt werden. Sie werden von einer kleinen Geschmacksexplosion im Mund überrascht werden. Die Vorfreude auf das Essen und das gute Bauchgefühl danach ist dann umso größer.

Ein Highlight an dunklen Wintertagen

Gute-Laune-Tee mit Safran

Glutenfrei, laktosefrei, vegan

Für 1 Portion • V↓ P↓ K↓

2 Min. + 10 Min. Ziehzeit

¼ Zimtstange • 1 Kardamomkapsel • 250 ml Wasser • 1 Safranfaden

- Zimtstange und Kardamomkapsel als Ganzes mörsern.

- In einem Topf das Wasser mit den gemörserten Gewürzen 2 Min. aufkochen. 10 Min. ziehen lassen.

- Safranfaden mit den Fingern zerbröseln und in eine Tasse geben. Gewürzsud durch ein Sieb darübergießen. Den Tee auf Trinktemperatur abkühlen lassen und genießen.

Schnelle Variante Safran in eine Tasse bröseln und mit kochend heißem Wasser übergießen. Genießen!

Mein Gewürz-Tipp Safran ist das teuerste und gleichzeitig ergiebigste Gewürz. Er wirkt antidepressiv, entzündungshemmend und herzstärkend. Ganze Fäden sind meist teurer als das Pulver. Der Griff zu den ganzen Fäden lohnt, da sie meist eine höhere Qualität aufweisen.
Safran benötigt Wärme und Feuchtigkeit, um zu wirken. Allerdings sollte das Gewürz nicht zu lange mitgekocht werden, sonst verliert er sein Aroma. Deshalb reicht es bei einem Tee, Safran erst zum Schluss dazuzugeben.

PASTEN, WICKEL UND CO.

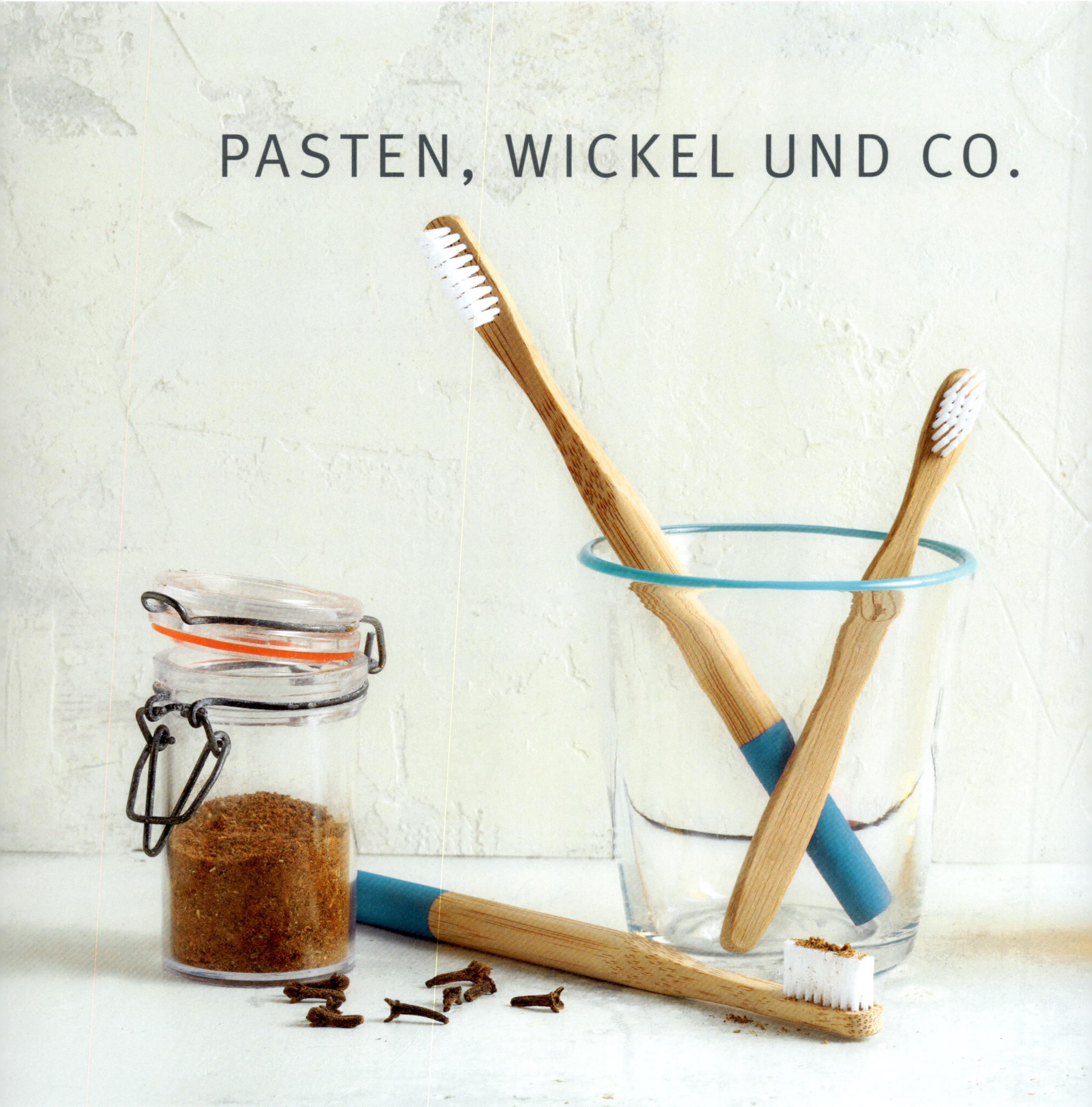

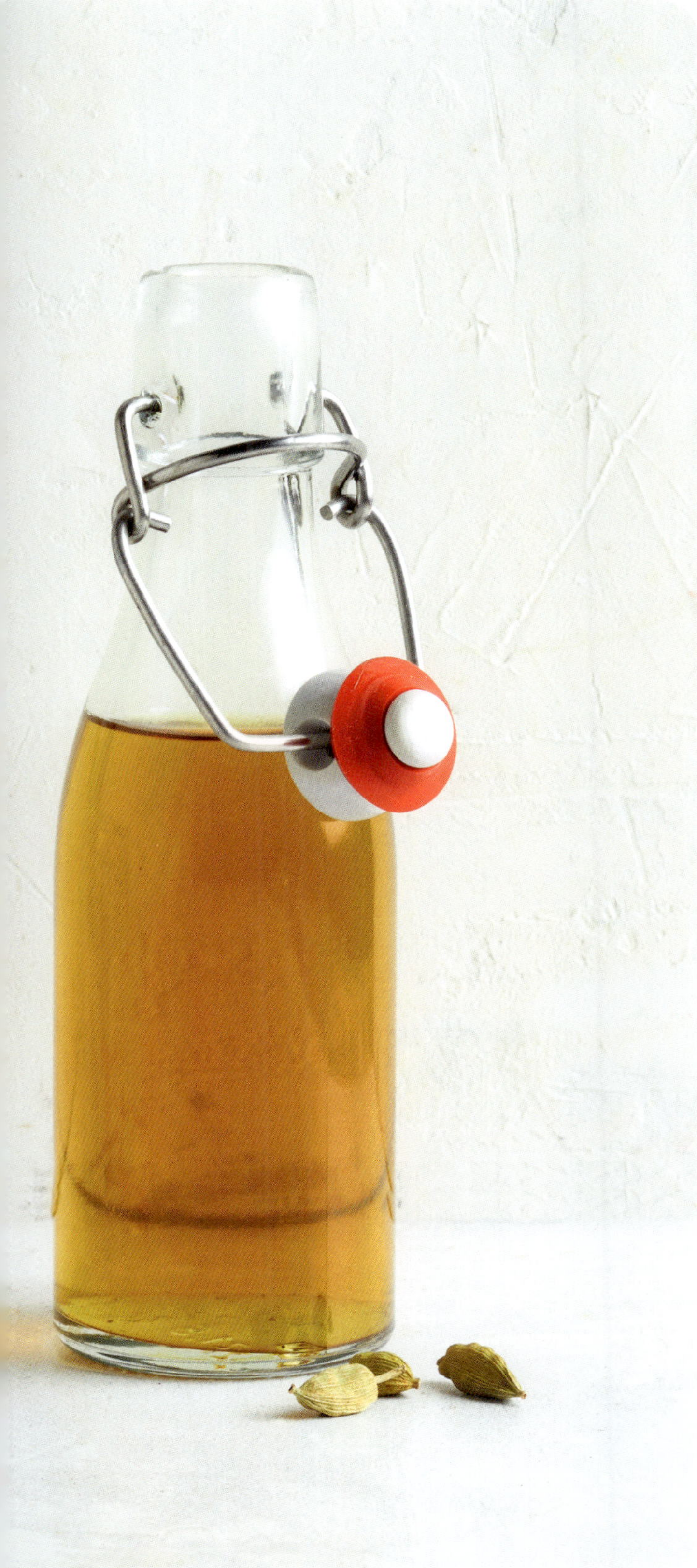

Gewürze lassen sich innerhalb weniger Minuten in Pasten, Wickel, Bäder, Mundwässer oder Zahnpulver verwandeln. Das geht einfach und erfordert keine großen Vorkenntnisse. Wie du dir selbst deine eigene Medizin für bestimmte Beschwerden und »Zipperlein« zaubern kannst, zeige ich dir auf den folgenden Seiten. Mit nur wenigen Zutaten kannst du deine eigene Gewürzmedizin herstellen, die es so in keiner Apotheke zu kaufen gibt. Hast du erst einmal angefangen, wirst du bald deine Lieblings-Tools für dich entdeckt haben.

« Ayurvedisches Zahnputzpulver und Ayurvedisches Mundwasser (Seite 143)

Hilft bei Halskratzen, löst Schleim

Kurkuma-Honig-Paste

Glutenfrei, laktosefrei

Für ca. 6 Anwendungen • V↓ K↓

3 Min.

2 EL Honig (am besten dunkler Waldhonig) • 1 EL Kurkuma • 1 Prise Pippali oder schwarzer Pfeffer, gemahlen

- Honig mit Kurkuma und Pfeffer zu einer feinen Paste verrühren. Die Konsistenz sollte der einer Zahnpasta ähneln.

- Die Paste in ein sauberes, verschließbares Glas geben und im Küchenschrank aufbewahren.

Anwendung Bei Halsschmerzen jeweils 1 TL stündlich einnehmen. Dabei die Paste vor dem Schlucken langsam auf der Zunge zergehen lassen. Sobald die Beschwerden abklingen, nur noch alle 3 Std. 1 TL, später 1–2-mal am Tag ½ TL der Paste einnehmen.

Wichtig Schwangere und Personen, die zur Gallensteinbildung neigen, sollten vorsichtig sein: Diese Paste nicht häufiger einnehmen.

Mein Tipp Je dunkler und älter der Honig, umso besser die Wirkkraft dieser Paste! Verwende am besten einen dunklen, herben Waldhonig. Dieser löst den Schleim besser als ein frischer Blütenhonig.

Löst Schleim, hilft beim Abnehmen

Pippali-Honig-Paste

Glutenfrei, laktosefrei

Für ca. 6 Anwendungen • V↓ K↓

3 Min.

2 EL Honig (am besten dunkler Waldhonig) • 1 EL Pippali, gemahlen

- Honig mit Pippali-Pulver zu einer feinen Paste verrühren. Die Konsistenz sollte der einer Zahnpasta ähneln.

- Die Paste in ein sauberes, verschließbares Glas geben und im Küchenschrank aufbewahren.

Anwendung Regelmäßig vor den Mahlzeiten jeweils 1 TL Pippali-Honig-Paste einnehmen. Die Paste vor dem Schlucken langsam auf der Zunge zergehen lassen. Das Einnehmen der Paste kann kurmäßig über einen Zeitraum von 4–6 Wochen erfolgen und sollte ggf. mit einer Ernährungsumstellung kombiniert werden.

Mein Gewürz-Tipp Honig und Pippali ergänzen sich in ihrer Wirkung: Beide helfen, »Ama« (Stoffwechselrückstände) zu reduzieren.

Bei Gelenkschmerzen und Rheuma

Kreuzkümmel-Wickel für schmerzende Gelenke

Angenehm auf der Haut

Für 1 Anwendung • V↓

⏲ 3 Min.

1 EL Kreuzkümmel • 1–2 TL warmes Wasser

- Kreuzkümmel fein mörsern und mit Wasser zu einer streichfähigen Paste verrühren.
- Die Menge reicht für eine einmalige Anwendung.

Anwendung Die Paste dünn auf die betroffenen Stellen (schmerzende Gelenke oder Muskeln) aufstreichen. Mit einem dünnen feuchten Tuch bedecken und mindestens 10 Min. ziehen lassen. Bei anhaltenden Schmerzen mehrmals wiederholen.

Mein Gewürz-Tipp Koche bei Gelenkbeschwerden öfter mit Kreuzkümmel. So verstärkst du die Wirkung des Wickels zusätzlich über deine Ernährung.

Bei kleinen Abzessen und Furunkeln

Bockshornklee-»Pflaster«

Fix angewendet

Für 1 Anwendung • K↓

⏲ 3 Min.

½–1 EL Bockshornkleesamen, gemahlen • etwas heißes Wasser

- Pulver mit heißem Wasser zu einer streichfähigen Paste verrühren und etwas quellen lassen.

Anwendung Die Paste auf die betroffenen Stellen auftragen. Kleine Stellen lassen sich einfach mit einem großen Pflaster fixieren. Dabei darauf achten, dass die Paste nicht zu feucht ist. Evtl. mehr Pulver unterrühren.

Wichtig Eiterherde erfordern unbedingte Sauberkeit. Es darf zu keiner Verunreinigung kommen, die in den Eiter eindringt. Größere Eiterherde gehören in die Hand eines Arztes.

Wenn Nacken oder Schulter schmerzen

Entspannender Fenchel-Wickel

Wohltuend, schmerzlindernd

Für 1 Anwendung • V↓

2 Min. + 10 Min. Ziehzeit

½ TL Fenchelsamen • 200 ml Wasser

- Fenchelsamen frisch mörsern. Das Wasser im Wasserkocher aufkochen.

- Die gemörserten Samen mit kochend heißem Wasser übergießen und 10 Min. zugedeckt ziehen lassen. Abseihen.

- Ein sauberes Baumwolltuch (zum Beispiel Geschirrtuch) mit dem Fencheltee befeuchten. Damit der Wickel nicht zu feucht wird, nochmals gut auswringen.

Anwendung Das feuchte Tuch mehrlagig und so warm wie möglich auf die verspannten Muskeln auflegen. Ein großes Handtuch darüberlegen und den Nacken-Schulter-Bereich gut warm halten. So lange einwirken lassen, wie der Wickel warm ist. Bei anhaltenden Schmerzen mehrmals wiederholen.

Mein Tipp Koche dir gleich die doppelte Menge Fencheltee und genieße die Hälfte des Tees als wohltuendes Heißgetränk, während der Wickel einwirkt. Ein wunderbares Entspannungsritual in stressigen Zeiten!

Bei Erkältung und Heuschnupfen

Ayurvedisches Dampfbad

Antibakteriell, entspannend

Für 1 Anwendung • V↓ K↓

2 Min. + 5 Min. Anwendungszeit

2 l Wasser • 1 TL Ajowan (Königskümmel) • 1 TL Salz
außerdem: 1 große Schüssel • 1 großes Handtuch

- Wasser im Wasserkocher aufkochen.

- In der Zwischenzeit die Ajowan-Samen grob mörsern.

- Zusammen mit dem Salz in die Schüssel geben und mit dem kochend heißen Wasser aufgießen.

Anwendung Den Kopf vorsichtig nach vorne über die Schüssel beugen und den Gewürzdampf tief einatmen. Das Handtuch über den Kopf legen und 5–10 Min. den Dampf inhalieren. Bei hartnäckigem Schleim kann das Dampfbad 2–3-mal täglich wiederholt werden.

Variante Gehst du gerne in die Sauna? Dann kannst du den Gewürzsud danach als Aufguss in der Erkältungszeit benutzen.

Mein Gewürz-Tipp Ajowan ist der Kümmel mit den kleinsten Samen. Diese enthalten große Mengen schleimlösendes Thymol. Ajowan wirkt desinfizierend und tötet Bakterien und Pilze ab. Im Ayurveda gilt er als schnell wirkend.

» Ayurvedisches Dampfbad

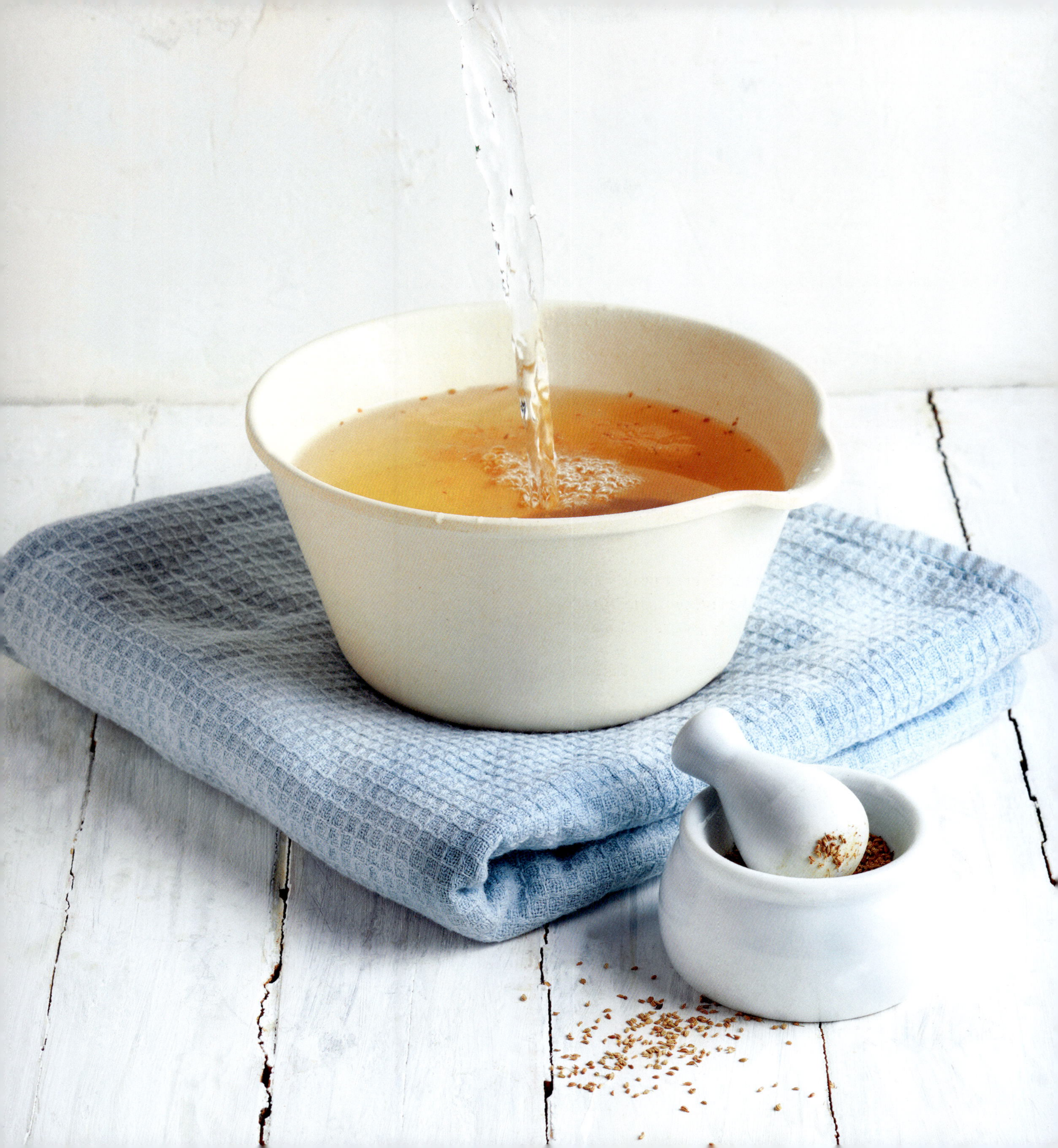

Ideal als Erkältungsbad

Ingwer-Vollbad

Unkompliziert, entspannend

Für 1 Anwendung • V↓ K↓

2 Min. + 15–20 Min. Badezeit

3 TL Ingwerpulver • 1 Teebeutel oder alter Feinstrumpf

- Das Ingwerpulver in den Teebeutel oder Feinstrumpf füllen und gleich bei einlaufendem warmem Wasser in die Badewanne geben. Der Ingwer kann während des Bades in der Wanne bleiben.

Anwendung Das Vollbad so lange genießen, wie es als angenehm empfunden wird. Nach dem Bad warm einpacken und nachruhen.

Mein Tipp Verwende unbedingt einen Teebeutel oder einen Feinstrumpf. So verhinderst du, dass das Ingwerpulver den Abfluss verstopft. Nach dem Bad lässt sich das Pulver problemlos entsorgen.

Für warme Füße im Winter

Wärmendes Fußbad

Anhaltende Wirkung

Für 1 Anwendung • V↓

8 Min. + 10 Min. Anwendungszeit

½ Zimtstange • 1 getrocknete Chilischote • 500 ml Wasser • 1 TL Salz

- Zimtstange und Chilischote in kleine Stücke brechen und mit dem Wasser und dem Salz zum Kochen bringen. 2–3 Min. zugedeckt köcheln lassen.
- Weitere 2–3 Min. zugedeckt ziehen lassen.

Anwendung Den Gewürzsud in eine Fußbadewanne abseihen. Mit Wasser in angenehmer Temperatur auffüllen und das Fußbad so lange genießen, wie das Wasser warm ist.

Mein Gewürz-Tipp Wenn du Zimt magst, gib 2–3 Tropfen ätherisches Zimtöl in das Fußbad. Es verstärkt die Wirkung und erfüllt den Raum mit einem wohligen Zimtduft.
Die ausgekochten Gewürze können noch einmal verwendet werden. Dazu die zerkleinerten Gewürze trocknen lassen und aufbewahren. Für ein weiteres Fußbad erneut mit Wasser und Salz aufkochen.

Erfrischt den Teint und verjüngt

Anti-Aging-Maske

Besonders hautfreundlich

Für 1 Anwendung • V↓

2 Min. + 12 Min. Ziehzeit

3 EL Bockshornkleesamen, gemahlen • etwas warmes Wasser

- Bockshornkleesamen mit so viel Wasser verrühren, dass eine Zahnpastakonsistenz entsteht. Die Paste 2 Min. ziehen lassen.
- Evtl. etwas Wasser ergänzen, wenn die Konsistenz zu trocken wird.

Anwendung Paste auf das gereinigte Gesicht als Maske auftragen, die Augenpartien aussparen. Zugedeckt ziehen lassen. 10 Min. im Liegen einwirken lassen und dabei entspannen. Anschließend das Gesicht mit warmem Wasser reinigen.

Mein Gewürz-Tipp Bockshornkleesamen enthält Saponine. Das sind Seifenstoffe, welche die Haut befeuchten und sich wie Balsam auf die Oberfläche legen. Sie erzeugen ein Gefühl des »Gepolstert-Seins« und hinterlassen ein angenehmes Frischegefühl.

Reinigt sanft, lindert Entzündungen

Ayurvedisches Zahnputzpulver

Glutenfrei, laktosefrei, vegan
Für 1 Woche
4 Min.

1 EL Salbei, getrocknet • 1 EL Minze, getrocknet • 2 TL Nelkenpulver • 1 TL Ingwerpulver • 1 TL Zimt • 2 Msp. Kurkuma • 2 Msp. Muskatnuss, gerieben • 1 Msp. Pfeffer schwarz, gemahlen • 1 Msp. Süßholzwurzel, gemahlen

- Salbei und Minze fein mörsern. Die restlichen Zutaten hinzufügen und gut vermischen.

- Das Pulver in ein Glas oder eine Schale geben und griffbereit im Badezimmerschrank deponieren.

Anwendung Wenig Pulver auf die feuchte Zahnbürste streuen oder die feuchte Bürste kurz in das Pulver tunken. Dann Zähne wie gewohnt putzen und mit Wasser gründlich ausspülen.

Wichtig Kurkuma, die gelbe Wurzel mit starker Färbekraft, färbt Zähne nicht! Im Gegenteil: Sie macht sie weiß! Doch aufgepasst bei Kunststofffüllungen. Hier kann es zu Verfärbungen kommen.

Mein Tipp Die angegebene Menge reicht bei zweimaligem Zähneputzen am Tag etwa für eine Woche. Spare Zeit und stelle gleich eine größere Menge her – für mehrere Wochen oder als Familienvorrat.

Für guten Atem und zur Immunabwehr

Ayurvedisches Mundwasser

Glutenfrei, laktosefrei, vegan
Für 3 Flaschen à 330 ml
4 Min.

2 EL Salbei, getrocknet (oder 4 EL frischer Salbei) • ½ Zimtstange • 4 Kardamomkapseln • 1 l Wasser • 4 Nelken • 2 Msp. Kurkuma • 2 Msp. Steinsalz

- Salbeiblätter und Zimtstange zerkleinern und die Kardamomkapseln samt Samen grob mörsern.

- Die Gewürze mit dem Wasser und den restlichen Zutaten zum Kochen bringen. 2–3 Min. zugedeckt köcheln lassen. Zugedeckt abkühlen lassen.

- Abseihen und in gut verschließbare Flaschen füllen.

Anwendung Mit einem Schluck Mundwasser den Mundraum ausspülen. Dann den Kopf in den Nacken legen und etwa ½ Min. gurgeln. Die Flüssigkeit wieder ausspucken.

Mein Tipp Das Mundwasser ist 1–2 Wochen haltbar. Zur längeren Haltbarkeit des Mundwassers gib 1 EL Alkohol (z. B. Weingeist) hinzu.

Hilft auch bei Heiserkeit

Chili-Gurgelwasser bei Halsschmerzen

Glutenfrei, laktosefrei, vegan
3 Min. + 3 Min. Ziehzeit

½ rote Chilischote • 200 ml Wasser

- Chilischote klein schneiden und mit dem Wasser in einem Topf zum Kochen bringen. Kurz aufkochen lassen und kurz ziehen lassen.

- Auf eine angenehme Temperatur abkühlen lassen.

Anwendung Mit einem Schluck Chili-Gurgelwasser den Mundraum ausspülen. Dann den Kopf in den Nacken legen und etwa ½ Min. gurgeln. Die Flüssigkeit wieder ausspucken. Bei anhaltenden Schmerzen öfter wiederholen.

Mein Gewürz-Tipp Chilischoten sind – je nach Sorte – unterschiedlich scharf. Wenn du einen Pitta-Überschuss hast oder es nicht so scharf magst, entferne die Kerne vor dem Kochen oder verwende nur ein kleines Stück Chilischote.
Chili lindert die Halsschmerzen bzw. lässt dich die Schmerzen weniger wahrnehmen. Dies rührt daher, dass Chili selbst einen Hitzeschmerz auslöst, der die Halsschmerzen überlagert.

Für schönes und gesundes Haar

Beauty Hair Milk

Glutenfrei
Für 1 Glas • V↓ K↓
3 Min. + 10 Min. Ziehzeit

150 ml Milch • ½ TL Bockshornkleesamen, gemahlen

- Die Milch zusammen mit dem Bockshornkleesamen aufkochen.

- In eine Tasse füllen und auf Trinktemperatur abkühlen lassen.

Anwendung Das fertige Milchgetränk regelmäßig trinken – am besten außerhalb einer Mahlzeit.

Mein Tipp Nimm gerne Kuhmilch-Alternativen wie Hafer- oder Mandelmilch, wenn du auf Kuhmilch verzichten möchtest. Damit das Getränk seine Wirkung zeigt, ist es wichtig, es über längere Zeit einzunehmen. Optimal ist eine Haarkur über 2–3 Wochen.

Innerlich und äußerlich anwendbar

Nelkentee bei Stress-Kopfschmerzen

Glutenfrei, vegan, laktosefrei
Für 400 ml • P↓ K↓
⏲ 2 Min. + 10 Min. Ziehzeit

4 Nelken • 400 ml Wasser

● Die Nelken zusammen mit dem Wasser aufkochen. Zugedeckt 10 Min. ziehen lassen.

● Den Tee in eine Thermoskanne füllen. In einer Tasse auf Trinktemperatur abkühlen lassen.

Anwendung innerlich In kleinen Schlucken über den Tag verteilt trinken. **Äußerlich** Ein kleines Baumwolltuch mit dem Nelkentee tränken und nicht zu heiß auf die Stirn geben. Im Liegen entspannt wirken lassen.

Mein Tipp Nelkentee wirkt ähnlich wie Kaffee: Er belebt und verbessert die Konzentration. Wenn du unter Migräne leidest, solltest du Nelkentee unbedingt einmal ausprobieren.

Gut für die Milchbildung in der Stillzeit

Stilltee

Glutenfrei, vegan, laktosefrei
Für ca. 1 Woche (8 Portionen) • V↓ P↓
⏲ 3 Min. + 10 Min. Ziehzeit

5 TL Fenchelsamen • 3 TL Bockshornkleesamen • 250 ml Wasser

● Die Gewürzsamen gut vermischen und in eine verschließbare Dose geben.

● Für 1 Tasse 1 TL aus der Gewürzmischung entnehmen und grob mörsern.

● Wasser mit den gemörserten Gewürzen 2 Min. kochen. Zugedeckt 10 Min. ziehen lassen. Tee in eine Tasse füllen und etwas abkühlen lassen.

Anwendung Bei mangelndem Milchfluss 1–2 Tassen am Tag in kleinen Schlucken trinken.

Variante Die schnelle Light-Version: Du kannst den Tee auch mit kochend heißem Wasser übergießen und dann ziehen lassen. Füge gerne etwas Anissamen zu. Auch sie besitzen eine milchbildende Wirkung.

Wichtig Dieser Tee sollte nicht in der Schwangerschaft getrunken werden!

Mein Gewürz-Tipp Fenchel- und Bockshornkleesamen werden zur Milchbildung in der Stillzeit empfohlen. Bockshornklee gibt der Mutter Energie und kann hormonelle Dysbalancen nach der Geburt ausgleichen.

Unterstützt die Fettverdauung

Fatburner-Tee

Glutenfrei, vegan, laktosefrei

Für 1 Tag (500 ml Tee) • K↓

3 Min. + 10 Min. Ziehzeit

2 cm frischer Ingwer • ¼ Zimtstange • 3 Kapseln Kardamom • 1 Pippali-Frucht (alternativ: ein kleines Stück Chilischote) • 500 ml Wasser

- Ingwer ungeschält in feine Scheiben schneiden. Zimtstange zerkleinern. Kardamomkapseln samt Samen grob mörsern. Pippali zerbrechen oder Chili klein schneiden.

- Alle Gewürze zusammen mit dem Wasser in einem Topf zum Kochen bringen.

- 2 Min. kochen. Weitere 10 Min. zugedeckt ziehen lassen und in eine Thermoskanne füllen.

Anwendung Den Tee schluckweise möglichst gut warm, am besten über den Vormittag verteilt, trinken – zusätzlich zur täglichen Trinkmenge.

Mein Gewürz-Tipp Nutze die Gewürzkombination in diesem Tee! Ingwer lässt das Fett schmelzen. Kardamom regt den Gallenfluss an. Die Scharfmacher Pippali oder Chili leiten Stoffwechselrückstände aus. Darüber hinaus wirkt Zimt gegen Heißhunger, da er den Blutzucker stabil hält.

Schleimlösend und entzündungshemmend

Erkältungstee für Kinder

Glutenfrei, vegan, laktosefrei

Für 1 Tag • K↓

3 Min. + 10 Min. Ziehzeit

½ TL Fenchelsamen • 2 Kapseln Kardamom • 1 TL Kamillenblüten • 500 ml Wasser

- Fenchelsamen und Kardamomkapsel samt Samen grob mörsern.

- Fenchelsamen und Kardamom zusammen mit den Kamillenblüten in einem Topf mit dem Wasser zum Kochen bringen. 2 Min. kochen. Weitere 10 Min. zugedeckt ziehen lassen.

- Den Tee in eine Thermoskanne füllen. Vor dem Trinken in einer Tasse etwas abkühlen lassen.

Anwendung Kinder sollten den Tee schluckweise möglichst gut warm über den Tag verteilt trinken.

Mein Tipp Dieser Tee ist mild und für Kinder ab dem Kindergartenalter bei Erkältung geeignet. Fenchelsamen und Kardamom lindern den Hustenreiz, Kamille wirkt entzündungshemmend. Für Süßschnäbel kann der Tee mit ¼–½ TL Süßholzraspeln gesüßt werden. Dazu die geraspelte Wurzel gleich mitkochen. Alternativ kann die gleiche Menge Süßholzpulver später in die Tasse eingerührt werden. Süßholz ist mit seiner antiviralen und antibakteriellen Wirkung ein ideales Süßungsmittel in der Erkältungszeit. Du bekommst es über die Bezugsquellen (Seite 156) oder im Reformhaus und Naturkostladen.

» Erkältungstee für Kinder

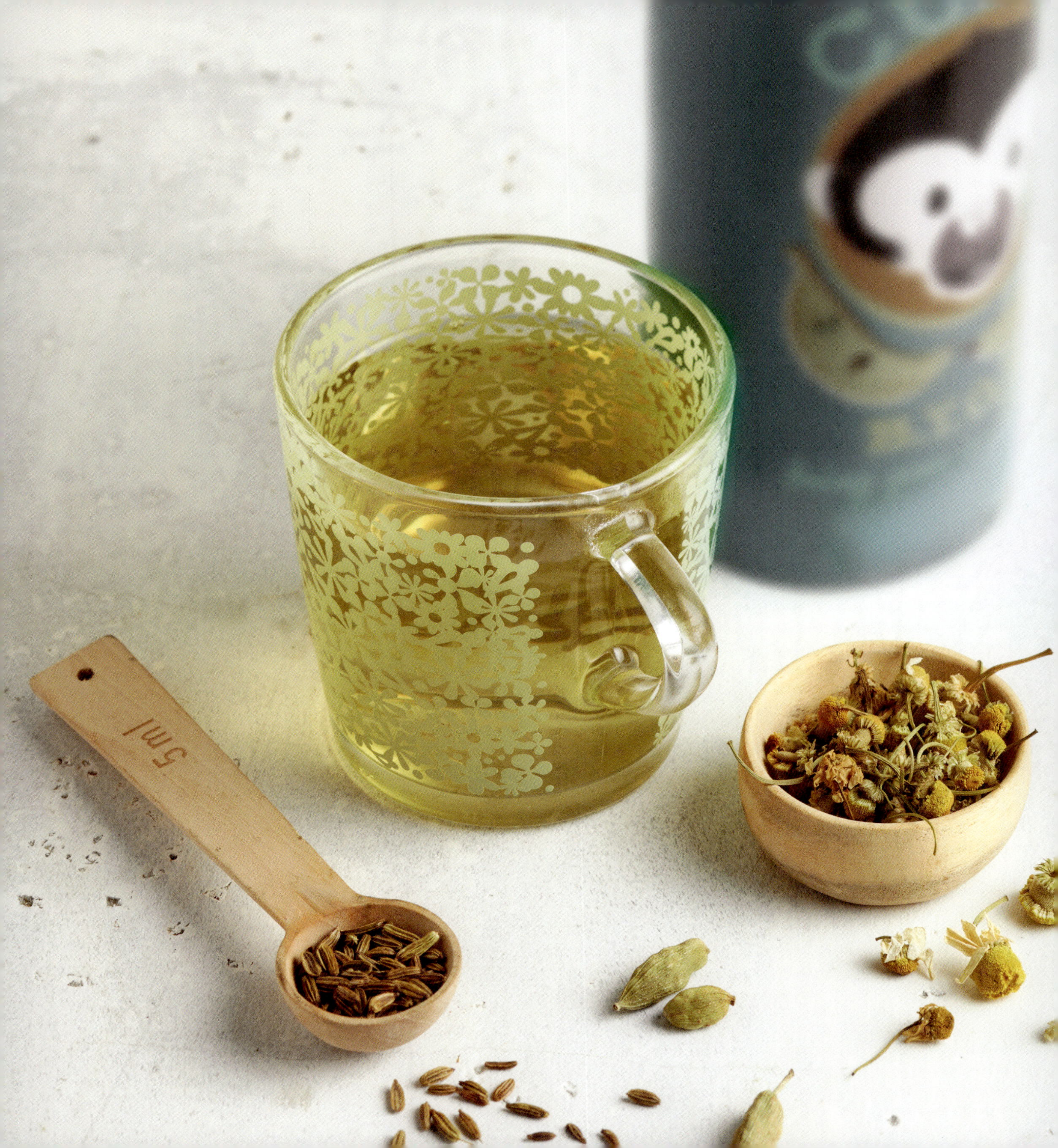
5ml

Bei Heuschnupfen, Allergien und Asthma

Pippali-Treppen-Kur

Glutenfrei, vegan, laktosefrei
Für 1 Portion • V↓ K↓
1 Min.

ca. 100 g Honig (am besten dunkler Waldhonig) • 64 g Pippali, gemahlen

- Jeweils nach der untenstehenden Tabelle Pippali mit streichfähigem Honig zu einer Paste verrühren.

- So viel Honig dazugeben, dass eine zahnpastaähnliche Konsistenz entsteht.

Anwendung Nach angegebener Menge von Tag zu Tag mehr Pippali verwenden (s. u.). Ab Tag 10 die Dosis wieder reduzieren. Jeweils regelmäßig morgens und abends die angegebene Menge einnehmen und 1 Glas warmes Wasser nachtrinken.

Dosierung:
- Tag 1: 2 × 1 g Pippali mit Honig
- Tag 2: 2 × 1,5 g Pippali mit Honig
- Tag 3: 2 × 2 g Pippali mit Honig
- Tag 4: 2 × 2,5 g Pippali mit Honig
- Tag 5–10: 2 × 3 g Pippali mit Honig
- Tag 11: 2 × 2,5 g Pippali mit Honig
- Tag 12: 2 × 2 g Pippali mit Honig
- Tag 13: 2 × 1,5 g Pippali mit Honig
- Tag 14: 2 × 1 g Pippali mit Honig

Wichtig Diese Kur sollte achtsam durchgeführt werden. Sobald bei der Einnahme ein brennendes Gefühl auftritt, bitte die Dosis zurückfahren bzw. die Kur stoppen. Im Zweifelsfall sollte die Kur am besten von einem erfahrenen Therapeuten oder Arzt begleitet werden.

Entschlackend und stoffwechselanregend

Detox-Tee

Glutenfrei, vegan, laktosefrei
Für 1 Tag • K↓
2 Min. + 10 Min. Ziehzeit

½ TL Fenchelsamen • ½ TL Koriandersamen • ½ TL Kreuzkümmel • 750 ml Wasser

- Alle Gewürze grob mörsern.

- Zusammen mit dem Wasser zum Kochen bringen. 2 Min. kochen, dann 10 Min. zugedeckt ziehen lassen.

- In eine Thermoskanne füllen.

Anwendung Den Tee schluckweise möglichst gut warm über den Tag verteilt trinken. Zusätzlich zu dem Tee dürfen die üblichen Getränke getrunken werden.

Mein Gewürz-Tipp Das Trio Fenchel-Koriander-Kreuzkümmel – ich nenne es gerne »FKK-Mischung« – regt nicht nur den Stoffwechsel und die Verdauung an, sondern lindert auch Blähungen und Entzündungen im Körper. Die Wirkung ist sehr sanft, da diese Gewürze alle drei Doshas gut in der Balance halten.

Unterstützt Leber und Galle

Leber-Cocktail

Glutenfrei, vegan, laktosefrei

Für 1 Portion • K↓

2 Min.

½ Zitrone • ½ TL Kurkuma • 1 Prise Pippali • 1 TL Ahornsirup (möglichst herb) • 200 ml abgekochtes Wasser

- Die Zitrone auspressen und den Saft in ein Glas geben.
- Kurkuma, Pippali und Ahornsirup dazugeben und mit dem heißen Wasser aufgießen.
- Gut umrühren und auf Trinktemperatur abkühlen lassen.

Anwendung Den Cocktail warm oder lauwarm vor dem Mittagessen trinken. Es empfiehlt sich, das Getränk kurmäßig über 3–4 Wochen einzunehmen.

Wichtig Dieser Cocktail unterstützt den Gallenfluss. Falls du zu Gallensteinen und Gallenkoliken neigen solltest, ist dieses Getränk nicht für dich geeignet.

Mein Tipp Die beste Jahreszeit für eine Leber-Cocktail-Kur ist das Frühjahr. Hierzu den Cocktail einfach regelmäßig vor dem Mittagessen trinken. Er schmeckt nicht nur gut, er wirkt auch sehr sanft.
Übrigens: Je herber der Ahornsirup, desto besser die Wirkung. Wenn du statt Ahornsirup lieber Honig zum Süßen verwenden möchtest: Lasse das Getränk auf unter 40 Grad abkühlen, bevor du den Honig dazugibst.

Hilft beim Einschlafen

Gute-Nacht-Milch

Glutenfrei

Für 1 Portion • V↓ P↓

2 Min. + 2 Min. Ziehzeit

250 ml Vollmilch (ersatzweise: Mandel- oder Hafermilch) • 1 TL Ashwagandha-Pulver (Bezugsquelle Seite 156) • ½ TL Kardamom, gemahlen • 1 TL Mandelmus, weiß • Rohrzucker

- Milch, Ashwagandha-Pulver und Kardamom unter Rühren aufkochen lassen und zugedeckt etwas ziehen lassen.
- Mit Mandelmus verfeinern und nach Belieben süßen.

Variante Ich gebe gerne zusätzlich etwas frisch geriebene Muskatnuss in die Schlafmilch. Das Pulver wirkt ebenfalls schlaffördernd. Wenn dir kalt ist, gib ein wenig Zimt- oder Ingwerpulver dazu.

Mein Gewürz-Tipp Ashwagandha, auch indischer Ginseng genannt, ist ein kleines Multitalent: Sie verbessert die Schlafqualität und wirkt beruhigend. Gleichzeitig gibt sie Energie, stärkt die Muskulatur und sorgt für eine gute mentale Stabilität. Das Pulver wird aus der Wurzel der Pflanze gewonnen.
Dieser Schlummertrunk ist vor allem bei Vata- und Pitta-Überschuss geeignet. Er sollte erst kurz vor dem Zubettgehen eingenommen werden. Optimal etwa 30 Min. vor der Schlafenszeit.

Danke

2019 hat mich Bettina Bowitz-Popp bei einem Koch-Workshop angesprochen und gefragt, warum es denn noch kein Kochbuch von mir gebe. Sie hatte vergeblich danach gesucht. Nach diesem Gespräch fing ich an, über ein eigenes Buch nachzudenken. Danke, Bettina, dass du mich so motiviert hast.

Mein Dank geht auch an meinen »Kochbuch-Club«. Das sind Frauen, die alle irgendwann einmal vom »Kochbuch-Virus« infiziert wurden, eines geschrieben haben, schreiben wollen … Dazu gehören Anja Kislich, Claudia Wild, Isabel Gerhard, Melanie Fantini. Danke für eure Unterstützung!

Danke an meine Ayurveda-Kolleginnen Kerstin Züfle und Stephanie Leßmann, deren fachlichen Austausch ich auch außerhalb des Buchprojektes sehr schätze. Danke an meine Ayurveda-Lehrerinnen und -Lehrer, die mich auf meinem Ayurveda-Weg begleitet haben: Silvia Liptay und Udo Schneider, die mich in die ayurvedische Küche eingeführt haben. Kerstin Rosenberg, mit der ich in Indien Ernährungstherapie praxisnah erleben durfte. Dr. Hedwig Gupta, die mir in vielen Treffen immer wieder neue Zusammenhänge aufzeigte.

Danke an Uta Spieldiener, die mich als Programmplanerin im TRIAS-Verlag in Empfang nahm. Sie hat meine Ideen in die richtige Richtung gelenkt.

Danke an meine Familie, die mich im Hintergrund immer unterstützte: beim Einkaufen, Probeessen, Inhalte-Kommentieren – ihr seid meine besten Kritiker.

Danke an meine Koch-Workshop-Teilnehmerinnen und -Teilnehmer, die mit ihren Fragen gezeigt haben, welche Inhalte im Buch wichtig sind.

Ein besonderer Dank geht an dich, liebe Leserin, lieber Leser. Danke für dein Interesse an Ayurveda und an Gewürzen! Ich freue mich, wenn ich dich mit meinem Wissen unterstützen kann.

Rezept- und Zutatenverzeichnis

Stichwortverzeichnis

Empfehlungen von Maria Hufnagl

Bezugsquellen für Gewürze:

Amla Natur Vertriebs GmbH
www.amla.de

Cosmoveda e.K.
www.cosmoveda.de

Direkt vom Feld GmbH
www.direktvomfeld.eu

Heuschrecke Naturkost GmbH
www.heuschrecke.com

Weiterführende Literatur:

Aggarwal, Bharat B.: Heilende Gewürze. Wie 50 heimische und exotische Gewürze Gesundheit erhalten und Krankheiten heilen können. Narayana Verlag, Kandern 2014.

Gupta, Hedwig H.: Ayurveda Vijnana, Verlag für vedische Wissenschaften, Asperg 2017.

Schrott, Ernst; Ammon, Hermann Philipp Theodor: Heilpflanzen der ayurvedischen und westlichen Medizin. Eine Gegenüberstellung. Springer Medizin Verlag, Heidelberg 2012.

Zoller Andrea; Nordwig Hellmuth: Heilpflanzen der ayurvedischen Medizin. Narayana Verlag, Kandern 2012.

Weitere Informationen:

Mehr über mich, meine Ernährungs-Coachings, ayurvedischen Koch-Workshops, Online-Kurse und Ausbildungen erfährst du online unter:

www.ayurveda-ernaehrung.com und

www.hufnagl.de

Hier findest du auch meinen Blog mit vielen aktuellen Rezepten und Gesundheitstipps rund um die Ayurvedische Ernährung.

Dosha-Test
Mit diesem Online-Test kannst du in nur wenigen Minuten deine Dosha-Dominanz einschätzen. Das Ergebnis zeigt dir, welche ayurvedische Konstitution (Prakriti) bei dir wahrscheinlich vorliegt. www.hufnagl.de/ernaehrungscoaching

Bibliografische Information der Deutschen Nationalbibliothek
Die Deutsche Nationalbibliothek verzeichnet diese Publikation in der Deutschen Nationalbibliografie; detaillierte bibliografische Daten sind im Internet über http://dnb.d-nb.de abrufbar.

Programmplanung: Uta Spieldiener
Projektmanagement: Manuela Hunfeld
Redaktion: Annette Barth
Bildredaktion: Christoph Frick, Marie Crämer

Umschlaggestaltung: © Thieme
Layout: CYCLUS · Visuelle Kommunikation, Stuttgart

Bildnachweis:
Covermotiv und Bild S. 3: © Dušan Zidar/stock.adobe.com
Autorinnenfoto: © Benjamin Stollenberg
Foodfotos: s. Seite 155
Zeichnungen: Susi Schaaf, Bellheim

Die abgebildeten Personen haben in keiner Weise etwas mit der Krankheit zu tun.

1. Auflage 2024

TRIAS Verlag in Georg Thieme Verlag KG
Rüdigerstraße 14, 70469 Stuttgart, Germany
www.trias-verlag.de

Printed in Germany

Satz und Repro: Fotosatz Buck, Kumhausen
Druck: AZ Druck und Datentechnik GmbH, Kempten

Gedruckt auf chlorfrei gebleichtem Papier

ISBN 978-3-432-11796-6 1 2 3 4 5 6

Auch erhältlich als E-Book:
eISBN (ePub) 978-3-432-11797-3

Wo datenschutzrechtlich erforderlich, wurden die Namen und weitere Daten von Personen redaktionell verändert (Tarnnamen). Dies ist grundsätzlich der Fall bei Patient*innen, ihren Angehörigen und Freund*innen, z. T. auch bei weiteren Personen, die z. B. in die Behandlung von Patient*innen eingebunden sind.

Thieme Publikationen streben nach einer fachlich korrekten und unmissverständlichen Sprache. Dabei lehnt Thieme jeden Sprachgebrauch ab, der Menschen beleidigt oder diskriminiert, beispielsweise aufgrund einer Herkunft, Behinderung oder eines Geschlechts. Thieme wendet sich zudem gleichermaßen an Menschen jeder Geschlechtsidentität. Die Thieme Rechtschreibkonvention nennt Autor*innen mittlerweile konkrete Beispiele, wie sie alle Lesenden gleichberechtigt ansprechen können. Die Ansprache aller Menschen ist ausdrücklich auch dort intendiert, wo im Text (etwa aus Gründen der Leseleichtigkeit, des Text-Umfangs oder des situativen Stil-Empfindens) z. B. nur ein generisches Maskulinum verwendet wird.

Das richtige Rezept
für jede Indikation

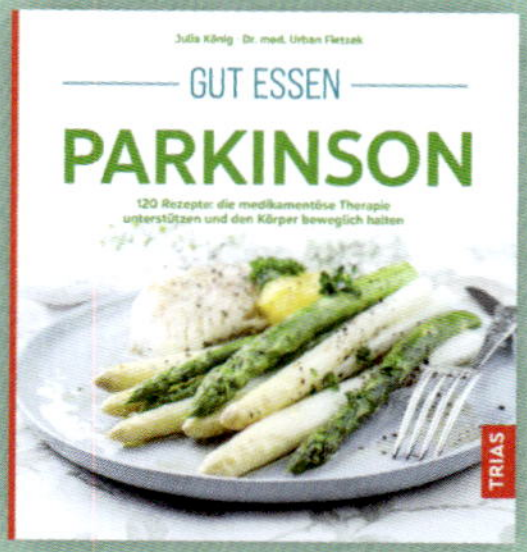

Julia König
Gut essen Parkinson

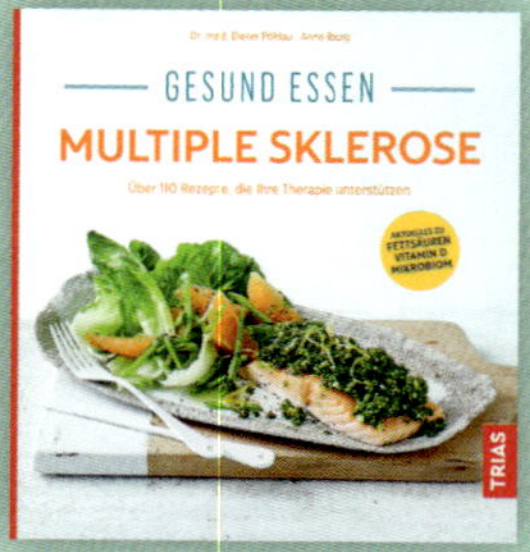

Dieter Pöhlau/Anne Iburg
Gesund essen Multiple Sklerose

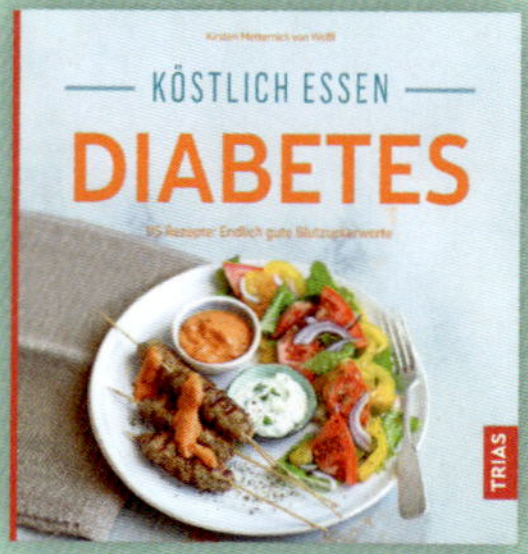

Kirsten Metternich
Köstlich essen Diabetes

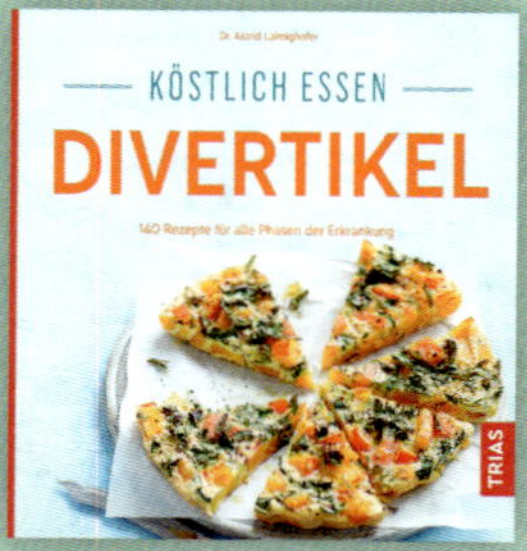

Astrid Laimighofer
Köstlich essen Divertikel

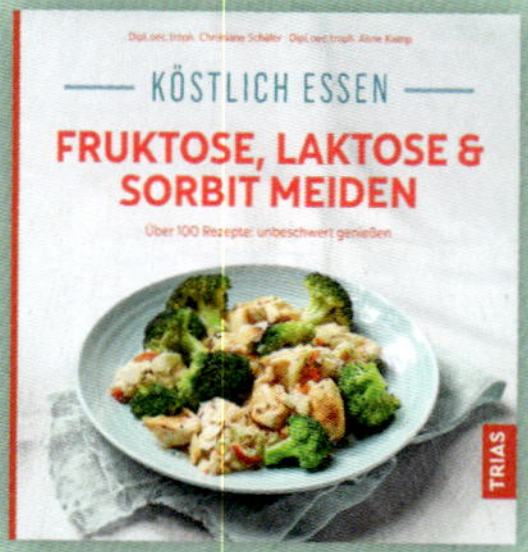

Christiane Schäfer/Anne Kamp
Köstlich essen Fruktose, Laktose & Sorbit meiden

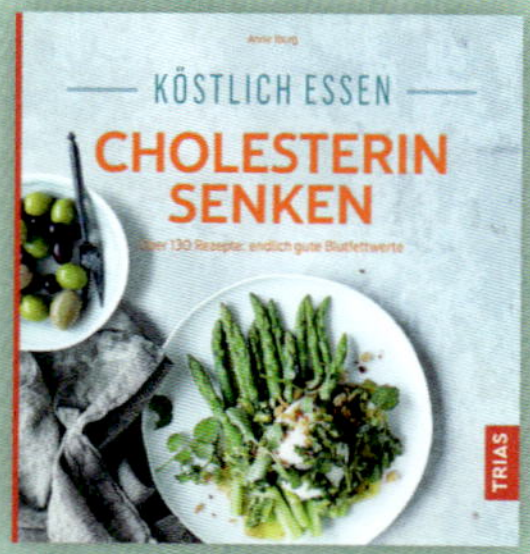

Anne Iburg
Köstlich essen –Cholesterin senken

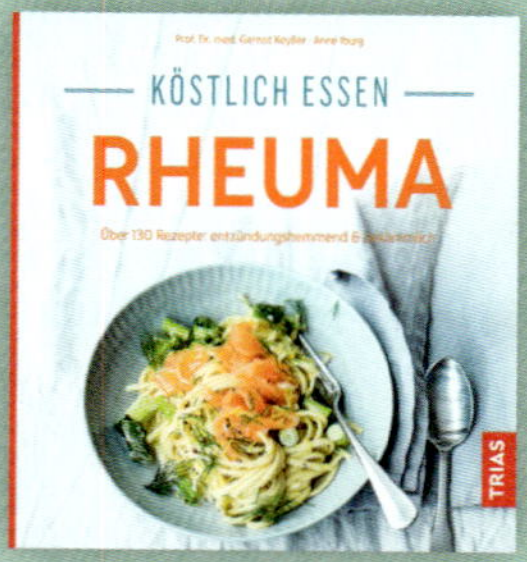

Gernot Keyßer
Köstlich essen – Rheuma

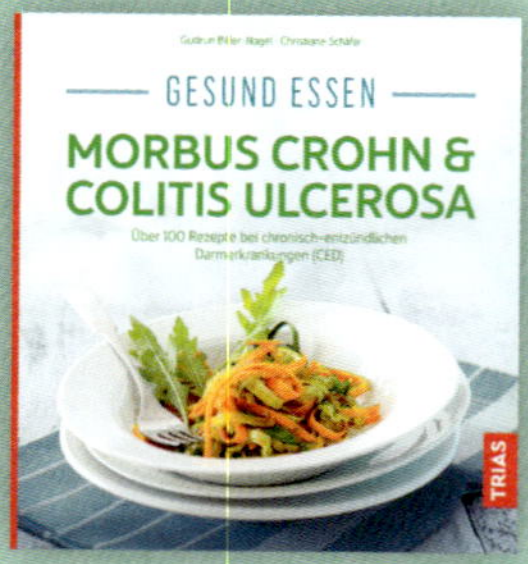

Gudrun Biller-Nagel
Gesund essen – Morbus Crohn & Colitis ulcerosa

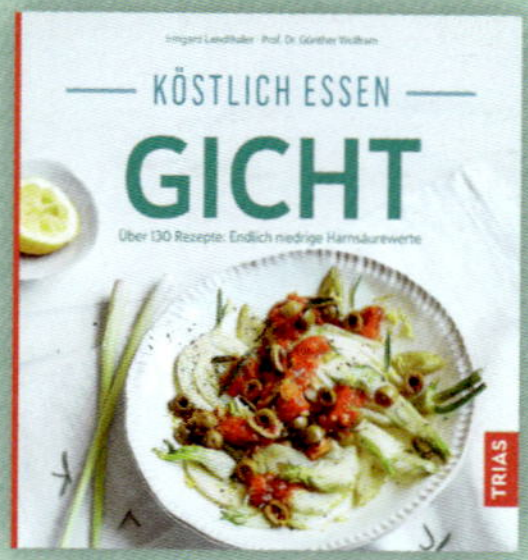

Irmgard Landthaler/ Günther Wolfram
Köstlich essen bei Gicht

Auch erhältlich als E-Book!

Mehr Bücher finden Sie hier:
www.trias-verlag.de

TRIAS